W0275130

HEFTE ZUR UNFALLHEILKUNDE

BEIHEFTE ZUR „MONATSSCHRIFT FÜR UNFALLHEILKUNDE UND VERSICHERUNGSMEDIZIN“

HERAUSGEGEBEN VON PROF. DR. A. HÜBNER, BERLIN

HEFT 39

ÜBER DIE GROSSEN AMPUTATIONEN AN DEN EXTREMITÄTEN UND DIE PROTHETISCHE VERSORGUNG DER AMPUTIERTEN

VON

DR. FRITZ JENNY

Privatdozent für Unfallmedizin an der Universität Zürich,
Arzt in der Zentralverwaltung der schweiz. Unfallversicherungsanstalt Luzern

MIT 82 ABBILDUNGEN

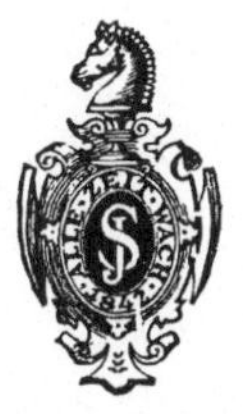

1950

SPRINGER-VERLAG / BERLIN · GÖTTINGEN · HEIDELBERG

ISBN-13: 978-3-540-01466-9 e-ISBN-13: 978-3-642-94566-3
DOI: 10.1007/978-3-642-94566-3

Vorwort.

Amputation is the beginning
and not the end of treatment.
Sir Reginald Watson-Jones.

Im ersten Weltkrieg hat die technische Entwicklung des Kunstgliedbaus sprunghafte Fortschritte gemacht. Wer sich die Mühe nimmt, die Literatur aus den Jahren um 1920 durchzusehen, ist erstaunt, welcher Reichtum an Ideen konstruktiver Art gerade in den Veröffentlichungen jener Zeit zu finden ist. Formung und Verarbeitung der Werkstoffe erfuhren einen fortschrittlichen Ausbau; zahlreiche Einzelkonstruktionen wurden bekannt. Manche Gesetze der Mechanik sind für den Prothesenbau zunutze gezogen worden; wir erinnern nur an den heute selbstverständlichen ortho-statischen Aufbau der Kunstbeine und die Anwendung der Hebelgesetze für die Herstellung künstlicher Arme in ihren verschiedenen Konstruktionen.

In den Jahren zwischen den beiden Weltkriegen sind manche Erfindungen wieder verschwunden; was sich aber bewährt hat, wurde weiter ausgebaut und verfeinert. Da wo die physikalischen Gesetze allzu starr zur Anwendung kamen, und dafür die noch vorhandenen Funktionen des Amputationsstumpfes zu wenig ausgenützt wurden, zeigten sich rückläufige Tendenzen. Vor allem aber wurde seit dem ersten Weltkrieg der Nachbehandlung der Amputierten und den Vorbereitungen auf die Wiedereinsetzung in das tägliche Leben vermehrt Beachtung geschenkt.

Auch im zweiten Weltkrieg ist manche Neuerung im Kunstgliedbau bekannt geworden. Wir erwähnen hier nur die Haftprothese. Leider ist es im Rahmen der vorliegenden Arbeit noch nicht möglich, über diese modernsten Errungenschaften schon ein definitives Urteil abzugeben. Die am Amputierten und seiner Prothese durchgeführten Untersuchungen zeigen aber, welche neuen Probleme sich uns heute stellen. Die bisher gemachten Beobachtungen und Überlegungen geben uns schließlich wichtige Anhaltspunkte über die Wahl des Amputationsortes und über die Gestaltung der Stumpfform. Es ist nicht unsere Absicht, Richtlinien und Gebote für den Chirurgen aufzustellen; wir dürfen aber erwarten, daß dieser sich neue Erkenntnisse dann zu eigen macht, wenn er dem Orthopädie-Mechaniker damit die prothetische Versorgung vereinfachen und vor allem dem Amputierten die Wiedereingliederung in den Arbeitsprozeß erleichtern kann.

Lange nicht überall wird der Stumpfpflege und der Vorbereitung auf die prothetische Versorgung so große Beachtung geschenkt wie dies wünschenswert wäre. Deshalb haben wir es uns zur Aufgabe gemacht, auch diese Frage etwas gründlicher zu beleuchten; dabei gehen wir bewußt auf moderne, noch im Versuchsstadium befindliche Methoden nicht ein und beschränken uns auf die Besprechung der einfachsten und unerläßlichen Verfahren. Mit voller Absicht fügen wir diesem wie auch manch anderem Kapitel eine große Anzahl Bilder bei. Gerade der vielbeschäftigte Arzt, dem die Zeit zur Lektüre größerer Arbeiten fehlt, wird dieses Vorgehen zu schätzen wissen; es ermöglicht ihm, sich anhand von Abbildungen rasch zu orientieren. Will er mehr wissen, so kann er sich im daneben stehenden Text eingehender informieren; schließlich geben Literaturverzeichnisse Aufschluß über Arbeiten, in welchen weitere Einzelheiten zu finden sind.

Einer besonderen Besprechung wert erscheinen uns die mannigfaltigen Beschwerden und Erkrankungen des Stumpfes. Nur derjenige kann Bedeutung, Wesen und Beeinflussungsmöglichkeiten einer Krankheit ermessen, welcher Gelegenheit hat, solche an und für sich selten vorkommende Zustandsbilder relativ häufig zu sehen und in ihrem Verlauf über lange Zeit zu verfolgen. Das gilt ganz besonders für die Stumpfnerven-Beschwerden, über deren Symptomatologie und Therapie heute so weit auseinander gehende Auffassungen herrschen, daß derjenige, welcher sich auf die Durchsicht der in den letzten Jahren stark angewachsenen Literatur beschränken muß, sich kaum ein eigenes Urteil zu bilden vermag.

Stark differieren die Meinungen ebenfalls hinsichtlich Einfluß der großen Amputationen auf den übrigen Organismus. Der eine Autor sieht beispielsweise in jedem Bein-Amputierten gleichzeitig einen Stammhirn-Geschädigten, der andere negiert jegliche Folge einer großen Amputation. Wie es sich im einzelnen verhält, wollen wir anhand unseres eigenen Krankengutes zu zeigen versuchen.

Der Arzt, welcher sich mit der prothetischen Versorgung Amputierter beschäftigt, muß mit den wichtigsten Gesetzen der Mechanik vertraut sein und ein gewisses Minimum an Talent besitzen, seine theoretischen Kenntnisse praktisch anwenden zu können. Fehlt ihm diese Begabung, so hat er nicht die Möglichkeit, beim Aufbau der Prothese und bei deren Kontrolle im Rohbau mitzureden. In jedem Fall sind so manche Besonderheiten zu berücksichtigen, daß derjenige, welcher sich darauf beschränkt, sein Wissen ohne Berücksichtigung dieser Einzelheiten in die Tat umzusetzen, bald merken muß, wie wenig weit er damit kommt.

Über die Werkstoffe muß der Arzt ebenfalls ein wenig Bescheid wissen. Er soll ihre wesentlichen physikalischen und chemischen Eigenschaften kennen und mit den wichtigsten Verwendungsmöglichkeiten in der Orthopädie vertraut sein.

Wir haben es uns zur Aufgabe gemacht, die einzelnen Prothesen-Typen, ihre Bestandteile und ihren Zubehör kurz zu beschreiben. Wenn es uns gelungen ist, dabei das Allerwesentlichste in verständlicher Form zur Darstellung zu bringen, so haben wir unser Ziel erreicht.

Die vorliegende Arbeit ist in mancher Hinsicht unvollständig; die Abhandlung ist auch nur als Einführung gedacht, als kurze Darstellung, in welcher der Arzt, der sich nur ausnahmsweise mit Amputations- und Prothesenfragen zu beschäftigen hat, nicht allzu schwer die Antworten auf die sich ihm stellenden Fragen findet.

Die Abbildungen haben wir mehrheitlich selbst angefertigt. Das in Abbildung 16 dargestellte Bild verdanken wir Herrn Prof. Dr. med. K. H. BAUER. Direktor der Chirurg. Universitäts-Klinik Heidelberg.

Manchmal ersetzten oder ergänzten wir im Interesse einer leichter verständlichen Darstellung Photographien durch Skizzen; diese stammen zum Teil aus dem Buch von M. BORCHARDT u. a. über Ersatzglieder und Arbeitshilfen (Abb. 2, 72—76, 81), zum Teil aus demjenigen von ZUR VERTH über Kunstglieder und orthopädische Hilfsmittel (Abb. 36, 47, 56, 80). Den Verlegern der beiden Werke, Herren Dr. F. und Dr. J. Springer, möchten wir für die Erlaubnis der Reproduktionen unsern besten Dank aussprechen.

Prothesen und Bestandteile von solchen wurden uns von den Orthopädisten H. Botta, Biel, P. Egg und R. Huguenin, Genf, F. Niedermoser, Zürich-Schaffhausen, E. Orsinger, Zürich, E. Ruepp Basel, E. Rütschi, Zürich, P. Wäger, Schaffhausen-St. Gallen und H. Walla, Zürich zur Verfügung gestellt.

Dem Verlag sind wir für das großzügige Entgegenkommen hinsichtlich des Abbildungsmaterials und für alle Mühe und Sorgfalt bei der Herstellung des Heftes zu besonderem Dank verpflichtet.

Luzern, im Mai 1950 **Fritz Jenny**

Inhaltsverzeichnis.

Aus der Medizinischen Abteilung der Schweiz. Unfallversicherungsanstalt Luzern
(Oberarzt: Prof. Dr. F. Zollinger)

I. Bemerkungen zur Geschichte des Prothesenbaus.

Wer glaubt, der Prothesenbau sei eine ausschließliche Errungenschaft des 19. und 20. Jahrhunderts wird bei der Durchsicht der Literatur allerlei interessante Überraschungen erleben. Menschliches Bestreben, verlorene Extremitäten oder Teile davon durch künstliche Glieder zu ersetzen, begann schon außerordentlich früh, finden wir doch bereits in den ältesten Geschichtswerken Angaben über Amputationen und ihre prothetische Versorgung. Auch das Studium der Kunstgeschichte vermittelt uns zahllose aufschlußreiche Daten.

Die älteste uns bekannte Mitteilung über den Ersatz eines Gliedes finden wir bei dem im 5. Jahrhundert v. Chr. lebenden Geschichtsschreiber HERODOT. Dieser berichtete, der aus Elis stammende Seher Hegistratos sei von den Spartanern gefangen genommen, ins Gefängnis geworfen und mit einem eisernen Ring um die Knöchelgegend angekettet worden. Der Gefangenschaft entzog sich Hegistratos dadurch, daß er sich den Fuß abschnitt und so den Ring abstreifen konnte. In die Freiheit zurückgekehrt, soll er sich einen Holzfuß beschafft haben, so daß er wieder kampffähig wurde. Fast zu gleicher Zeit beschrieb ARISTOPHANES in einer seiner Komödien einen Spieler mit Stelze.

Im Garten des Museums zu Cluny wurde im Jahre 1862 ein Stück einer wahrscheinlich aus dem 4. Jahrhundert v. Chr. stammenden, in Süditalien hergestellten Vase gefunden, auf welcher ein Unterschenkelamputierter dargestellt ist; als Prothese trägt er eine zylinderförmige Holzkapsel, eine Form, wie sie übrigens auch auf einer Totentanzzeichnung einer alt-peruanischen Vase gefunden wurde. Ein eigentlicher Stelzfuß ist auf einer antiken Mosaik in der Kathedrale zu Lescar (Süd-Frankreich) abgebildet; die Darstellung soll ebenfalls aus dem 4. Jahrhundert v. Chr. stammen und samischer Herkunft sein. Daß es aber schon damals nicht bei diesen primitiven prothetischen Hilfsmitteln blieb, beweist das 1885 in Capua entdeckte Kunstbein (Abb. 1). Hier wurde ein Grab, das aus dem 3. oder 4. Jahrhundert v. Chr., der Zeit der Samnitenkriege stammen dürfte, freigelegt. Am Skelett fehlte ein Bein; an dessen Stelle fand sich ein aus Bronzestücken hergestellter Schienenhülsenapparat, der eine auffallend naturgetreue Kopie eines Unterschenkels darstellt. Neben dem Skelett lag ein Bronzegürtel, an dem die Aufhängevorrichtung fixiert gewesen sein mag.

PLINIUS verdanken wir die Geschichte des Marcus Sergius, welcher im zweiten punischen Kriege (218—201 v. Chr.) seine rechte Hand verlor. Dieser römische Soldat ließ sich eine eiserne Kunsthand machen, zog später wieder in den Krieg und schlug sich mit dem Kunstglied, das er geschickt zu verwenden wußte, heldenhaft.

Im 2. Jahrhundert n. Chr. berichtete der Schriftsteller LUKIAN aus Samosata von einem reichen Mann aus Kleinasien, welchem beide Füße abgefroren waren. Seine Prothesen, welche als einfache Holzstücke beschrieben werden und wahrscheinlich wenig Ähnlichkeit mit einem normalen menschlichen Fuß besaßen, pflegte der Amputierte immer mit den neusten und schönsten Schuhen zu versehen. — Verschiedene Mitteilungen über Kunstglieder finden sich im Talmud. Auch nordische Erzählungen des frühen Mittelalters enthalten Hinweise auf Kunstbeinträger. Einer von ihnen, welcher den Übernamen Holzfuß trug, wird in einer nordischen Saga als einer der tapfersten Krieger Islands gerühmt.

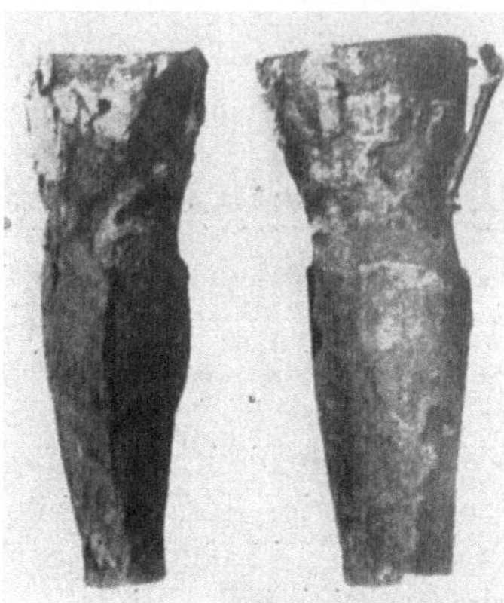

Abb. 1. Unterschenkelstück des in Capua 1885 entdeckten Kunstbeins.

Sonst sind Angaben über den Bau von Kunstgliedern im Mittelalter recht spärlich, obschon es an Amputierten gewiß nicht fehlte. Die zahllosen Kriege besonders seit Einführung der Schußwaffen in der ersten Hälfte des 14. Jahrhunderts tragen die Hauptschuld an den vielen Absetzungen. Das Abhacken eines Gliedes war zudem im Mittelalter eine beliebte Strafe; dieses grausame Verfahren hat die Zahl der Amputierten noch beträchtlich vermehrt. Schließlich sei erwähnt, daß auch verschiedene Krankheiten — wir erwähnen nur die Lepra und den Ergotismus — zu gewissen Zeiten für zahlreiche Gliedverluste verantwortlich gemacht werden mußten. Die Bein-Amputierten scheinen sich mehrheitlich mit Stelzen ausgerüstet zu haben. Manchen dürften aber selbst die Mittel zur Beschaffung einer solchen nicht zur Verfügung gestanden haben. Die verschiedenen in Kunstwerken zur Darstellung kommenden primitivsten Hilfsmittel sprechen in diesem Sinne.

Einen guten Begriff über den Bau solcher Stelzen vermittelt uns die aus den 12. oder 13. Jahrhundert stammende, von RIVIÈRE entdeckte Darstellung des heiligen Martin und des Bettlers; dieser ist am linken Unterschenkel amputiert und trägt eine Stelze, welche sich von den heute gebauten kaum zu unterscheiden scheint.

Häufiger als Kunstbeine scheinen Kunstarme gebaut worden zu sein. So sind aus jener Zeit hauptsächlich in Deutschland noch Eisenhände erhalten. Besonders bekannt geworden ist die eiserne Hand des Götz von Berlichingen; bei der Belagerung von Landshut im Jahre 1504 verlor er seine rechte Hand. Ein Dorfschmied verfertigte ihm vorerst ein nicht sehr fein ausgearbeitetes Kunstglied aus Eisenblech. Die zweite Prothese, die Götz später trug, stellt dagegen ein richtiges Kunstwerk dar. Die Hand hatte einzig die Aufgabe, den Schwertgriff festzuhalten. Im Handgelenk und in den einzelnen Fingergelenken konnte mit Hilfe von Federn, Sperrhebeln und eingebauten mehrfachen Zähnungen jede denkbare Stellung eingenommen und beliebig lange beibehalten werden. Durch Druck auf einen Knopf öffnete sich die Faust und alle Finger wurden gestreckt (Abb. 2).

Die eiserne Hand Götzens stellt aber nicht bloß ein an sich interessantes Kunstwerk dar; mit andern, weniger kunstvoll gebauten Kunstgliedern legt sie Zeugnis ab für die amputierten Krieger des 15. bis 17. Jahrhunderts, welche eine

Verstümmelung nicht als Kennzeichen von Tapferkeit ansahen, sondern als offenkundige Bloßstellung ihrer beeinträchtigten körperlichen Integrität; diese galt es mit allen zur Verfügung stehenden Mitteln zu verbergen. Diese Tatsache erklärt uns die Entstehung mancher kunstvoll gebauten Prothese, die nicht nur den vorhandenen Verlust zu verbergen vermag, sondern wichtige Einzelfunktionen der verlorenen Hand übernehmen kann. Die Prothesen wurden nicht von eigentlichen Orthopädisten, sondern von Waffenschmieden hergestellt.

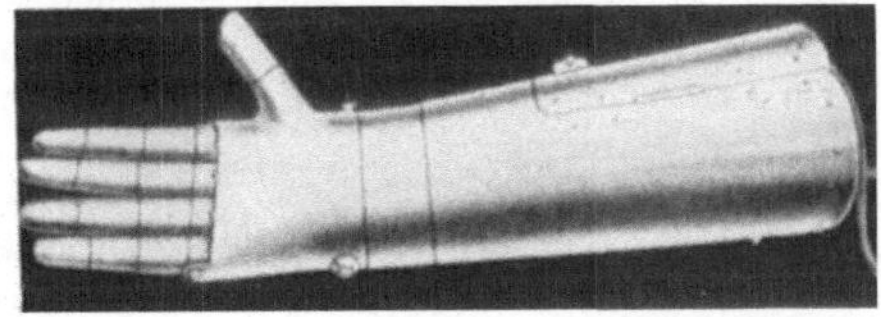

Abb. 2. Eiserne Hand des Götz von Berlichingen.

Verschiedene Zeichnungen aus dem Mittelalter und auch der Neuzeit zeigen uns, daß es auch schon damals — und wahrscheinlich in viel höherem Maße als heute — Amputierte gegeben haben dürfte, die aus ihrer Verstümmelung durchaus kein Hehl machten, im Gegenteil daraus Nutzen zogen. Durch Betteln, Hausieren und Musizieren verdienten sie ihren Unterhalt und machten, wie es scheint, zuweilen durchaus nicht schlechte Geschäfte (Abb. 3). Wer Mitleid zu erregen vermag, erweckt auch die Barmherzigkeit seiner Mitmenschen, solange diese sich nicht in allzu krasser Weise betrogen sehen.

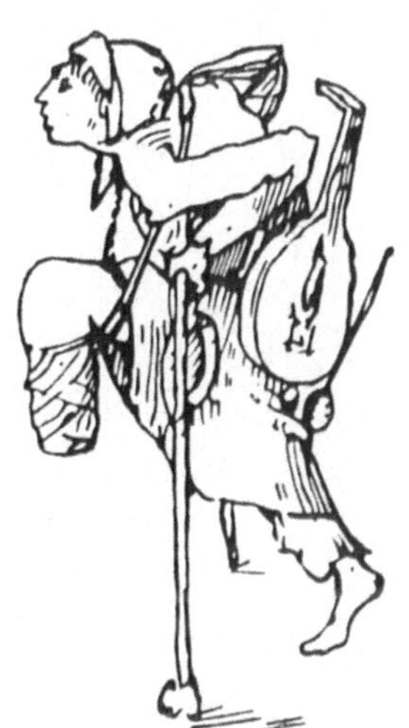

Abb. 3. Unterschenkel-Amputierte. Ausschnitt aus Federzeichnung von HIERONYMUS BOSCH.

Im 16. Jahrhundert wurden erstmals zahlreiche Kunstbeine in den verschiedensten Ausführungen hergestellt. Meist waren diese Prothesen aber derart kompliziert gebaut und kostspielig, daß sie den bisher nicht einmal ausschließlich verwendeten Stelzfuß nicht zu verdrängen vermochten. Letzterer war verhältnismäßig billig und erlaubte ein sicheres Gehen; manche konnten sich aber nicht einmal einen solchen leisten. Es ist das große Verdienst von AMBROISE PARÉ (1510 bis 1590) sich mit der prothetischen Versorgung der Amputierten eingehend beschäftigt und neue Wege begangen zu haben. Die von ihm gebauten Prothesen wiesen leider ein bedenklich hohes Gewicht auf — das von PARÉ selbst beschriebene Kunstbein wog nicht weniger als 7 kg — und konnten deshalb von den Amputierten nur mit größter Mühe und Anstrengung getragen werden. Wir finden aber an diesen Kunstgliedern zahlreiche Neuerungen, welchen zum Teil heute noch eine große Bedeutung zukommt (Abb. 4). Trotzdem ist auch an diesen Beinen die Ähnlichkeit mit einer Stelze ohne weiteres zu erkennen. Primär wurde eine Stelze gebaut, um die herum eine Hülse nach der Form des verlorenen Beins angebracht wurde. Funktion und Form waren also eigentlich in 2 verschiedenen Apparaten verkörpert. Dem war aber nicht lange so; von Pierre DIONIS (1643—1718) wissen wir, daß schon hundert Jahre später Holzbeine gebaut wurden, welche nicht nur die Form des verlorenen Beins nachahmten, sondern gleichzeitig auch die Funktionen desselben so gut als möglich zu ersetzen versuchten. DIONIS berichtet von einem berittenen, ein Holzbein tragenden Offizier, der im Gedränge der Schlacht von einem Musketier angegriffen wurde. Ein kräftiger Hieb des Soldaten traf nicht den Offizier selbst, sondern dessen

Holzbein, das bei dieser Gelegenheit in Trümmer ging. Darauf rief der Reiter dem Musketier zu, er habe im Koffer eine zweite Prothese; der um den Ruhm seiner Tat Betrogene mag über diese Antwort nicht wenig erstaunt gewesen sein.

DIONIS verdanken wir auch Angaben über die prothetische Versorgung eines Unterschenkel-Amputationsstumpfes durch VAN SOLINGEN; dieser holländische Chirurg trat für die Belastung des Stumpfes im Bereich des Tibiakopfes ein und baute 1648 eine einem Stiefel ähnlich aussehende Prothese mit Holzfuß. 1696 baute ein Landsmann van Solingens, der Chirurg Peter Adrian VERDUIN, einer der ersten, welcher bei der Amputation den doppelten Lappenschnitt ausführte, eine Oberschenkel-Prothese, die aus Oberschenkel-Köcher und Holzfuß, miteinander verbunden durch seitliche Stahlschienen und Scharniergelenke in Kniehöhe, bestand.

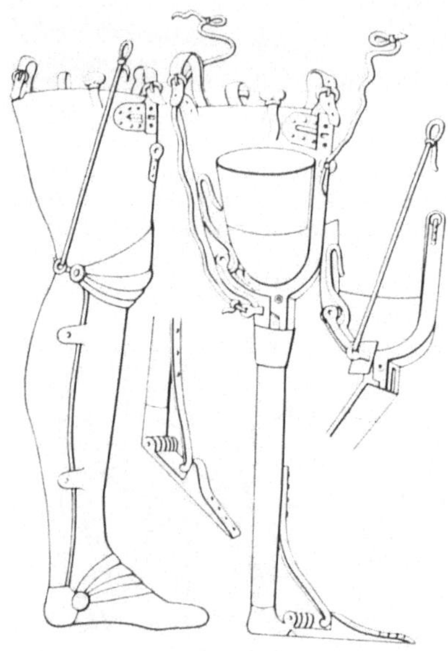

Abb. 1. Kunstbein für Oberschenkel-Amputierten nach PARÉ.

Fortschritte des Prothesenbaues konnten jedesmal nach großen Kriegen festgestellt werden. Dementsprechend stehen uns auch aus dem 18. und besonders dem 19. Jahrhundert zahlreiche Berichte über die Herstellung von Prothesen und über die Leistungsfähigkeit solcher Kunstglieder zur Verfügung. Wir greifen nur einige wenige Angaben heraus. Im Jahre 1816 stellte der englische Arzt POTT für einen gewissen Marquis von Anglesy ein Kunstbein her, bei welchem die Gelenkflächen aus Zapfen bzw. Zapfenlöchern gebildet und die Bewegungen des Fußes durch „Sehnen" vom Knie aus gesteuert wurden. Das beim Gehen verursachte Klappern hat diesem Kunstbein den Namen „Clapperleg" eingetragen.

Nicht viel anders ist auch das von PALMER (1861) hergestellte Bein aufgebaut. Äußerlich betrachtet sieht diese Oberschenkel-Prothese einem Kunstbein von heute schon auffallend ähnlich; das gleiche gilt von dem von Douglas BLY, einem amerikanischen Arzt (1858), gebauten Kunstglied. Das künstliche Sprunggelenk erlaubt nicht bloß Dorsal- und Plantarflexion, sondern ein Kippen des Fußes nach allen Richtungen; Unterschenkelstück und Fuß sind untereinander durch vier Seile verbunden; zwischen den beiden Teilen liegt eine in sie eingebettete, das Gelenk bildende Kugel aus Elfenbein.

Einen neuen Aufschwung nahm die Herstellung von Kunstgliedern in den U.S.A. nach dem Bürgerkrieg. In noch größerem Maße hat der erste Weltkrieg Fortschritte im Prothesenbau gebracht. Aber die Entwicklung des Kunstgliedbaus in dieser Zeit gehört nicht mehr der Vergangenheit an, sondern bereits der Gegenwart; finden doch sehr viele der damals gemachten Erfindungen und Neuerungen in irgend einer Form heute noch Anwendung.

Literatur.

Bly, D.: Remarkable invention. Anatomical leg with lateral or side motion at the ankle like the natural one. Rochester 1868. — Combe, J.: Jerome Bosch. Paris: Ed. P. Tisné, 1946. — Dionis, P.: Cours d'opération de chirurgie démontrées au jardin du roi. Paris 1707. — Ducroquet, C.: Membres artificiels. In P. Jeanbrau-Nové-Josserand, Chirurgie réparatrice et orthopédique. Paris: Masson & Cie. 1920. — Guisan, A.: Veska-Z. **11**, 274 (1947). — Herodot: zit. Popp. — Huard, P.: Etudes sur les amputations et désarticulations des membres. Paris: Masson & Cie. 1940. — Iselin, H.: Helv. Chir. Acta **6**, 711 (1939/40). — Palmer, B. F.: Palmer arm and leg. C. Sherman and son, Philadelphia 1862: — Paré, A.: Oeuvres complètes. Paris: Edit. Malgaigne 1840. — Plinius, d. Ä.: zit. Guisan. — Popp, H.: Med. Welt **13**, 961 (1939). — Putti, V.: Historic artificial limbs. New York: Paul B. Hoeber 1930. — Rivière, M.: Chron. méd. 155 (1917). — Taylor, F. W.: Amer. J. Surg. **22**, 364 (1933). — Thomas, A. and Ch. C. Haddan: Amputation and Prosthesis. Philadelphia: Lippincott Co. 1945.

II. Der Amputationsstumpf.

Über die Wahl des Amputationsortes und die Gestaltung der Stumpfform herrschen in manchen ärztlichen Kreisen noch recht wenig klare Vorstellungen. Es ist ja heute nicht mehr so, daß die Chirurgen amputieren, wie und wo es ihnen paßt, in der Meinung, der Prothesenbauer habe dann einfach ein stumpfgerechtes Kunstglied herzustellen. Manches heute noch gebräuchliche Amputationsschema gibt dem Operateur aber keine oder keine genügende Auskunft darüber, wo er im einzelnen Falle am besten amputiert und wo eine Absetzung besser nicht gemacht wird, wie der Stumpf zu formen und nachzubehandeln ist. Erfahrungen der letzten Jahre haben uns denn auch oft genug gezeigt, wie manchmal beispielsweise der Amputationsort unglücklich gewählt gewesen war und wie oft deswegen reamputiert werden mußte, sei es deswegen, weil keine befriedigende Prothese gebaut werden konnte, sei es, daß Stumpfbeschwerden und besonders Zirkulationsstörungen eine zweite Absetzung unumgänglich machten. Reamputationen bedeuten für den Versehrten eine schwere zusätzliche psychische Belastung, die man ihm oft ersparen kann. In Zweifelsfällen sollte der Chirurg sich vor der Absetzung an einen in solchen Fragen erfahrenen Kollegen oder aber an den Orthopädie-Mechaniker wenden; beide werden ihm Auskünfte erteilen, die über Art und Ort keinen Zweifel mehr übrig lassen. Wenn es uns gelingt, durch möglichst einfach und leicht verständlich gehaltene Hinweise dem Chirurgen nützliche Angaben für die Praxis zu machen, so ist eine der wichtigsten Aufgaben, die wir uns gestellt haben, gelöst.

A. Statistische Betrachtungen.

Ein Land wie die Schweiz, das an und für sich klein ist und seit hundert Jahren keinen Krieg mehr erlebt hat, beherbergt verhältnismäßig wenig Invalide mit großen Gliedverlusten. Im Jahre 1945 wurden der Schweizerischen Unfallversicherungsanstalt 42 Fälle von großen Amputationen an der untern, 16 Fälle an der oberen Extremität und 4 Verletzte mit Absetzungen an mehreren Extremitäten gemeldet. Die Gesamtzahl von 62 Fällen macht 0,2‰ aller im Jahre 1945 der Anstalt gemeldeten Unfälle aus.

In der Zeit vom 1. Oktober 1941 bis zum 1. Oktober 1948 haben wir 703 bei der Schweizerischen Unfallversicherungsanstalt Versicherte mit großen Amputationen — meist mehrmals — kontrollieren können. Diese wiesen folgende Verluste auf:

Amputationen im Bereich des Oberarms oder Exartikulationen in Schulter- oder Ellbogengelenk	67 Fälle
Amputationen im Bereich des Vorderarms oder Exartikulationen im Handgelenk	126 „
Amputationen im Bereich des Oberschenkels oder Exartikulationen im Hüft- oder Kniegelenk	198 „
Amputationen im Bereich des Unterschenkels	265 „
Amputationen im Bereich der Fußwurzel oder des Mittelfußes . . .	27 „
Große Verluste an mehreren Extremitäten	20 „

In der Amputiertenschule der Schweizerischen Unfallversicherungsanstalt befanden sich in der Zeit vom 1. Januar 1942 bis Ende Dezember 1948 438 Verletzte mit großen Amputationen. Darunter figurieren:

Amputationen im Bereich des Oberarms oder Exartikulationen in Schulter- oder Ellbogengelenk	rechts	32 Fälle
	links	32 „
Amputationen im Bereich des Vorderarms oder Exartikulationen im Handgelenk	rechts	46 „
	links	29 „
Amputationen im Bereich des Oberschenkels oder Exartikulationen in Hüft- oder Kniegelenk		117 „
Amputationen im Bereich des Unterschenkels		142 „
Amputationen im Bereich der Fußwurzel oder des Mittelfußes . . .		21 „
Große Verluste an mehreren Extremitäten		19 „

In der Chirurgischen Universitätsklinik Zürich wurden nach KÜHN in den Jahren 1920 — 40 wegen Unfällen 202, wegen Krankheiten 238, also insgesamt 440 Patienten amputiert.

Von allen Amputationen betreffen:	bei Absetzung wegen Unfällen Fälle	bei Absetzung wegen Krankheit Fälle	Total Fälle
den Oberarm	27	14	41
den Vorderarm	31	12	43
den Oberschenkel . . .	74	158	232
den Unterschenkel . .	54	43	97
Doppel-Amputationen. .	16	11	27

Das starke zahlenmäßige Überwiegen der Oberschenkel-Amputationen im Material von KÜHN resultiert zur Hauptsache aus Absetzungen infolge Erkrankungen. Aber auch nach Unfällen wurde häufiger am Oberschenkel als am Unterschenkel amputiert. Nach KÜHN sind von den 440 Patienten nicht weniger als 106 unmittelbar nach der Amputation gestorben; unter diesen dürften die Oberschenkel-Amputierten zahlenmäßig stark vorgeherrscht haben; daraus erklärt sich wohl wenigstens teilweise die Differenz gegenüber unseren Zusammenstellungen.

Über die Ursachen, welche bei unsern 438 Versehrten direkt oder indirekt für die Amputation verantwortlich waren, gibt nachfolgende Tabelle Auskunft:

	Anzahl der Fälle
1. Auto- und Motorradunfälle	16
2. Eisenbahn- und Straßenbahnunfälle	103
3. Unfälle in Land- und Waldwirtschaft	40
4. Unfälle in Fabriken und Werkstätten	123
5. Unfälle auf Bauplätzen, in Stollen usw.	75
6. Schußverletzungen	10
7. Spreng- und Explosionsunfälle	28
8. Elektrische Unfälle	12
9. Verbrennungen	3
10. Erfrierungen	2
11. Vergiftungen	2
12. Nichtbetriebsunfälle (Fußballspiel, Klettern usw.)	19
13. Ungünstiger Einfluß von zivilem oder militärischem Arbeitsdienst auf vorbestehendes Leiden (Bürgersche Erkrankung, Arteriosklerose usw.	5

In nicht weniger als 21 der unter 1—12 aufgeführten 433 Fälle mußte neben dem Unfallereignis auch noch ein unfallfremder Faktor für die nötig gewordene Amputation verantwortlich gemacht werden. Bei 7 Verunfallten lag eine vorbestandene Tuberkulose von Knochen oder Gelenken vor, bei 7 Patienten eine Arteriosklerose und bei 4 ein Morbus Bürger der Extremitätenarterien; bei 2 Verletzten wurde der Unfall für die Entstehung einer Osteomyelitis bei vorbestehender Pyaemie verantwortlich gemacht; in einem letzten Fall soll das Trauma einen bereits vorhandenen malignen Tumor im Sinne einer Wachstumsbeschleunigung ungünstig beeinflußt haben.

Bei 25 Verunfallten traten im Laufe der Behandlung Komplikationen auf, welche schlußendlich Amputation erforderten, nämlich:

1. Fraktur-Ostitis	in 11 Fällen
2. Arthritis purulenta	in 3 „
3. Phlegmonen	in 4 „
4. Gasbrand	in 1 Fall
5. Thrombosen und Embolien	in 4 Fällen
6. Trophische Störungen infolge neurologischer Ausfallserscheinungen	in 2 „

Die 438 Amputierten verteilen sich auf die verschiedenen Altersgruppen wie folgt:

Alter	Anzahl der Verletzten
bis 20 Jahre	28
21—30 „	118
31—40 „	106
41—50 „	91
51—60 „	63
über 60 „	32

Aus dieser Zusammenstellung läßt sich, wie übrigens auch aus der Statistik von Ruth Wilmanns, die sich wie die unsrige auch bloß auf Friedensamputationen beschränkt, ersehen, daß die Mehrzahl der Verletzten im Alter zwischen 20—50 Jahren amputiert werden. Mehr als die Hälfte unserer Amputierten standen zur Zeit der Absetzung im 21.—40. Altersjahr. Eine besondere Häufung bestimmter Unfälle in einem gewissen Alter konnten wir nicht mit Sicherheit feststellen (Abb. 6).

Ganz anders liegen die Dinge, wenn unfallfremde Faktoren an der nötig gewordenen Amputation mitschuldig sind. Die Beobachtungen, welche wir in diesen Fällen gemacht haben, stimmen mit denjenigen Wilmanns, welche auf Amputationen als ausschließliche Folgen von Krankheiten basieren, in mancher Hinsicht, weitgehend überein. Da unser Krankengut nur 21 derartige Fälle enthält, sind wir nicht berechtigt, daraus Schlüsse zu ziehen. Wilmanns verfügt über 196 Beobachtungen, die sie statistisch ausgewertet und in einer Kurve, bei welcher auf der Abszisse das Alter in Jahren und auf der Ordinate die Zahl der Fälle angegeben sind, zur Darstellung gebracht hat (Abb. 5). Einen Vorgipfel in der Kurve Wilmanns finden wir zwischen 20 und 25 Jahren. Die in diesem Alter nötig gewordenen Amputationen waren wegen Sarkomen ausgeführt worden. Der Anstieg in der Kurve nach 35 Jahren wird hauptsächlich durch Knochen- und Gelenkstuberkulosen bedingt. Nach dem 55. Altersjahr muß neben der Tuberkulose vor allem die Arteriosklerose für den noch weitern Anstieg der Kurve bis zu ihrem höch-

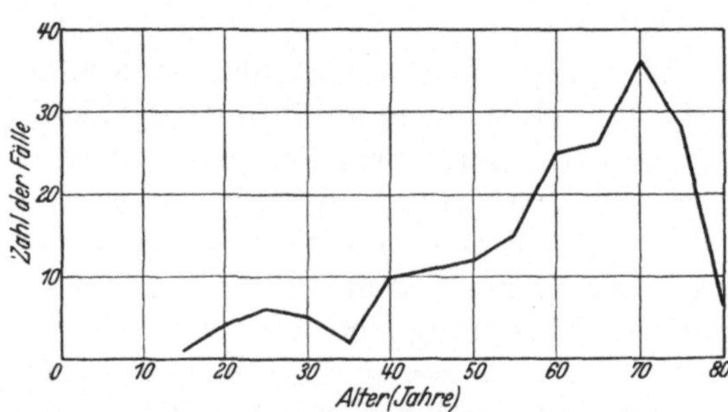

Abb. 5. Alter der Amputierten zur Zeit der Absetzung wegen Erkrankung nach Wilmanns.

sten Gipfel bei 70 Jahren verantwortlich gemacht werden. In der WILMANNSschen Statistik vermissen wir die Endangitis obliterans, die bei unserem Material — hauptsächlich nach dem 40. Altersjahr — eine leider auch heute noch nicht unbedeutende Rolle spielt.

Amputationen im Frieden sind selbstverständlich unvergleichlich seltener als im Krieg. So wurden nach ZUR VERTH nach dem ersten Weltkrieg in Deutschland allein nicht weniger als rund 60 000 Amputierte gezählt. Man nimmt an, daß aus dem ersten Weltkrieg auf der ganzen Erde etwa 500 000 Amputierte hervorgegangen sind. Die moderne Technik mit all ihren Begleiterscheinungen fordert aber auch in Friedenszeiten eine große Zahl von Verstümmelten. Nach THOMAS und HADDAN müssen in den Vereinigten Staaten von Amerika jährlich etwa 40 000 frisch Amputierte prothetisch versorgt werden.

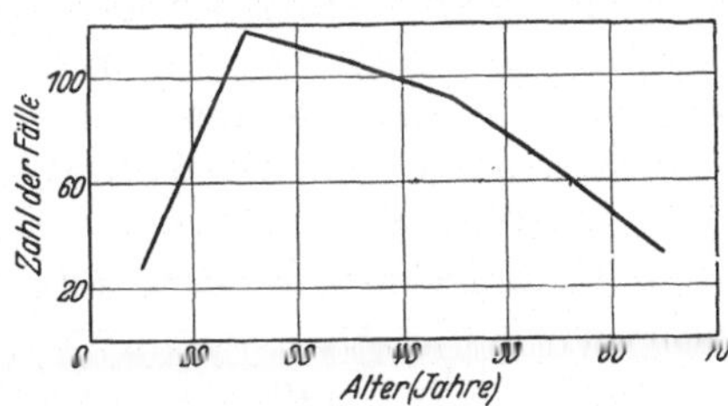

Abb. 6. Alter der Amputierten zur Zeit der Absetzung wegen Verletzung.

Literatur.

KÜHN, M.: Über die Folgen nach Amputationen der großen Gliedmaßen unter besonderer Berücksichtigung der Fernsensationen und der Neuromfrage. Diss. Zürich 1942. — THOMAS, A. and HADDAN, CH. C.: Amputation and Prosthesis. Philadelphia: J. B. Lippincott Company 1945. — ZUR VERTH, M.: Kunstglieder und orthopädische Hilfsmittel. Berlin: Springer 1941. — WILMANNS, R.: Klin. Wschr. **14,** 1760 (1935).

B. Wahl des Amputationsortes.

Der alte Grundsatz, bei einer Amputation einer Gliedmaße stets so viel an Gewebe als möglich zu erhalten, darf heute als überwunden gelten, es sei denn, es handle sich, wie beispielsweise bei Kriegsverletzten, um die provisorische Absetzung und noch nicht um die Herstellung des prothesenfähigen Stumpfes. Bei dringlichen Eingriffen, die notgedrungen eine Korrektur-Operation nach sich ziehen, soll man die Amputation so weit distal als möglich vornehmen. Jeder Zentimeter, der an einer Extremität und insbesondere am Knochen erhalten geblieben ist, kann sich für die definitive Stumpfgestaltung als nützlich erweisen. Seitdem die verschiedenen Amputations-Schemata überall verbreitet und bekannt sind, sollten — möchte man meinen — eigentlich Amputationen an denkbar ungünstigen Absetzungsstellen zur Gestaltung eines prothesenreifen

Stumpfes kaum mehr vorkommen, sofern die Krankheit oder die Verletzung mit ihren Folgen, welche die Abtragung erfordern, kein Hindernis bilden; dem ist aber durchaus nicht so. Verschiedene Chirurgen erklärten uns unumwunden, sie seien sich in einzelnen speziellen Fällen trotz der Angaben von ZUR VERTH u. a. nicht klar darüber geworden, wo sie amputieren sollten. Damit wollen wir durchaus nicht behaupten, die Schemata von ZUR VERTH und übrigens auch diejenigen von WATERMANN, KREUZ und LANGE seien wertlos, wir möchten sie aber ergänzt wissen durch einfache und leicht lesbare Skizzen, aus denen der Operateur ohne Mühe erkennen kann, an welchen Stellen er mit Vorteil und an welchen er besser nicht amputiert. In der angelsächsischen Literatur sind während des zweiten Weltkrieges verschiedene solche Mitteilungen erschienen.

Die einfachste Empfehlung stammt von den Chirurgen des „British Ministry of Pensions"; für prothesenfähige Stümpfe verlangen diese Ärzte bestimmte Längen. Der Unterschenkelstumpf soll, gemessen vom Kniegelenk bis zur Kuppe, 14 cm lang sein; der Oberschenkel ist 28 cm unterhalb des Trochanter major abzusetzen. Am Vorderarm soll die Amputation 18 cm distal vom Olecranon, am Oberarm 20 cm vom Akromion entfernt erfolgen.

Derartige Empfehlungen haben zweifelsohne große Vorteile; wer die Angaben genau befolgt, wird in der Regel davor bewahrt bleiben, an unzweckmäßigen Stellen zu amputieren. Da die zu amputierenden Patienten recht verschieden groß sind und zuweilen sehr ungleich lange Extremitäten aufweisen, so können die anleitungsgemäß hergestellten Stümpfe sehr ungleich aussehen, ja sogar das eine oder andere Mal nicht prothesengerecht ausfallen. Bei kleinen Leuten mit kurzen Extremitäten kann beispielsweise ein Vorderarm- oder Oberschenkelstumpf so lang sein, daß dem Orthopädie-Mechaniker kein oder kein genügender Platz für das Anbringen des künstlichen Hand- bzw. Kniegelenks in normaler Höhe zur Verfügung steht.

Schließlich gibt uns die Anleitung nicht Auskunft über das, was wir tun müssen, wenn wir keine Möglichkeit haben, an vorgeschriebener Absetzungsstelle zu amputieren, sondern höchstens einige cm proximal davon. Diese Frage finden wir in dem Schemata von ALLDREDGE beantwortet. Mit den Angaben dieses Autors gehen wir zwar nicht in allen Teilen einig; wir kommen darauf später zurück. Wichtig an diesen Skizzen scheinen uns vor allem die Angaben, wo ein Stumpf so lang als möglich sein soll und wo sich die Herstellung eines möglichst langen Stumpfes nur nachteilig auswirken kann.

Ähnlich sehen die Amputationsschemata von THOMAS und HADDAN aus. Wie die Anleitung der Chirurgen des „British Ministry of Pensions" enthalten sie viele zahlenmäßige Angaben und bergen deshalb bis zu einem gewissen Grade die gleichen Nachteile wie diese.

Unter Berücksichtigung der Literatur über die Wahl des Absetzungsortes und basierend auf eigenen während acht Jahren gesammelten Erfahrungen haben wir versucht ein Amputationsschema (Abbildungen 7, 8) aufzustellen; dieses erhebt durchaus nicht den Anspruch besser zu sein als irgend ein anderes; es soll es dem Chirurgen aber ermöglichen, sich daraus rasch für jeden Einzelfall eine klare Antwort zu holen.

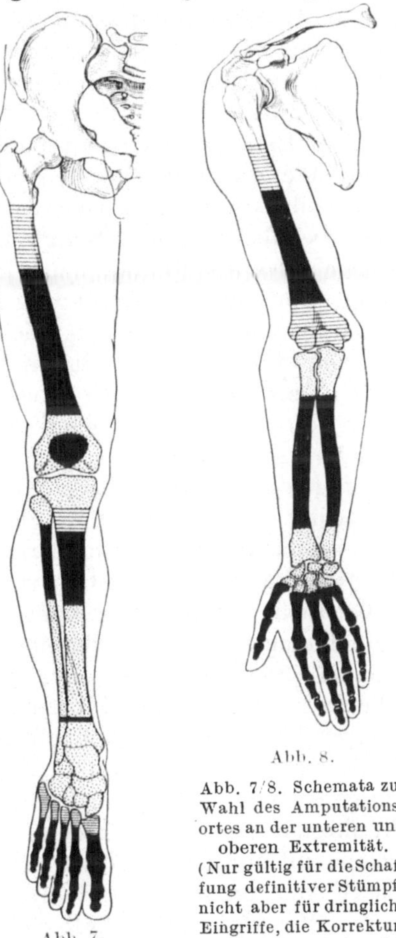

Abb. 7/8. Schemata zur Wahl des Amputationsortes an der unteren und oberen Extremität. (Nur gültig für die Schaffung definitiver Stümpfe nicht aber für dringliche Eingriffe, die Korrekturoperationen nach sich ziehen.)

Amputationen in diesem Bereich ergeben gute Stümpfe.

Amputationen in diesem Bereich ergeben befriedigende Stümpfe.

Amputationen in diesem Bereich sollen zur Herstellung definitiver Stümpfe nach Möglichkeit vermieden werden.

Bereich, in welchem im Interesse einer noch befriedigenden Stumpfgestaltung so viel als möglich an Material gespart werden muß.

1. Absetzungsstellen am Bein.

Am Fuß geben nach ZUR VERTH alle Absetzungsstellen recht gute Stümpfe, so lange diese noch mit einem Schuh versorgt werden können; das gilt für die Amputationen im Bereich der Zehen und des Mittelfußes.

Über den Wert eines Stumpfes, welcher bei Absetzung in der sog. Lisfrancschen Gelenklinie entsteht, ist man bereits nicht mehr allseits gleicher Meinung. WATERMANN hat über Hunderte von solchen Fällen berichtet und bezeichnet den Lisfranc-Stumpf als mehrheitlich gut, sofern die Amputation kunstgerecht, ohne Bildung von ungünstigen Narben erfolgt und keine Fehlform des

Fußes zustande gekommen ist. Gleicher Meinung sind u. a. DE CARDENAS und CORSI. Leider sehen wir bei unsern Amputierten nur zu oft Stümpfe mit knapper Polsterung, ausgedehnten, mit der Unterlage verwachsenen Narben und vor allem Equino-varus-Stellung des Fußes, die mit den Jahren noch zunimmt. Meist haben diese Amputierten bereits eine lange Leidensgeschichte hinter sich, an deren Ende sich nicht selten die Reamputation am Unterschenkel stellt. Wenn wir auch gelegentlich einmal einen guten Stumpf nach Exarticulation im Lisfrancschen Gelenk sehen, befriedigte uns doch die überwiegende Mehrzahl dieser Stümpfe nicht.

Nicht beipflichten können wir WATERMANN, welcher die Amputationsstümpfe nach Absetzung in der Chopartschen Gelenklinie als „unbedingt wertvoll" bezeichnet haben will. Von den von uns beobachteten Chopart-Stümpfen genügen nur wenige; obschon in den meisten Fällen ausreichende Hautverhältnisse vorliegen und keine vorstehenden Knochenkanten vorhanden sind, so wirkt sich doch in fast allen Beobachtungen eine starke Supinations-Spitzfußstellung sehr ungünstig aus. Korrektur dieser Stellung durch Verlängerung der Achillessehne, gleichzeitige Fixation der verkürzten Strecksehnen am Talus und anschließende Fixation des Fußes in Rechtwinkelstellung mit Gipsverband (WATERMANN) haben auf die Dauer nicht immer den gewünschten Erfolg gezeigt, so daß schlußendlich nichts anderes übrig blieb als Arthrodese des oberen Sprunggelenks (DE CARDENAS) oder noch eher Amputation am Unterschenkel. Ein Pirogoff-Stumpf wurde bei der Reamputation unserer Patienten nie gemacht. Nach dem oben Gesagten ist es nicht verwunderlich, wenn die Chopart-Stümpfe bei uns wie übrigens auch in den angelsächsischen Ländern, mancherorts in Frankreich und Deutschland einen schlechten Ruf haben. Das gleiche gilt übrigens auch für Stümpfe, die nach Amputation knapp distal oder proximal der Chopartschen Gelenklinie entstanden sind. Wir glauben deshalb, Lisfranc- und Chopart-Stümpfe sollten nur ausnahmsweise gemacht werden, z. B. dann, wenn am andern Bein im Niveau des Unter- oder Oberschenkels amputiert werden muß.

Besser als sein Ruf ist dagegen nach unsern Erfahrungen der Pirogoff-Stumpf, sofern er kurz genug und kunstgerecht angelegt ist und sichere Wundverhältnisse vorliegen. Leider sehen wir nur zu oft verhältnismäßig lange Stümpfe; dem Orthopädisten steht nicht genügend Platz zum Einbauen eines künstlichen Sprunggelenks zur Verfügung; das Kunstglied wird länger als das erhaltene Bein; soll die ungleiche Beinlänge — und sie muß es — ausgeglichen werden, so bleibt nichts anders übrig als das Tragen eines Verlängerungsschuhs am gesunden Fuß, eine Komplikation, die den Pirogoff-Stumpf ebenfalls in Mißkredit bringt. Bei der Operation nach PIROGOFF sollte sich der Chirurg bewußt sein, daß der Stumpf mindestens 5—7 cm kürzer sein soll als das erhaltene Bein. Ferner muß das Tuber des Calcaneus mit dem distalen Ende der Tibia unbedingt knöchern verwachsen; ist dies einmal nicht der Fall, so verschiebt sich das Tuber und der Stumpf wird nie tragfähig. Vor der Durchführung einer Operation nach PIROGOFF muß geprüft werden, ob die arterielle Blutzufuhr genügt; Durchblutungsstörungen sind bekannte Ursachen schlechter Pirogoff-Stümpfe (THOMAS und HADDAN). Der kurze und gut angelegte Pirogoff-Stumpf ist erfahrungsgemäß sehr gut tragfähig und bleibt es meist über Jahre und Jahrzehnte[1]. Die besonders von ZUR VERTH beschriebene hochgradige Atrophie des Calcaneusrestes, welcher schließlich die Tragunfähigkeit folgt, ist bei gutem Stumpf durchaus nicht so häufig wie man nach gewissen Angaben der Literatur glauben könnte; nach unsern persönlichen Erfahrungen sind die stark ausgeprägten Atrophien sogar ausgesprochene Raritäten.

Die hauptsächlich von der Lange-Schule empfohlene Modifikation des PIROGOFF, die sog. Talusresektion wird bei uns nie ausgeführt; ob sich ein solcher Stumpf auf die Dauer bewähren wird, wissen wir nicht.

HESS hat darauf hingewiesen, daß der Pirogoff-Stumpf nicht mehr nach der ursprünglich angegebenen Originalmethode hergestellt werden sollte, weil dann ausgerechnet die empfindliche Ansatzstelle der Achillessehne zum Ort maximaler Belastung wird. Auch die Modifikation nach GÜNTHER stellt nach HESS keine ideale Lösung dar; wenn auch die oben erwähnte Ansatzstelle nun nicht mehr dem Druck ausgesetzt ist, so erfolgt doch die Belastung wie übrigens auch bei dem nach der ursprünglich von PIROGOFF angegebenen Methode hergestellten Stumpf nur auf kleiner Fläche, ja beinahe punktförmig. Um eine große Auftrittsfläche zu bekommen, empfiehlt HESS die Erhaltung fast des ganzen Calcaneus. Die talare Gelenkfläche des Fersenbeins wird möglichst sparsam reseziert. Der so vorbereitete Calcaneus wird nun mit der so hergestellten Schnittfläche auf diejenige der Tibia und Fibula, welche leicht schräg von ventral — unten nach dorsal — oben verläuft, gebracht. Der das Fersenbein umgebende Mantel der Weichteile atrophiert nicht; der Stumpf bleibt belastungsfähig. Über Erfahrungen mit Stümpfen,

[1] Einen Pirogoff-Stumpf bezeichnen wir dann als tragfähig, wenn die Sohlenfläche das Körpergewicht auf die Dauer ohne Schaden zu tragen vermag. Von Belastungsfähigkeit sprechen wir, wenn die Sohlenfläche das Körpergewicht tragen hilft.

welche nach der von HESS angegebenen Modifikation hergestellt worden sind, verfügen wir nicht. Die Vorschläge dieses Autors verdienen u. E. volle Beachtung.

In unserem Lande ist der Amputationsstumpf nach SYME beinahe unbekannt; wir selbst verfügen nur über eine einzige derartige Beobachtung. In den USA. scheinen Amputationsstümpfe nach SYME recht häufig vorzukommen. ALLDREDGE und THOMPSON bezeichnen den Syme-Stumpf sogar als besten Amputationsstumpf an der untern Extremität. Die guten Resultate, welche die beiden Autoren an 75 von ihnen nach SYME Operierten erzielten, lassen das Mißtrauen, das man dieser Amputationsmethode bisher fast in ganz Europa entgegengebracht hat, vielleicht doch nicht als gerechtfertigt erscheinen. Voraussetzung ist allerdings wie ALLDREDGE zeigt, eine gute Operationstechnik; nur so kann ein gut durchbluteter, belastungs- und prothesenfähiger Stumpf entstehen. Die Keulenform des Stumpfes erfordert eine ähnliche Prothese wie der Pirogoff-Stumpf; solche Kunstglieder werden von Frauen begreiflicherweise nur ungern getragen, da der Apparat offen zu Tage tritt und die Trägerin zum Krüppel stempelt. Bevor man sich also beim weiblichen Geschlecht zur Operation nach SYME oder nach PIROGOFF entschließt, sollte man die Patientinnen über die Möglichkeiten der spätern prothetischen Versorgung aufmerksam machen. Vielleicht ziehen sie dann die Amputation proximal von der Mitte des Unterschenkels dem Syme-Stumpf vor.

Nirgends wird an Extremitäten der Absetzungsort so oft unzweckmäßig gewählt wie am Unterschenkel. Jahr für Jahr sehen wir eine große Anzahl langer Unterschenkelstümpfe, welche dem Amputierten meist recht hartnäckige Beschwerden bereiten. Diese werden vorwiegend durch lokale Zirkulationsstörungen verursacht. Im Bereich zwischen Mitte Unterschenkel und Knöchelgegend ist die arterielle Durchblutung der Gewebe an und für sich eher unterdurchschnittlich. Die großen Arterien geben auf dieser Höhe verhältnismäßig wenig Äste ab; das Netz der Kollateralen ist eher dürftig. Durch die Absetzung wird dasselbe noch verringert. Dazu kommt nun noch ein schlechter als normalerweise funktionierender Abfluß des venösen Blutes. Die nach der Amputation rasch einsetzende Atrophie der noch erhaltenen Unterschenkelmuskulatur, der vorher für die venöse Zirkulation im Bein eine große Bedeutung zukam, verliert an Wirksamkeit beträchtlich. Es ist deshalb nicht verwunderlich, daß lange Unterschenkelstümpfe sehr oft an der Kuppe violett bis bläulich verfärbt sind, zuweilen auch schwere trophische Störungen zeigen und in einzelnen Fällen sogar schlecht heilende Ulcera aufweisen.

Der ideale Unterschenkelamputationsstumpf entsteht bei Absetzung wenige cm proximal von der Mitte des Unterschenkels. Ist der Umfang des Unterschenkels im proximalen Drittel groß, wird man eher einen etwas längern Stumpf schaffen als bei wenig voluminösem Unterschenkel. Bei Absetzung in dieser Höhe laufen wir nicht mehr Gefahr, einen ungenügend durchbluteten Stumpf herzustellen; auf der andern Seite leistet uns dieser bei ausreichender Länge gute Dienste als kräftiger Hebelarm bei der Führung der Prothese. Die von uns als ideal lang bezeichneten Unterschenkel-Amputationsstümpfe sind also etwa 2—3 cm länger als die der englischen und amerikanischen Chirurgen.

Immer wieder wird die Frage gestellt, wie lange ein Unterschenkelstumpf mindestens sein müsse, damit prothetische Versorgung noch ohne besondere Hilfsmittel (Schwebetrichter, Schaukeltrichter, Einbettung in Rechtwinkelstellung im Knie) durchgeführt werden könne. Hier eine einzige Zahl anzugeben, wäre falsch. Die Stumpflänge muß mindestens so viele Zentimeter betragen wie der in der Sagittalebene gemessene Durchmesser des Unterschenkels in Höhe des Tibiakopfes, das sind durchschnittlich 8—10 cm.

Noch kürzere Unterschenkelstümpfe haben nur dann noch eine funktionelle Bedeutung, wenn die Ansatzstelle des Lig. patellae, also die Tuberositas tibiae, noch erhalten ist. Solche Stümpfe sind durchschnittlich 7 cm lang. Ohne Hilfsmittel (Schwebetrichter) ist dann aber meist nicht mehr auszukommen. Alle Absetzungen proximal von den Tuberositas tibiae ergeben funktionell wertlose Unterschenkelstümpfe und erschweren den Kunstgliedbau, machen die prothetische Versorgung aber nicht unmöglich.

Exartikulationen im Kniegelenk werden bei uns nur ganz selten durchgeführt; so entstandene Stümpfe können recht gut sein und sogar über Jahrzehnte tragfähig bleiben. Die Versorgung mit einem Kunstglied ist ebenfalls möglich; wegen der keulenförmigen Stumpfform können aber nur Lederprothesen, die zudem unförmig aussehen, gebaut werden. Wir sind deshalb der Meinung, Exartikulationen im Kniegelenk sollen als definitive Operationen nicht gemacht, sondern höchstens als provisorische Maßnahme ausgeführt werden, lassen sich doch im Bereich des Oberschenkels ungleich besser brauchbare Stümpfe herstellen.

Bei einem Amputierten, der seinen Kniegelenks-Exartikulationsstumpf seit über zehn Jahren ohne irgendwelche Beschwerden voll belastet (A. H., I. R. 66 382), konnten wir im Röntgenbild die von Weiss beschriebene Verdoppelung der röntgenologischen Gelenklinie feststellen. Da der Knorpel nicht mehr wie bei erhaltenem

Gelenk belastet wird, so kann an Stellen ausbleibender, verminderter oder andersartiger Beanspruchung neuerlich eine enchondrale Ossifikation von beschränktem Ausmaß in Gang kommen. Alte und neue röntgenologische Gelenklinie geben je einen eigenen linearen Schatten.

Die ideale Länge des Oberschenkelamputationsstumpfes beträgt nach Angaben britischer Chirurgen bei Messung von der Spitze des Trochanter major bis zur Stumpfkuppe 28 cm. Solche Angaben halten wir aus Gründen, die wir schon früher dargelegt haben, nicht für sehr zweckmäßig. Nicht alle Menschen sind gleich groß gewachsen; so wird beispielsweise bei einem kleinen Manne ein 28 cm langer Stumpf eher zu lang. Wir müssen vor allem wissen, wie viel Platz der Orthopädie-Mechaniker braucht, um ein künstliches Kniegelenk in richtiger Höhe einbauen zu können. Die Erfahrung zeigt, daß der ideal lange Oberschenkelstumpf bei Absetzung 8—10 cm oberhalb des Kniegelenkspaltes entsteht. Bei Amputation in dieser Höhe erhalten wir einen kräftigen Stumpf und ermöglichen es dem Prothesenbauer, das Kniegelenk, gleichgültig welchen Systems, ohne Schwierigkeiten an richtiger Stelle einzubauen.

Damit ist auch die Frage beantwortet, wie lange ein Stumpf bei Amputation nach GRITTI oder nach CALLANDER maximal sein darf. Sind diese Stümpfe kurz genug und liegt die Kuppe mindestens 8—10 cm oberhalb des Kniegelenkspaltes, so dürfen sie als sehr wertvoll bezeichnet werden, gleichgütig ob ein gewöhnliches Holzbein oder ein solches mit Hafttrichter gebaut wird. Die Absetzung des Femur muß also bereits in der Diaphyse erfolgen.

Proximal von der Absetzungsstelle 8—10 cm oberhalb des Kniegelenkspaltes beginnt die Zone, in welcher nach oben zunehmend gespart werden muß; immerhin geben auch Absetzungen im mittleren Oberschenkeldrittel noch in jeder Hinsicht sehr gute Stümpfe. Der kürzeste Stumpf, welcher noch ein Kunstbein zu führen vermag, hat, gemessen von der Spitze des Trochanter major bis zur Kuppe, eine Länge von 10—12 cm; Voraussetzung ist allerdings, daß der Stumpf eine schöne Form hat, nicht allzu voluminös ist und im Hüftgelenk bis 180° gestreckt werden kann.

Wenn auch Absetzungen im obersten Teil des Oberschenkels keine funktionstüchtigen Stümpfe mehr ergeben, so darf diese Zone doch nicht einfach als wertlos oder unwesentlich bezeichnet werden. Eine Prothese kann ungleich besser fixiert werden, wenn das ganze Massiv der Hüfte noch vorhanden ist, als wenn dasselbe teilweise oder ganz fehlt. Die verschiedenen Meinungen, welche diesbezüglich in der Literatur geäußert werden, dürften unter anderm auch mit den verschiedenen Arten der prothetischen Versorgung in Beziehung stehen.

2. Absetzungsstellen am Arm.

In mancher Hinsicht anderen Überlegungen folgen wir bei Absetzungen im Bereich der obern Extremität; das ist ohne weiteres verständlich, wenn wir bedenken, daß dem Arm ja auch eine vom Bein ganz verschiedene funktionelle Bedeutung zukommt. An den Fingern soll nach BUNNELL nur so viel Material geopfert werden als zur Herstellung eines gut gepolsterten Stumpfes notwendig ist. Auf die Literatur zu dieser Frage einzugehen, würde zu weit führen; die verschiedenen Meinungen sind schon mehrfach diskutiert worden. HÖCHLI hat darüber kürzlich berichtet und anhand von über 1000 Absetzungen an Fingern festgestellt, daß die erwerblichen Folgen allein von der Länge des abgetragenen Fingerteils abhängig sind, gleichgültig ob amputiert oder exartikuliert wurde. Einzig die Exartikulationen in den Endgelenken der Langfinger geben verhältnismäßig ungünstige Resultate und werden besser durch Amputationen im distalen Drittel des Mittelgliedes ersetzt. Auf Einzelheiten kann im Rahmen dieser Arbeit nicht eingegangen werden.

Absetzungen im Bereich der Metacarpalia können, sofern diese gut gepolstert sind, gute und recht kräftige Stümpfe geben; intelligente, geschickte und energische Patienten können damit oft auffallend komplizierte Arbeiten verrichten. Auf eine Prothese wird fast immer verzichtet, da sie in den meisten Fällen weniger zu leisten vermag als der unbewaffnete Stumpf. Die Verstümmelung seiner Hand kann der Verletzte dadurch verbergen, daß er einen Handschuh trägt, in welchem die leeren Fingerlinge mit Holzfingern ausgestopft sind.

Über den Wert der Amputationen im Bereich der Handwurzelknochen gehen die Meinungen stark auseinander. Der bewegliche, aber nicht sehr kräftige Stumpf kann dem Amputierten — gute Polsterung vorausgesetzt — bei Verrichtung feinerer Arbeiten recht gute Dienste leisten. Schwere Arbeitsleistungen werden besser mit Hilfe einer Prothese ausgeführt. Muß aber ein Kunstglied gebaut werden, so erweist sich der durch Absetzung im Bereich der Handwurzel geschaffene Stumpf als denkbar ungünstig. Es ist eine der verantwortungsvollsten und schwersten Aufgaben des Chirurgen, im Einzelfall zu entscheiden, ob er im Bereich der Handwurzel oder aber gleich im distalen Drittel des Vorderarmes amputieren soll. Maßgebend sind dabei die Geschicklichkeit und die psychische Einstellung des Patienten sowie die nach der Absetzung für den Amputierten bestehenden Arbeitsmöglichkeiten. Nicht selten ist es schlechterdings unmöglich, sich darüber zur Zeit der Amputation schon ein Urteil zu bilden. Es ist deshalb nicht verwunderlich, wenn gar nicht selten später Reamputationen notwendig werden.

Zum Unglück für den Patienten und zum Leidwesen für den Prothesenbauer werden auch heute noch erstaunlich viele Exartikulationen im Handgelenk ausgeführt. So finden wir unter 75 Absetzungen im Bereich des Vorderarmes nicht weniger als 12 Exartikulationen im Radiocarpalgelenk. Schuld daran ist, wie mir von verschiedenen Chirurgen bestätigt worden ist, in erster Linie das zur Verthsche Amputationsschema, welches beim Handarbeiter auch die distalen Enden der Vorderarmknochen als wertvoll bezeichnet. Wüßte jeder Operateur, daß es dem Orthopädie-Mechaniker einfach unmöglich ist, einen nach Exartikulation im Handgelenk hergestellten Stumpf befriedigend prothetisch zu versorgen, so würde er diesen Eingriff selbstverständlich nicht ausführen. Soll eine Vorderarm-Prothese auch nur einigermaßen befriedigen, so darf das künstliche Handgelenk niemals weiter distal liegen als das normale Handgelenk der Gegenseite; eher darf das künstliche Gelenk etwas proximalwärts verschoben werden, denn je kürzer der von der Prothese gebildete Hebelarm, desto größer ist die auf das Kunstglied übertragene Kraft. Die durch Exartikulation im Handgelenk gebildeten Vorderarmstümpfe zeigen zuweilen ähnlich den langen Unterschenkelstümpfen, wenn auch kaum je so ausgesprochen wie diese, Durchblutungsstörungen. Hartnäckige, therapeutisch oft nur schwer beeinflußbare Beschwerden können die Folgen sein. Der ideal lange Vorderarmstumpf, der leicht prothetisch versorgt werden kann und gut durchblutet ist, entsteht, wenn 5—7 cm proximal vom Handgelenk amputiert wird. So viel Raum benötigt der Orthopädie-Mechaniker, um ein gutes künstliches Handgelenk an richtiger Stelle einzubauen.

Von verschiedener Seite wurde darauf aufmerksam gemacht, daß die Exartikulation im Handgelenk vor allem deshalb einer Amputation im distalen Drittel des Vorderarmes vorzuziehen sei, weil damit Pro- und Supination voll erhalten bleiben können, wofür das Vorhandensein des distalen Radio-Ulnar-Gelenkes Vorbedingung sei. Bei Amputierten, welche später zur Arbeit keine Prothese oder höchstens eine Zierhand tragen, mag dies vielleicht richtig sein. Die von uns betreuten, am Vorderarm amputierten Verletzten verwenden aber heute fast ausnahmslos Kunstglieder mit Instrumenten, die zum Teil zu schwerster Arbeit gebraucht werden. Die Exartikulation im Handgelenk ergibt dafür, wie bereits erwähnt, nicht den gewünschten Stumpf.

Amputationen im Bereich des mittleren Drittels des Vorderarmes ergeben gute Stümpfe; der längste Stumpf ist in diesem Bereich der beste. Über die Frage, wie lange ein Vorderarmstumpf mindestens sein müsse, damit er die Prothese im Ellbogengelenk noch aktiv beugen könne, ist viel diskutiert worden. Die Angaben in der Literatur schwanken zwischen 5 und 10 cm; wir möchten sagen, die Länge des Stumpfes müsse mindestens so viel betragen wie der Durchmesser desselben bei Messung in dorso-volarer Richtung. Nicht wenige Amputierte verrichten mit solch kurzen Stümpfen auch ohne Prothesen die mannigfaltigsten Arbeiten.

Über den Wert der Ellbogenexartikulation gehen die Meinungen stark auseinander; zur Verth und mit ihm die meisten amerikanischen Autoren lehnen solche Stümpfe strickte ab; wir haben in einzelnen Fällen eine recht gute prothetische Versorgung solcher Stümpfe gesehen, wobei die Epicondylen eine günstige Fixationsmöglichkeit bieten. Wenn wir den Ellbogen-Exartikulationsstumpf auch nicht als ideal bezeichnen wollen, so darf dieser doch zum mindesten als befriedigend betrachtet werden.

Der beste Oberarmamputationsstumpf entsteht bei Absetzung 7—10 cm proximal vom Ellbogengelenk. Muß weiter proximalwärts amputiert werden, so ist möglichst sparsam umzugehen; jeder cm des Stumpfes, der noch erhalten werden kann, ist von großem Wert. Muß die Amputation innerhalb oder oberhalb der Ansatzstelle des M. pectoralis major durchgeführt werden, so kommt dem so entstandenen Stumpf kein großer funktioneller Wert mehr zu, da er eine Prothese doch nicht mehr richtig zu führen vermag. Der kürzeste Stumpf, welcher eine Prothese noch zu betätigen vermag, mißt von der vordern Axillarfalte bis zur Kuppe ca. 2—3 cm, von der Spitze des Acromions etwa 12 cm.

Von Kopf und Hals des Humerus soll ähnlich wie an den entsprechenden Teilen des Femur soviel Material als möglich erhalten bleiben. Ist die Schulterwölbung wie beispielsweise bei der Exartikulation nicht mehr vollständig vorhanden, macht die Herstellung einer gut sitzenden Prothese besonders große Schwierigkeiten; es fehlt eine Unterlage, auf welcher das Kunstglied normalerweise befestigt wird. Es ist deshalb sehr gefährlich, Kopf und Hals des Humerus als minder wertvoll zu bezeichnen, wie dies beispielsweise zur Verth tut; diese Angabe kann den Chirurgen dazu verleiten, an Material nicht zu sparen oder gar die Exartikulation im Schultergelenk auszuführen.

Literatur.

Alldredge, R. H.: Surg. Clin. N. Amer. **26**, 422 (1946). — Surg., Gyn. and Obstetr. **84**, 759 (1947). — Alldredge, R. H. and T. C. Thompson: J. Bone Surg. **28**, 415 (1946). — Bunnell, St.: Surgery of the hand. Philadelphia: I. B. Lippincott Co. 1944. — de Cardenas, M.: Rev. españ. Med. **4**, 161 (1940). Ref. Z. org. Chir. **106**, 192 (1942). — Corsi, G.: Dtsch. mil.ärztl. Z. 496 (1942). Dubois, M. u. F. Zollinger: Einführung in die Unfallmedizin. Bern: H. Huber 1945. — Egger, H.: Chirurg **20**, 483 (1949). — Hess, P.: Mschr. Unfallheilk.

25, 12, 362 (1949). — HÖCHLI, M.: Soll an den Fingern amputiert oder exartikuliert werden? Diss. Zürich 1945. — HUARD, P.: Etudes sur les amputations et désarticulations des membres. Paris: Masson 1940. — ISELIN, H.: Helv. Med. Acta 6, 711 (1939). — JENNY, F.: Praxis 32, 689 (1943). — KESSLER, H. H.: Amer. J. Surg. 74, 307 (1947). — LANGHAGEL: Med. Techn. 2, 11—12, 161 (1948). — PERKINS, G.: Schweiz. med. Wschr. 76, 874 (1946). — ROEDERER, C. et A. BECK: Rev. d'Orthop. 30, 140 (1944). — SCHOLDER, M. J. C.: Rev. méd. 67, 65 (1947). — STRANGE, F. G. ST. CL.: Brit. J. Surg. 33, 31 (1945). — THOMAS, A. and CH. C. HADDAN: Amputation and Prosthesis. Philadelphia: J. B. Lippincott Co. 1945. — ZUR VERTH, M.: Erg. Chir. 27, 191 (1934). — Ders.: Beurteilung von Amputationsstümpfen. Das ärztliche Gutachten im Versicherungswesen von A. W. Fischer und G. Molineus. Leipzig: J. A. Barth 1939. — Ders.: Kunstglieder und orthopädische Hilfsmittel. Berlin: Springer 1941. — VOGL, A.: Chirurg 20, 67 (1949). — WATERMANN, H.: Verh. dtsch. orthop. Ges. 43, 16 (1940). — Ders.: Zbl. Chir. 69, 1437 (1942). — Ders.: Zbl. Chir. 70, 1586 (1943). — WEISS, K.: Wien. Zt. inn. Med. 27, 145 (1946). — WILSON, P. D.: Surg. Clin. N. Amer. 1, 711 (1921). — ZOLLINGER, F.: Helv. med. Acta 6, 818 (1939).

C. Gestaltung der Stumpfform.

Der ideale Amputationsstumpf ist walzenförmig, zeigt eine glatte gut ernährte und unempfindliche Haut mit möglichst wenig Narben, ausreichende, aber nicht übermäßige Weichteilpolsterung und frei bewegliche Stumpfgelenke. Neben dem typischen Amputationsverfahren, bei welchem der Operateur die Absetzung mit der Durchtrennung der Haut beginnt und mit der Durchschneidung der übrigen Weichteile fortsetzt, wird die Durchstichmethode — besonders in Deutschland — recht häufig geübt. Dieses von KIRSCHNER, KLAPP u. a. empfohlene Verfahren besteht darin, daß das Amputationsmesser knochennahe eingestochen und der Lappen von innen nach außen gebildet bzw. angelegt wird.

Wird an einer der von uns als günstig bezeichneten gelenkfernen Absetzungsstellen proximal von Hand- bzw. oberem Sprunggelenk amputiert, so sollte es im allgemeinen nicht schwierig sein, einen walzenförmigen Stumpf zu bekommen. Auch leicht konische, gegen die Kuppe sich ein wenig verjüngende Stümpfe dürfen als gut bezeichnet werden. Nicht zweckmäßig sind dagegen keulenförmige Stümpfe; wohl können sie prothetisch versorgt werden; die Kunstglieder sehen aber oft unförmig aus und lassen sich nicht immer nach den Regeln der Kunst und mit dem idealsten Material herstellen.

Die bei Schaffung eines definitiven Stumpfes gesetzte und genähte Wunde sollte wenn immer möglich per primam heilen. Vor allem muß darauf geachtet werden, daß die Hautlappen groß genug sind, so daß sie ohne jede Spannung miteinander vereinigt werden können. Ist dies nicht der Fall, so bildet sich an der Kuppe unter

Umständen eine schlecht heilende Wunde, aus der schließlich eine breite, fest mit der Unterlage verwachsene und schlecht ernährte Narbe ersteht. In dieser entwickeln sich später gerne Ulcera, die zur Heilung einer langwierigen Behandlung bedürfen. Ob die Narbe, wenn sie gut ist, über die Mitte der Kuppe oder am Rand derselben verlaufen soll, ist nach PERKINS nicht so wichtig, es sei denn, es handle sich um einen Stumpf, der an der Kuppe tragen soll wie beispielsweise der PIROGOFF. In welcher Richtung die Narbe an der Stumpfkuppe verläuft, ist in der Regel ebenfalls nicht von ausschlaggebender Bedeutung. An Unterschenkel und Vorderarm können sich allerdings Narben, welche antero-posterior verlaufen, mit der Unterlage verwachsen sind und unter dem Niveau der Kuppe zu liegen kommen, ungünstig auswirken. Sie können eine tiefe Mulde schaffen, die gelegentlich den Ausgangspunkt intertriginöser Prozesse und hartnäckiger Ekzeme darstellt. Man wird deshalb an Unterschenkel und Vorderarm in Fällen, in welchen man nicht ohne weiteres mit Heilung per primam intentionem rechnen kann, gut tun, die Amputationswunde in der Frontalebene, also über beide darunter liegende Knochen verlaufen zu lassen. Ohren an den Wundecken („dog-ears") sollen nach THOMAS, STRANGE u. a. wie alle überflüssigen und störenden Weichteilmassen beseitigt werden. Die Haut soll zum Stumpf passen wie ein Handschuh zu einer Hand.

Vermieden werden sollten auf alle Fälle Narben an Stütz- und Hilfsstützflächen. Daran ist vor allem bei nachträglich durchgeführten Eingriffen zum Zwecke der Stumpfkorrektur, der Entfernung von Schleimbeuteln und Neuromen zu denken. Solche Narben können den Bau des Kunstgliedes sehr erschweren und dem Amputierten große Unannehmlichkeiten verursachen.

Zur Deckung von Hautlücken an Stumpfkuppen werden gelegentlich — und meist durchaus nicht mit schlechtem Erfolg — Plastiken oder Transplantationen durchgeführt. Diese Eingriffe ersparen dem Amputierten nicht selten die Reamputation und evtl. die Herstellung wesentlich weniger wertvoller Stümpfe. Nicht gute Resultate erhalten wir mit einer Plastik oder Transplantation, wenn wir diese an Stellen durchführen, welche dem Prothesenträger später als Abstützflächen dienen müssen oder bei ohnehin nicht idealem Stumpf — wir denken vor allem an den Chopart-Stumpf — starkem Druck ausgesetzt sind. Es entstehen dann recht häufig im Bereich der gefühllosen Haut große und schlecht heilende Ulcera; nicht selten muß eine langwierige Behandlung durch eine Reamputation abgeschlossen werden. In solchen Fällen kann die tragpflichtige Stelle durch einen vom Stumpf selbst stammenden Brückenlappen gedeckt werden, während die durch die Verschiebung entstandene sekundäre Lücke durch Transplantate versorgt werden mag („Visierlappenplastik“).

Über die Versorgung des Knochenstumpfes kann man die verschiedensten Meinungen hören. Während beispielsweise THOMAS der Auffassung ist, man solle die Knochen einfach quer durchtrennen und am Periost und am Knochenmark nichts machen, beschreiben andere Autoren noch eine ausgiebige Abtragung des Periosts und kräftige Auslöffelung der Markhöhle. Am besten tut man wohl, wenn man, wie KLEINSCHMIDT, SAEGESSER, THOREK u. a. empfehlen, einen Mittelweg begeht und die als aperiostale und amedullare bezeichnete Amputation nach BUNGE nicht allzu rigoros durchführt. Vom Periost wird höchstens ein 0,5 cm breiter Ring entfernt; in gleich großer Tiefe wird auch die Markhöhle mit scharfem Löffel ausgekratzt. Werden breitere Perioststreifen abgetragen, so kann sich leicht ein Kronensequester bilden; wir verfügen leider über eine ganze Anzahl solcher Beobachtungen (Abb. 9).

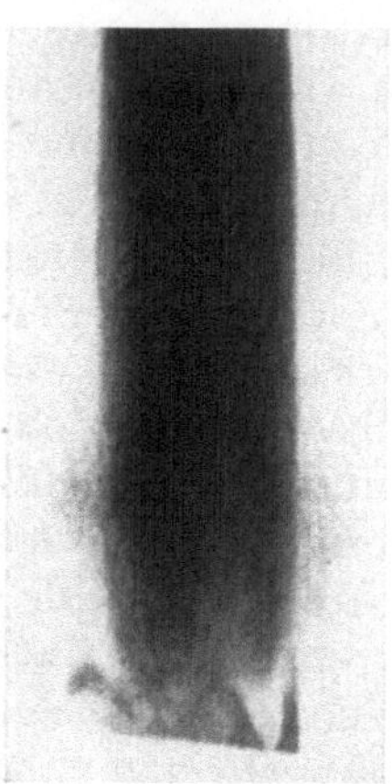

Abb. 9. Kronensequester.

Wichtig ist ferner eine möglichst glatte Absetzung mit anschließender Nachglättung der Knochenränder und -zacken mittels Hohlmeißel, Knochenschere oder Feile. Scharfe Ränder oder Zacken führen später nicht selten zu Schädigung der darüberliegenden Haut und schließlich zu schlecht heilenden Ulcera. LANGE empfiehlt Durchtrennung der Tibia in einem leicht nach distal konvexen Bogen; auf diese Weise entsteht eine abgeschrägte und abgerundete vordere Tibiakante.

Fast alle Autoren, die sich in der letzten Zeit etwas eingehender mit der Stumpfgestaltung befaßt haben, schlagen bei Amputation am Unterschenkel vor, die Fibula 1—3 cm weiter proximal abzusetzen als die Tibia. Bei kurzen Unterschenkelstümpfen empfiehlt ZUR VERTH die flache Abmeißelung des Fibulaköpfchens. Heute wird anstelle dieses Vorgehens häufig die vollständige Entfernung des Köpfchens ausgeführt. Die von BARBER bei der Herstellung eines Unterschenkelstumpfes empfohlene osteoplastische Vereinigung von Fibula und Tibia wird bei uns nicht gemacht. Wie THOMAS sehen wir in einem solchen Vorgehen keine Vorteile; ob diese Operation die prothetische Versorgung erschwert oder erschweren kann, wie verschiedentlich behauptet worden ist, wissen wir nicht. Die osteogenetische Unterschenkelamputation nach ERTL soll den Stumpf belastungsfähig machen; der Amputierte sichert sich auf diese Weise das Bodengefühl. Das Operationsverfahren besteht in der Bildung eines Bügels in Form eines von der Tibia gewonnenen, 4—5 cm langen Periostcorticalis-Spans, welcher die Amputationsflächen von Tibia und Fibula bedeckt. Ob sich die Methode bewähren wird, muß nach dem, was man bis heute weiß, als fraglich bezeichnet werden. In diesem Zusammenhang möchten wir daran erinnern, daß sich die osteoplastische Amputation nach Bier nie einer großen Beliebtheit erfreute. Heute ist sie fast ganz in Vergessenheit geraten.

Für die Herstellung eines tragfähigen Fuß-Kurzstumpfes verlangt Vogl die Bildung einer glatten, leicht gebogenen Amputationsfläche ohne Rücksicht auf Knochen oder Gelenke.

Was soll mit den Muskeln und Sehnen geschehen? Zur Verth verurteilt mit Recht die Polsterung der Knochenenden mit Muskeln; ein solches Vorgehen verzögert nur die definitive Stumpfgestaltung und damit auch die endgültige prothetische Versorgung. Die zur Polsterung verwendete Muskulatur atrophiert in kurzer Zeit; gelegentlich bildet sich als Folge dieser Atrophie ein lästiger Sack an der Stumpfkuppe. Sehnen, die zu noch erhaltenen Muskeln gehören, sollten dagegen nach unserem Dafürhalten nach Möglichkeit an der Kuppe mit Sehnen der Antagonisten vereinigt werden. Werden Amputationsstümpfe beispielsweise später mit Haftprothesen versorgt, so benötigen wir in erster Linie die noch erhaltene Muskulatur, und das ist nur dann in befriedigender Weise möglich, wenn die einzelnen Muskeln noch über eine Ansatzstelle verfügen. Gewisse Muskelgruppen sind zur aktiven Bewegung des Stumpfes in seinem bzw. seinen Gelenken unentbehrlich.

In idealer Weise ist diese Vereinigung der Sehnen der Agonisten mit denjenigen der Antagonisten bei der Amputation nach Gritti gewährleistet. Das Lig. patellae wird mit den Stümpfen der Beugemuskulatur verbunden. Ähnlich liegen die Dinge bei der osteoplastischen Amputation nach Djanelidze und bei der Absetzung nach Callander, bei welcher ein vorderer Lappen mit dem Patellarbett auf das Stumpfende des Femur geklappt und mit dem hintern Lappen durch einige Nähte vereinigt wird.

Die Ligatur der Blutgefäße bei der Amputation bedarf keiner besondern Besprechung. Dagegen stellt die Versorgung des Nervenstumpfes bei der Gliedabsetzung immer noch ein ungelöstes Problem dar. Vor allem haben Kirschner und Kleinschmidt immer wieder davor gewarnt, die Nerven in der Höhe der Absetzungsfläche zu durchtrennen. Jeder größere Nerv soll gefaßt, etwa 5 cm über die Oberfläche des Stumpfes vorgezogen und dann glatt durchtrennt werden. Selbstverständlich schützt eine solche Absetzung nicht vor der Bildung eines Neuroms; dieses kommt aber außerhalb der Amputationsnarbe zu liegen. Selbstredend sollen die Nerven bei dieser Manipulation nicht geschädigt werden. Wir möchten aber nicht so weit gehen wie THOMAS und PERKINS, welche auf die Kürzung der Nerven überhaupt verzichten. Zahlreiche Maßnahmen sind zur Verhütung von Neuromen empfohlen worden; wir erwähnen hier nur die Quetschung der Nerven mit starker Klemme, die Ligatur derselben, die Durchtrennung mit dem Thermokauter, die Vereisung, die Injektion von 5%iger Formalin-Lösung, 2%iger Carbolsäure oder von 100%igem Alkohol. Keine dieser Behandlungsmethoden schützt sicher vor Neuromen.

Das Thema Stumpfgestaltung wäre bei weitem nicht erschöpft, wollten wir nicht auch noch kurz auf die Differenzierung der Stumpfform im Sinne der Bildung lebender, einfach wirkender Werkzeuge und die Ausnützung der Muskeltätigkeit für die aktive Betätigung einer Prothese eingehen. Diese Differenzierungs- und Kineplastikverfahren kommen nur für Stümpfe der obern Extremität in Frage. Ein einfach wirkendes aber unter Umständen sehr wertvolles Werkzeug läßt sich bei guter operativer Technik aus dem Vorderarm-Amputationsstumpf durch funktionelle Teilung von Radius und Ulna mit der zugehörigen Muskulatur und Bildung der sog. Hummerschere nach KRUKENBERG (Abb. 10) herstellen. Zur Anfertigung einer Schere muß der Stumpf allerdings genügend lang sein, nach BAUER durchschnittlich mindestens 16 cm; dabei fallen je 8 cm auf die freien Branchen und den nicht gespaltenen Vorderarm-Abschnitt. Wenn auch die Kraft, welche dieser Zange innewohnt, nicht sehr groß ist, so erlaubt sie dem Amputierten, welcher über eine gewisse Geschicklichkeit verfügt, nicht nur manche elementare Verrichtung, sondern oft auch recht komplizierte Arbeiten auszuführen. Gegenüber einer noch so vollkommenen Prothese hat besonders die nach den Angaben von BAUER hergestellte Krukenberg-Zange den Vorteil, daß diesem einfachen Instrument das Tastgefühl erhalten bleibt. Der Krukenberg-Stumpf eignet sich deshalb vor allem für Patienten, welche an beiden Armen amputiert

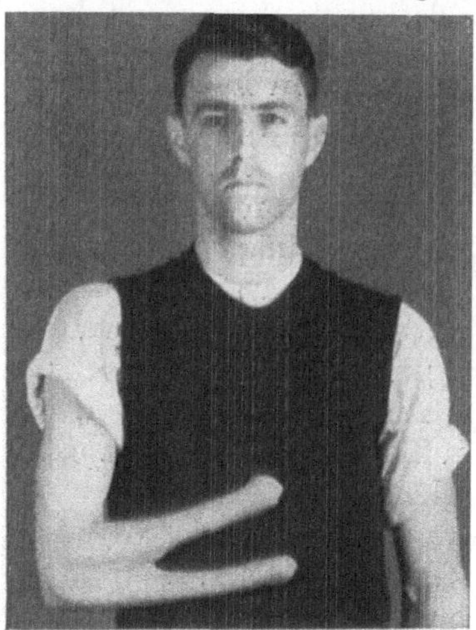

Abb. 10. Krukenberg-Plastik nach Exartikulation im Handgelenk ausgeführt von Prof. Dr. K. H. BAUER, Heidelberg.

oder aber gleichzeitig blind sind. Diesen Unlücklichen erlaubt die Krukenberg-Zange wenigstens die primitivsten alltäglichen Verrichtungen auszuführen.

Zur Herstellung einer gut funktionierenden Zange benötigt BAUER neben der Muskulatur, welche von Schulter oder Oberarm zum proximalen Drittel des Vorderarms zieht, die Mm. brachioradialis, pronator teres und supinator. Diese drei Muskeln müssen bei der Operation geschont werden; alle übrigen sind zu entfernen. Die so erhaltenen schlanken Branchen lassen sich von der Haut des Vorderarms vollständig decken; eine Lappenplastik wird damit überflüssig.

Leider wird der KRUKENBERG-Stumpf nicht selten gerade von Amputierten, denen er gute Dienste zu leisten vermöchte, wegen seines unschönen Aussehens aus ästhetischen Bedenken heraus abgelehnt. Für schwere Arbeit eignet er sich nicht. So bekommen wir bei uns einen KRUKENBERG-Stumpf nur selten zu Gesicht. Mit JUZBASIC sind wir aber der Meinung, man sollte die Krukenbergsche Operationsmethode, obschon die Herstellung eines guten Stumpfes große Anforderungen an den Chirurgen stellt, nicht ganz vergessen.

Das kineplastische Verfahren nach SAUERBRUCH besteht bekanntlich darin, daß die Kontraktionskraft der noch erhaltenen Stumpfmuskeln durch Bildung von Kanälen, die mit Haut ausgekleidet sind, ausgenützt wird. In diese Kanäle kommen Elfenbeinstifte zu liegen, welche durch Züge mit einer willkürlich zu bewegenden Hand in Verbindung stehen. Kineplastisches Verfahren und Prothese legen ein Zeugnis für diese geniale Erfindung ab, das keiner ergänzenden Bemerkungen mehr bedarf. Einzelne Bewegungen in der künstlichen Hand lassen sich sehr gut dosieren. Eine willkürlich bewegliche künstliche Hand ohne kineplastisches Verfahren hat aber dafür oft eine größere Kraft als das durch Muskelkanäle gesteuerte Kunstglied. Reparaturen an der Prothese und krankhafte Veränderungen der Stumpfkanäle sind keine Seltenheit. Diese Tatsachen sind es, welche den Amputierten nicht selten veranlassen, auf die Verwendung der Prothese zu verzichten. Wer eine Kineplastik nach SAUERBRUCH empfiehlt, muß mit diesen Gegebenheiten vertraut sein, die zukünftige Betätigung des Amputierten genau kennen, über die psychischen, insbesondere die intellektuellen Qualitäten desselben informiert sein und über die Stumpfverhältnisse Bescheid wissen. Jedenfalls sollte es nicht vorkommen, daß Amputierten Vorstellungen über prothetische Versorgung beigebracht werden, die aus irgend einem von vornherein klar zutage liegenden Grunde, nie realisierbar sind.

Literatur.

ALLDREDGE, R. H.: Surg. etc. **84**, 759 (1947). — BARBER, C. G.: J. Bone Surg. **26**, 356 (1944). — BAUER, K. H.: Chirurg **19**, 485 (1948). — Ders. u. M. SCHWAIGER: Klin. Wschr. **26**, 65 (1948). — CALLANDER, C. L.: J. amer. med. Assoc. **105**, 1746 (1935). — Ders.: J. amer. med. Assoc. **110**, 113 (1938). — DJANELIDZE, Y. Y.: Amer. Rev. Soviet-Med. **4**, 196 (1947). — EICKEN, G.: Chirurg **20**, 58 (1949). — ERTL, J.: Chirurg **20**, 218 (1949). — HELDT, H.: Zbl. Chir. 66, 1590 (1939). — HUARD, P.: Etudes sur les amputations et désarticulartions des membres. Paris: Masson & Cie. 1940. — JUZBASIC, D. M.: Praxis **35**, 245 (1946). — KESSLER, H. H.: Surg. **1**, 2 (1947). — Ders.: Cineplasty. Springfield, Ill.: C. C. Thomas 1947. — KIRSCHNER, M.: Die Absetzung der Gliedmaßen. In Allg. u. spez. Operationslehre, Band 1, Kapitel 9. Berlin: Springer

1927. — KLAPP, B.: Chirurg 17/18, 168 (1947). — KLEINSCHMIDT, O.: Operative Chirurgie. Berlin und Heidelberg: Springer 1948. — KRUKENBERG, H.: Über plastische Umwertung von Armamputationsstümpfen. Stuttgart: F. Enke 1917. — MOSER, H.: Schweiz. med. Wschr. 77, 484 (1947). — PAAS, H.: Über Nachamputationen. Chirurg 17/18, 508 (1947). — PEARL, F.: Atraumatic amputation through the lower thigh (Callander); modified technique. Surg. etc. 73, 381 (1941). — Ders.: Atraumatic low thigh amputation. Surg. etc. 87, 308 (1948). — PERKINS, G.: Brit. J. Surg. 31, 377 (1944). — Ders.: Amputations. Schweiz. med. Wschr. 76, 874 (1946). — SAEGESSER, M.: Chirurgische Operationslehre. Berlin: Springer 1935. — Ders.: Spezielle chirurgische Therapie. Bern: H. Huber. 1946. — SAUERBRUCH, F.: Die willkürlich bewegbare künstliche Hand. Berlin: Springer 1916 und 1932. — SONNTAG, E.: Grundriß der gesamten Chirurgie. Berlin: Springer 1932. — STRANGE, F. C. ST. CL.: Brit. J. Surg. 33, 31 (1945). — THOMAS, A. and CH. C. HADDAN: Amputation and Prosthesis. Philadelphia: J. B. Lippincott 1945. — THOREK, M.: Modern surgical technic. Philadelphia: J. B. Lippincott 1944. — ZUR VERTH, M.: Münch. med. Wschr. 298 (1923). — Ders.: Verh. 23. Kongr. dtsch. Ges. orthop. Chir. Prag 1928. — Ders.: Erg. Chir. 27, 191 (1934). — VOGL, A.: Chirurg 20, 67 (1949).

D. Stumpfpflege und Vorbereitung auf die prothetische Versorgung.

1. Behandlung im Spital.

Die Pflege des Stumpfes beginnt sofort nach beendigter Amputation. In den ersten Tagen nach der Absetzung steht die Wundbehandlung im Vordergrund; es ist deshalb ohne weiteres verständlich, wenn das Pflegepersonal optimale Ruhigstellung des frisch hergestellten Stumpfes zu erreichen versucht. Diese ist durch Lagerung auf Kissen relativ leicht und gut zu erzielen. Für Arm-Amputationsstümpfe kann dieses Vorgehen auch als durchaus zweckmäßig angesehen werden. Für Stümpfe, die nach Absetzung am Ober- oder Unterschenkel entstanden sind, ist eine Lagerung auf Kissen (Abb. 11, 12) eine denkbar schlechte und unzweckmäßige Behandlungsmethode. Die Ruhigstellung der Bein-Amputationsstümpfe bei mehr oder weniger starkem Streckausfall im Hüft- und Kniegelenk führt fast unweigerlich zu unangenehmen Beugekontrakturen in diesen Gelenken. Erfahrungsgemäß verfügen die Muskelgruppen, die den Stumpf in den beiden Gelenken beugen, über eine größere Kraft als ihre Antagonisten; letztere atrophieren zudem rascher. Diese Tatsachen begünstigen die Entstehung von Fehlstellungen in Hüft- und Kniegelenk also noch weiterhin.

Im Interesse des Amputierten selbst muß deshalb verlangt werden, daß Ober- und Unterschenkel-Amputationsstümpfe unmittelbar nach der Absetzung flach gelagert (Abb. 11, 12) und nicht auf Kissen gelegt werden. Beim Oberschenkel-Amputierten genügt die Lagerung zur Vermeidung einer Beugekontraktur allein noch nicht.

Am 4. Tage nach der Amputation soll der Patient, sofern es die lokalen Wundverhältnisse und der Allgemeinzustand erlauben, bereits auf den Bauch gelegt werden, und zwar etwa für die Dauer einer Viertelstunde. An den folgenden Tagen soll der Amputierte immer häufiger Bauchlage einnehmen, täglich mindestens 3mal je während 15—30 Minuten. Dabei kann passive und aktive Dorsalflexion des Stumpfes im Hüftgelenk vorgenommen werden. Ein

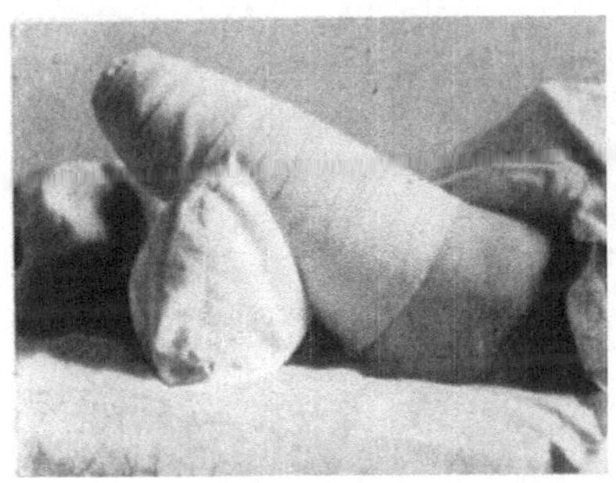

a) falsch

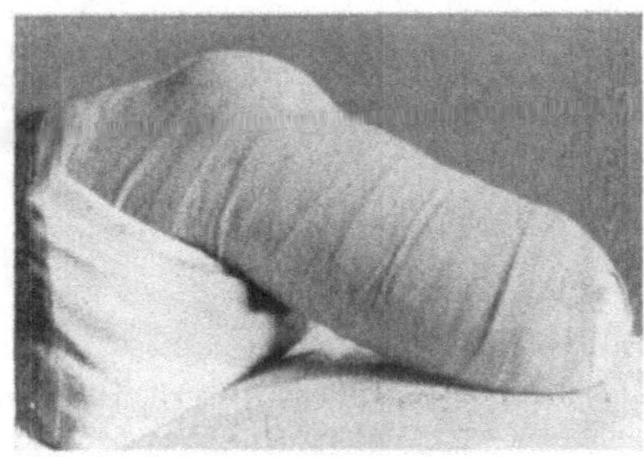

a) falsch

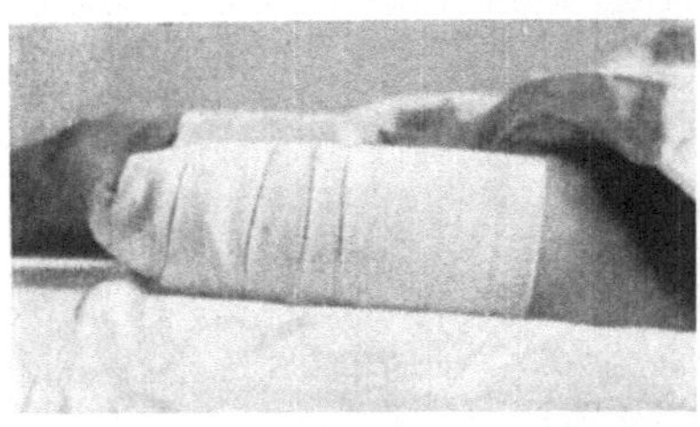

b) richtig

Abb. 11. Lagerung der Oberschenkel-Amputationsstümpfe.

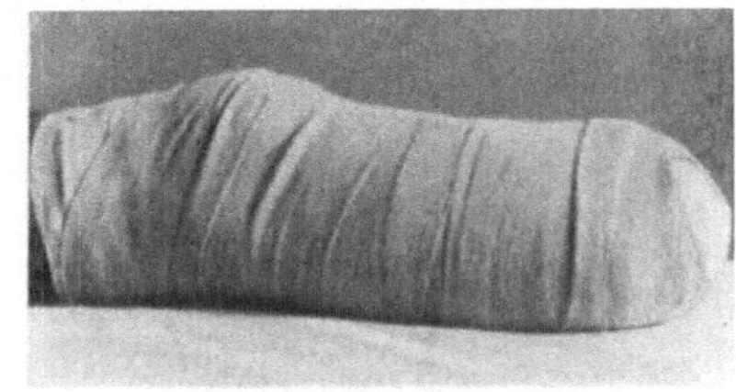

b) richtig

Abb. 12. Lagerung der Unterschenkel-Amputationsstümpfe.

vorteilhaftes Mittel zur Bekämpfung einer Beugekontraktur besteht in der mindestens 1—2mal täglich während etwa einer Viertelstunde durchgeführten Belastung des Stumpfes mit einem Sandsack bei Rückenlage des Patienten. Auch dem am Unterschenkel Amputierten leistet der bei Bauchlage des Kranken auf den Stumpf gelegte Sandsack als Maßnahme zur Verhütung einer Beugekontraktur gute Dienste.

Besonders große Aufmerksamkeit muß selbstverständlich der Heilung der Stumpfwunde geschenkt werden; diese heilt ja auch bei Amputationen unter Friedensverhältnissen lange nicht immer per priman intentionem. Überlassen wir die p. s. erfolgende Wundheilung der Natur, so retrahiert sich die Haut am Stumpf sehr leicht; die Wundränder können unter Zugwirkung geraten; die

Wunde selbst heilt schlecht und geht schließlich in eine breite, mit der knöchernen Unterlage verwachsene Narbe über, die zuweilen tief in einer Mulde unterhalb der Kuppenoberfläche liegt. Derartige Veränderungen sind nicht selten die Ursachen später auftretender Beschwerden und Krankheiten des Amputationsstumpfes; sie lassen sich durch Dehnung der Haut und der darunterliegenden Weichteile mit Hilfe eines Zuges fast immer vermeiden. Man verwendet dazu einen Tricotschlauch, den man mit Mastisol auf den Stumpf aufklebt. Am distalen Ende des Schlauches wird ein Seil angebunden, das man mit einem Gewicht von 2—5 kg versieht (Abb. 13) und als Dauerzug einwirken lassen kann. Der gleiche Zugeffekt kann mit einem Heftpflasterverband erreicht werden; bei noch bestehender Wundsekretion und bei Heftpflaster-Überempfindlichkeit eignet sich dieser jedoch nicht. Der Zug mit dem Tricotschlauch leistet hauptsächlich in der Nachbehandlung offener Amputationen, bei denen die Tendenz der Haut, sich zu retrahieren, besonders groß ist (KIRK), gute Dienste.

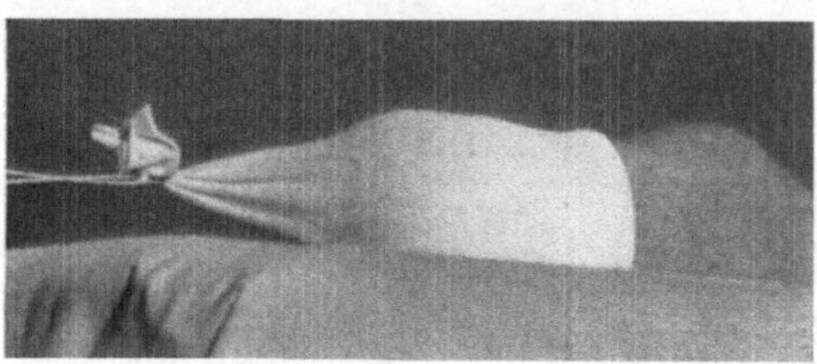

Abb. 13. Extension mit Hilfe eines Tricotschlauches. Vgl. Text.

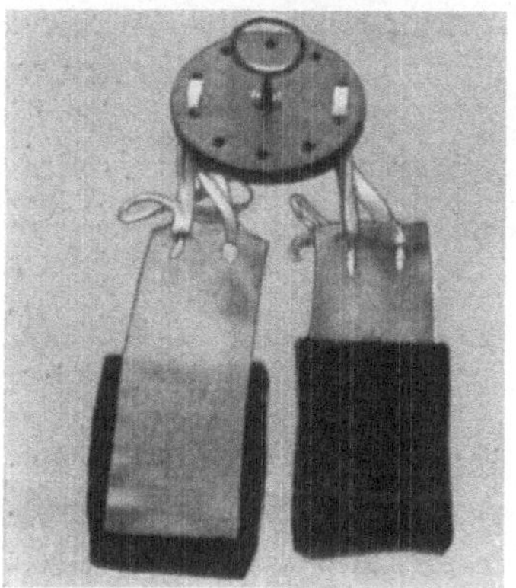

Abb. 14a. Nötige Bestandteile zur Extension mit Hilfe von Gummi-Schwämmen.

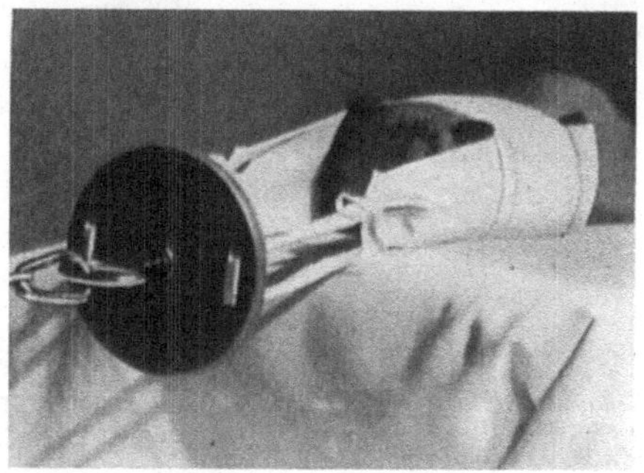

Abb. 14b. Extension nach BARNARD mit Hilfe von Gummi-Schwämmen.

Steht die Tendenz derNarbe, an einzelnen Stellen mit der Unterlage zuverwachsen gegenüber der Neigung zur Retraktion im Vordergrund, so eignet sich der von BARNARD beschriebene Zug mit Hilfe von Gummi-Schwämmen ungleich besser. Neben den auf Abb. 14a dargestellten Bestandteilen benötigt man noch eine elastische Binde. Das Anlegen der Zugvorrichtung ist auf Abb. 14b zu ersehen. Diese Einrichtung hat gegenüber andern den Vorteil, daß nur auf einzelne Haut- und insbesondere Narbenpartien, aber dafür um so kräftiger, eine Zugwirkung ausgeübt wird. Mit diesem Verfahren haben wir nicht selten noch mehrere Wochen nach der Absetzung frische, bereits teilweise adhärente Narben zu lösen vermocht. Die Vorrichtung verwenden wir meist nicht als Dauerzug; da wir keines Klebestoffes bedürfen, können wir sie beliebig oft

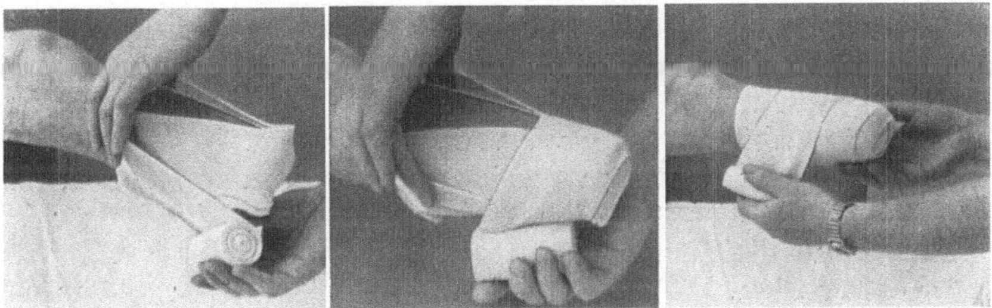

Abb. 15 a. Wicklung eines Unterschenkel-Amputationsstumpfes.

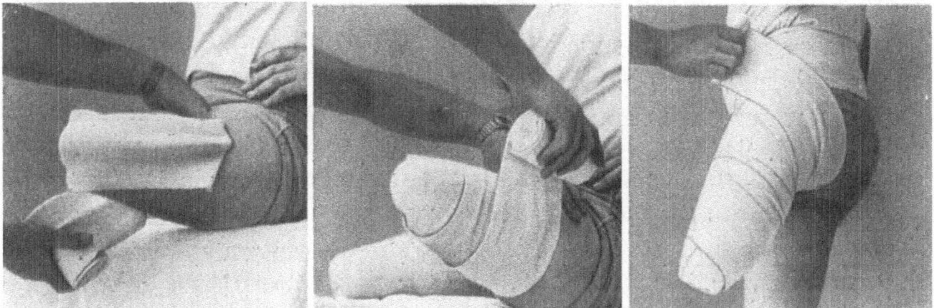

Abb. 15 b. Wicklung eines Oberschenkel-Amputationsstumpfes.

anlegen und entfernen. Schließlich können wir den Zug in einer Stärke bis zu 10 kg einwirken lassen.

Zur Stumpfpflege gehört vor allem auch die Wicklung mit elastischen Binden. Mit der Stumpfwicklung kann begonnen werden, sobald die Amputationswunde geheilt oder bis auf eine kleine Öffnung geschlossen ist und alle Zeichen einer etwa vorhanden gewesenen Infektion verschwunden sind. Mit der Wicklung bezwecken wir vor allem die möglichst baldige Erreichung der definitiven Stumpfform. Stumpfödem und überflüssiges Fettgewebe werden durch Druck zum Verschwinden gebracht. Muskeln, die zur Funktion infolge Absetzung nicht mehr tüchtig, zur Bedienung der Prothese nicht notwendig sind und ohnehin der Atrophie verfallen, schwinden unter dem Einfluß der Wicklung viel rascher. Je nach

Art der vorgesehenen Prothese wird man auch die Wicklung gestalten. So wird man einen Stumpf, der später mit einer Haftprothese versehen werden soll, nicht so intensiv und häufig wickeln, wie dies bei Vorbereitung auf irgend eine andere Prothese geschehen muß.

Da die Stumpfwicklung oft unzweckmäßig durchgeführt wird, möchten wir in einigen Abbildungen deren Durchführung am Unter- und Oberschenkelstumpf demonstrieren (Abb. 15a—b). Die Wicklung beginnen wir grundsätzlich am Stumpfende, um sie dann proximalwärts fortzusetzen. An Oberschenkel und Oberarm kommt man mit Einbinden des Stumpfes allein nicht aus; es muß eine Spica angelegt werden.

Gelegentlich wird bei Bein-Amputierten der Versuch gemacht, überflüssige Weichteile über den Hilfstragflächen durch besonders straffe Wicklung in diesem Bereich zum Weichen zu bringen; tatsächlich gelingt dies auch. In solchen Fällen muß aber immer der ganze Stumpf gleichmäßig straff und nicht bloß die Basis desselben gewickelt werden. Wird die Wicklung ausschließlich am proximalen Stumpfende oder an dieser Stelle allein besonders straff ausgeführt, so können unangenehme Durchblutungsstörungen auftreten, die nicht immer so rasch wieder verschwinden wie sie gekommen sind.

Adams hat beim muskelkräftigen Unterschenkel-Amputierten zur möglichst raschen Erreichung der definitiven Stumpfform die Durchtrennung der die Mm. gastrocnemii und soleus versorgenden Äste des N. tibialis empfohlen. Durch systematische konservative Stumpfbehandlung haben wir auch bei muskelstarken Patienten in verhältnismäßig kurzer Zeit die Weichteile so weit zum Schwinden gebracht, daß definitive prothetische Versorgung möglich war. Deshalb glauben wir, ohne diesen zusätzlichen Eingriff auskommen zu können. Wenn die distale Hälfte der Kniekehle, in welche die Narbe von dieser Operation zu liegen kommt, beim Unterschenkel-Amputierten auch keine Hilfstragfläche darstellt, so liegen doch die hier vorhandenen Weichteile dem oberen Trichterrand des Unterschenkelköchers gegenüber. Eine hier liegende, unter Druck stehende Narbe kann als recht unangenehm empfunden werden.

2. Nachbehandlung außerhalb des Spitals.

Ist die Amputationswunde gut geheilt oder besteht höchstens noch ein kleines Stumpfulcus, das keiner Spitalbehandlung mehr bedarf, so kann die eigentliche Vorbereitung auf die prothetische Versorgung einsetzen. Da diese vorbereitenden Maßnahmen sehr vielfältig sind und im Interesse des Amputierten selbst möglichst systematisch durchgeführt werden müssen, ist der Patient während dieser Zeit in einer Amputiertenschule, einer orthopädischen Klinik oder in einem Institut für physikalische Therapie am besten untergebracht.

Als erstes muß der Amputierte die Pflege der Stumpfhaut erlernen. Der Stumpf muß jeden Abend mit Seife und weicher Bürste gewaschen werden; nachher wird er abgetrocknet und eingepudert. Besonders in den ersten Wochen nach der Spitalentlassung sollte der Stumpf täglich für kurze Zeit unbedeckt an die Luft kommen. Auch Sonnenbestrahlung wirkt, wenn maßvoll durchgeführt, sehr günstig. Besonders zarte Haut wird vorteilhaft mit Eichenrindenbädern oder durch Aufpinseln einer 4%igen Formalin-Lösung abgehärtet. Spröde, zu Rhagadenbildung neigende Haut wird mit einem Mineralöl eingefettet.

Manche Stümpfe zeigen schon bald nach der Amputation Zeichen einer arteriellen Durchblutungsstörung; eine Kur in einem Thermalbad während einiger Wochen wirkt sich in solchen Fällen besonders günstig aus. Auch durch Wechselbäder kann die Durchblutung gefördert werden. Während 3 Minuten wird der Stumpf in ein möglichst warmes Bad, während 3 Sekunden in Wasser von 10° C getaucht und dieses Procedere im ganzen dreimal nacheinander durchgeführt.

Vereinzelte Chirurgen lassen Stümpfe an der Kuppe beklopfen; der Wert solcher Maßnahmen ist unseres Erachtens zweifelhaft. Ob wir durch das Klopfen die Tragfähigkeit im Anfang erhöhen, erscheint uns fraglich. Dagegen ist es sehr wohl möglich, daß wir mit diesem Procedere Narben schaffen, die später Beschwerden verursachen können.

Die Massage des Stumpfes verfolgt verschiedene Zwecke. Einmal soll sie helfen, bereits mit der Unterlage mehr oder weniger verwachsene Narben noch nach Möglichkeit zu lösen; dann muß sie vor allem die Muskulatur, die später die Führung der Prothese übernimmt (speziell Schulter- bzw. Hüftmuskeln), kräftigen. Selbstverständlich hat es keinen Sinn, Muskelgruppen, die für das Tragen einer Prothese wertlos sind, oder Muskeln, die durch die Amputation ihrer Ansatzstelle endgültig beraubt worden sind, durch Massage erhalten und vor Atrophie bewahren zu wollen. Die Massage-Behandlung kann durch Elektro-Therapie sehr gut ergänzt werden. Durch faradische Ströme lassen sich einzelne Muskelgruppen, deren Funktion zur Führung einer Prothese erforderlich ist, leicht vor der Atrophie bewahren und sogar kräftigen. Ist die Prothese einmal fertiggestellt, so kann man auf die Elektro-Therapie verzichten.

Einen wichtigen Platz in der Nachbehandlung nehmen die aktiven Bewegungsübungen ein. Da sind es vor allem die

Übungen für Bein-Amputierte „auf der Matte“, denen wir große Bedeutung beimessen. Der auf einer weichen Unterlage liegende Amputierte führt mit seinem Stumpf in den noch vorhandenen Gelenken alle Bewegungen aktiv aus, die bei erhaltener, voll funktionsfähiger Extremität möglich sind.

Die für den Oberschenkel-Amputierten wichtigsten aktiven Bewegungsübungen sind:

a) Streckung des Stumpfes im Hüftgelenk. Bei Rückenlage wird das gegenüberliegende Bein im Hüftgelenk maximal gebeugt und in dieser Stellung vom Patienten selbst festgehalten. Auf diese Weise kann das Mitgehen des Beckens bei Streckung des Stumpfes fast gänzlich verhindert werden. Zur Durchführung dieser Übungen in Bauchlage legt man den Amputierten am besten quer über einen Tisch; das erhaltene Bein und der Stumpf hangen nach unten; auch so ist aktive Streckung im Hüftgelenk möglich, ohne daß das Becken wesentlich mitgeht.

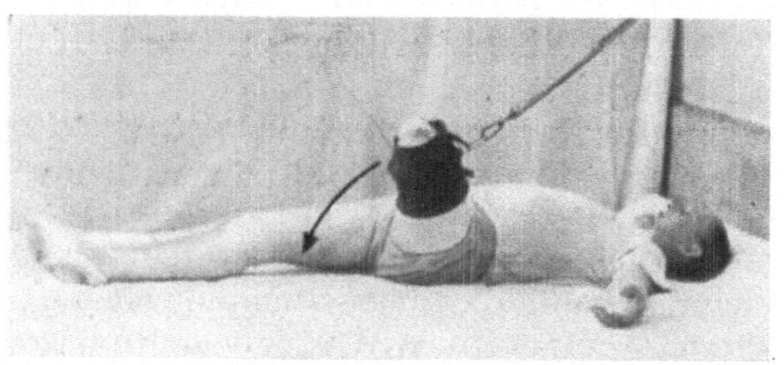

a.

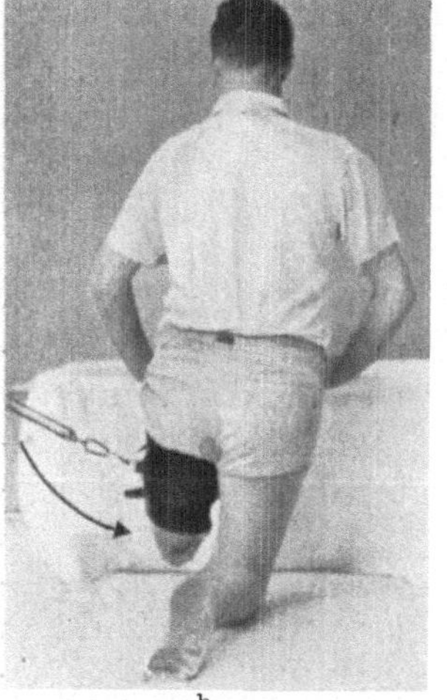

b.

Abb. 16a/b. Aktive Streckung und Zuspreizung des Oberschenkel-Amputationsstumpfes gegen Widerstand.

b) Zuspreizung des Stumpfes im Hüftgelenk. Diese Übungen führt der Patient entweder in Rückenlage oder auf dem noch erhaltenen Bein kniend aus.

Bei diesen aktiven Bewegungsübungen soll vor allem die Muskulatur, welche diese Bewegungen ausführt, gekräftigt werden; diese Forderung wird am idealsten dadurch erfüllt, daß der Stumpf bei aktiver Streckung und Zuspreizung gleichzeitig einen Widerstand, wie beispielsweise einen Federzug, zu überwinden hat (Abb. 16).

Auch der Unterschenkel-Amputierte kann diese Bewegungen mit Vorteil ausführen. Noch wichtiger für ihn sind aber aktive Bewegungen im Kniegelenk und ganz besonders die Streckung. Da auch hier die Überwindung eines Widerstandes die beste Kräftigung der Muskulatur garantiert, so werden die Übungen gerne im sogenannten Pendelapparat ausgeführt. Selbstverständlich geht es auch ohne diesen.

Arm-Amputierte benötigen zur Führung einer Prothese ebenfalls einer möglichst uneingeschränkten und kräftigen Bewegungsfähigkeit in den noch erhaltenen Gelenken. Der Oberarm-Amputierte muß seinen Stumpf vor allem gut abduzieren und elevieren können. Der Vorderarm-Amputierte ist außerdem auf eine möglichst uneingeschränkte Bewegungsfähigkeit im Ellbogengelenk angewiesen. Übungen am Federzug sind hier sehr wertvoll.

Damit sind aber die aktiven Bewegungsübungen für den Amputierten noch lange nicht erschöpft. Der Bein-Amputierte muß lernen, auf einem Bein möglichst sicher zu stehen und herumzuhüpfen; er vollführt die verschiedensten Turnübungen auf der Matte, an der Sprossenwand usw. Er erlernt das Seilspringen, marschiert auf dem Gehbalken und spielt Ball. Der Arm-Amputierte kann ebenfalls die verschiedensten gymnastischen Übungen ausführen; das gilt vorwiegend für den Vorderarm-Amputierten. Kompliziertere turnerische Leistungen vollbringt dieser aber erst, wenn er über eine Behelfsprothese verfügt.

Sehr schätzen gelernt haben wir die Bewegungsübungen im Schwimmbad. Ganz besonders der Bein-Amputierte fühlt sich hier viel sicherer; ohne große Mühe vermag er zu schwimmen und gewinnt so rascher wieder das Zutrauen zu sich selbst.

Passive Bewegungen verwenden wir nur zur Bekämpfung und Behebung von teilweisen Gelenkversteifungen und von Beugekontrakturen. Am besten werden diese Übungen vom Arzt oder vom Masseur durchgeführt. Apparate werden nur ausnahmsweise und in einzelnen Fällen verwendet. So kann z. B. die Beugekontraktur im Kniegelenk gut mit dem Pendelapparat behandelt werden. Besser als solche passive Bewegungen wirkt die bereits als prophylaktische Maßnahme empfohlene Streckung durch Anhängen eines Gewichts. Der an einer Beugekontraktur leidende Oberschenkel-Amputierte legt sich rücklings auf den Untersuchungstisch. Der Stumpf wird im Hüftgelenk so gut als möglich gestreckt und mit einem Sandsack belastet. Der Unterschenkel-Amputierte mit Beugekontraktur legt sich auf den Bauch und erhält einen Sandsack auf die distale Hälfte des Stumpfes. Diese Behandlung zeigt zuweilen recht gute Resultate, führt aber leider oft nicht mehr zur vollständigen Beseitigung der Kontraktur.

Noch bis in die jüngste Zeit wurde in der Literatur immer wieder der Standpunkt vertreten, in der Anpassung von Apparaten an schlechte und deformierte Stümpfe könne der Orthopädie-Mechaniker sein Können beweisen. Gewiß haben wir allen Grund, Prothesenerbauer zu bewundern, die unzweckmäßige Stümpfe zu versorgen wissen. Hat aber der Chirurg auch nur einen oberflächlichen Einblick in die Arbeit des Orthopädie-Mechanikers, kennt er seine Sorgen und Nöte, so wird er alles tun, damit der Kunstglied-Erbauer nicht deforme Stümpfe mit Beugekontrakturen prothetisch versorgen muß. Wir möchten deshalb die von THOMSEN aufgestellte Forderung, der Arzt solle jede Stumpfkontraktur mit allen ihm zur Verfügung stehenden Methoden und wenn nötig operativ zu bessern versuchen, bevor die Prothese gebaut wird, unterstützen. Nicht die Einbettung eines Stumpfes in Kontrakturstellung ist also die beste Lösung, sondern die Beseitigung der Kontraktur vor der prothetischen Ausrüstung.

Kann eine Kontrakturstellung im Kniegelenk bei einem Unterschenkel-Amputierten durch aktive und passive Bewegungen, durch Quengelmethode oder Schede-Schienen nicht beseitigt werden, so sollte operativ vorgegangen werden. Nach THOMSEN soll die Beugekontraktur im Kniegelenk nicht in erster Linie durch die ischiocruralen Muskeln, sondern vor allem durch die stark geschrumpfte hintere Kniegelenkkapsel verursacht sein. Es ist deshalb kein Wunder, wenn die von BLAIR und MORRIS angegebene Methode (Durchtrennung der Mm. gracilis, semimembranosus und semitendinosus) nicht genügt. THOMSEN berichtet über gute Erfolge mit der queren Durchtrennung der hintern Kapsel. Zur Behandlung schwerer Kontrakturen empfiehlt LANGE die supracondyläre Osteotomie.

Die Abduktionskontraktur des Oberschenkelstumpfes im Hüftgelenk läßt sich durch die Methode von HOHMANN — Durchschneidung des Tractus ilio-tibialis in der Mitte zwischen Beckenkamm und Trochanter major — leicht beseitigen. Auch die Beugekontraktur im Hüftgelenk, die für den Oberschenkel-Amputierten hinsichtlich Sicherheit in Stand und Gang eine schwere Beeinträchtigung bedeutet, sollte, wenn sie mit konservativen Maßnahmen nicht behoben werden kann, operativ beseitigt werden. Diese leider auch in Friedensverhältnissen immer noch erschreckend häufig vorkommende Kontrakturform sollte viel öfter als dies bei uns geschieht chirurgisch angegangen werden.

Da die Beugekontraktur im Hüftgelenk meist vorwiegend muskulär bedingt ist, genügt es, wenn man die an der Spina iliaca ant. sup., an der Crista iliaca bis 6 cm oberhalb der Spina und an der Spina iliaca ant. inf. entspringenden Muskeln an der Ursprungsstelle durchtrennt. Nach erfolgter Durchschneidung kann der Stumpf im Hüftgelenk passiv meist leicht bis 180° gestreckt werden. Man wird aber feststellen, daß der Stumpf nunmehr eine leichte Abduktionsstellung einnimmt. Die Durchtrennung des Tractus ilio-tibialis in der Mitte zwischen Beckenkamm und Trochanter major vermag auch diese Fehlstellung zu beseitigen. Bleibt der Stumpf einmal trotzdem noch in einer leichten Beugestellung, so wird diese durch die Retraktion des M. iliopsoas und eventuell durch eine leichte Schrumpfung der Gelenkkapsel auf der Ventralseite verursacht. Die Fixation des Stumpfes in Streckstellung mit Hilfe eines Gipsverbandes während etwa 14 Tagen vermag diese noch restierende leichtgradige Kontraktur restlos zu beheben. Ist der Oberschenkelstumpf im Hüftgelenk in ungünstiger Stellung knöchern versteift, so empfiehlt LANGE die Durchführung einer Arthroplastik; diese Operation soll gute Resultate ergeben.

Wer einmal Gelegenheit gehabt hat, Amputierte vor und nach operativer Korrektur einer Beugekontraktur im Hüftgelenk mit Prothese gehen zu sehen, wird uns in unserer Forderung, Stumpfkontrakturen konsequent und ohne Ausnahme soweit wie irgend möglich zu bessern, unterstützen. Nicht immer kann die Operation sofort durchgeführt werden, weil infektiöse Prozesse die Wundheilung komplizieren. Ein halbes Jahr nach abgeschlossener Heilung besteht aber in der Regel keine Kontraindikation mehr, und die Korrektur kann unter Verabreichung prophylaktischer Penicillininjektionen durchgeführt werden.

3. Provisorische prothetische Ausrüstung.

Wertvolle Dienste in der Vorbereitung auf die prothetische Versorgung leistet uns die sog. Behelfsprothese. Den Bein-Amputierten befreit dieses Hilfsmittel von der Krücke; dem Arm-Amputierten ermöglicht sie die Durchführung mancher gymnastischer Übung. Der Versicherte findet wieder das Zutrauen zu sich selbst und erkennt, daß er mit geeigneten Hilfsmitteln die Möglichkeit hat, den Anschluß ans Leben erneut zu gewinnen. Vor allem gewährleistet uns die Behelfsprothese die rascheste Überführung des Stumpfes in die endgültige Form. Innerhalb weniger Wochen hat der Stumpf so viel an Volumen abgenommen und ist derart umgestaltet, daß der Orthopädie-Mechaniker die Maße für die definitive Prothese nehmen kann. Die von LANGE aufgestellte Behauptung, die Stumpfform werde durch das Tragen einer provisorischen Prothese nicht beeinflußt, ist unrichtig und kann von uns durch zahlreiche Beobachtungen widerlegt werden. Selbstverständlich hat es keinen Sinn, eine Behelfsprothese herzustellen und schon wenige Tage nachher die Anfertigung der endgültigen in Auftrag zu geben; bis diese fertig ist, hat sich der Stumpf durch das Tragen der Behelfsprothese derart verändert, daß das definitive Kunstglied bestimmt nicht paßt. Langwierige und unbefriedigende Abänderungen machen aus diesem schließlich ein unerfreuliches Flickwerk. Im allgemeinen dürfte dagegen mit der Herstellung der Behelfsprothese früher begonnen werden als dies heute noch in der Mehrzahl der Fälle geschieht; der Amputierte sollte sich ihrer schon bedienen können, wenn er den Spital verläßt.

In ausführlichen Erörterungen hat RAUBER über die Herstellung von Behelfsprothesen für Bein-Amputierte berichtet, wie sie seit Jahren in der Bäderheilstätte zum Schiff in Baden (Schweiz) üblich ist. Auf die Anleitung gehen wir hier nur soweit ein, als dies im Rahmen der vorliegenden Arbeit nötig ist. Seit der Zeit, da wir selbst die ersten Behelfsprothesen nach den Angaben ZUR VERTHS angefertigt haben (1940), ist der Bau derselben dank der Mithilfe von Orthopädie-Mechanikern und Technikern noch in mancher Hinsicht verbessert worden.

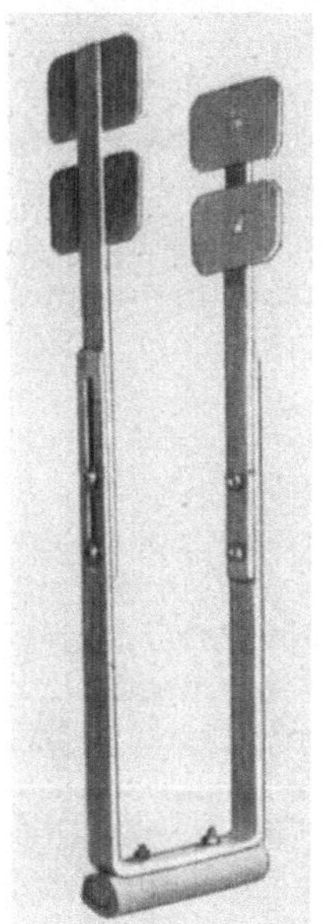

Abb. 17. Unterschenkel-Bügel zur Herstellung der Unterschenkel-Behelfsprothese.

Zum Bau einer Unterschenkel-Behelfsprothese benötigen wir nach RAUBER:

1. Filz von 3—4 mm Dicke;
2. Gipsbinden von 10 cm Breite und einige Schusterspäne;
3. einige Meter Traggurte von 4—5 cm Breite und 3 gelochte Lederstrippen;
4. einen Unterschenkel-Bügel (Abb. 17).

Aus dem Filz wird ein Rohr hergestellt, das von der Mitte des Oberschenkels bis 3—4 cm über die Stumpfspitze hinausreicht. Dieser Strumpf muß gut anliegen, so daß keine Falten entstehen. Die Naht legt man am besten ventral über dem Stumpf an. Die beiden Enden des Filzes sollen sich hier berühren, dürfen aber nicht übereinander zu liegen kommen.

Auf diesen Strumpf wird zur Polsterung der vorderen Tibiakante ein Filzstück von etwa 7 cm Breite und von der Länge des Stumpfes gelegt. Über den gepolsterten Strumpf werden nunmehr zwei Gipsbinden angelegt und sorgfältig anmodelliert. Die so entstandene Gipshülse wird anschließend auf der Ventralseite von oben her bis über die Kniescheibe aufgespalten, so daß die Hülse ohne allzu große Mühe entfernt werden kann. Damit der Gips an den Schnitträndern nicht abbröckelt, werden diese mit Heftpflasterstreifen eingefaßt.

Nun muß der Unterschenkel-Bügel lotgerecht an der Hülse befestigt werden. Da das Kniegelenk noch vorhanden ist, so gilt dieses als für den Lotaufbau maßgebend, und nicht das Hüftgelenk. Wo liegen nun aber die Punkte am Knie, von welchen aus gelotet werden soll? Für das Anlegen des Lotes in der Frontalebene wird meist die Mitte der Patella angegeben. Das stimmt aber nicht immer; besonders bei Unterschenkel-Amputierten mit kurzen Stümpfen stellen wir nicht selten fest, daß die Kniescheibe auffallend weit lateral liegt. Bei angelegter Gipshülse ist die Patella zudem nicht immer genau zu palpieren. Wir legen deshalb eine Schiebelehre so an, daß die Skala bei horizontal gehaltenem Instrument in die Frontalebene zu liegen kommt und die Meßbacken die Epicondylen des Femur umfassen. In der Mitte zwischen den beiden Backen bringen wir eine Marke an der Hülse an. Das ist nunmehr der Punkt, der für den Lotaufbau der Unterschenkel-Behelfsprothese in der Frontalebene maßgebend ist. Ähnlich gehen wir vor, wenn wir den Punkt, an den wir das Lot in der Sagittalebene anlegen, bestimmen. Die horizontal gehaltene Schiebelehre wird so angelegt, daß die Skala in die Sagittalebene zu liegen kommt und die eine Meßbacke der Patella und die andere dem hinteren Rand des Condylus femoris lateralis aufliegt. Der gesuchte Punkt liegt nun am Übergang vom mittleren zum dorsalen Drittel der gemessenen Distanz. Diese Angabe genügt für eine Behelfsprothese ohne künstliches Kniegelenk für Unterschenkel-Amputierte.

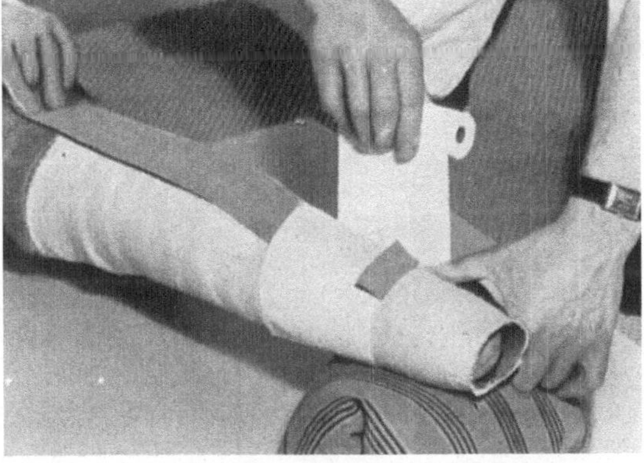

Abb. 18. Befestigung von Gurtenstück an der Gipshülse.

Zum lotrechten Anlegen des Bügels stellt sich der Amputierte gerade, aber bequem auf das noch erhaltene Bein; der mit der Gipshülse versehene Stumpf soll möglichst senkrecht herunterhängen, so, daß von der Seite betrachtet, ein Oberschenkel den andern verdeckt. Von der Seite gesehen, soll der Unterschenkelbügel in der Sagittalebene betrachtet so angelegt werden, daß er mit dem aus dem Kniegelenk fallenden Lot zusammenfällt. Bei Betrachtung in der Frontalebene soll das Lot aus dem Kniegelenk an die Grenze vom mittleren zum medialen Drittel des dem Boden aufliegenden Mittelstückes des Bügels fallen. Ist der Bügel lotrecht und auch ungefähr in richtiger Höhe angelegt, so kann er mit Gipsbinden befestigt werden. Die richtige Höhe kann nachher mit Hilfe der Stellschrauben eingestellt werden.

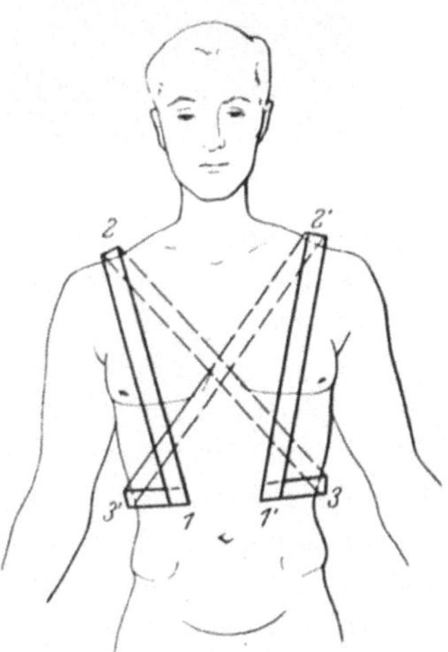

Abb. 19. Verlauf der Gurten am Tragkummet.

Damit die Behelfsprothese auch getragen werden kann, bedarf sie noch einer Aufhängevorrichtung. Ventral über dem Unterschenkelstück der Gipshülse wird durch einige Gipstouren eine Gurte befestigt, an deren oberem Ende 2 Lederstrippen angebracht sind; auf die Dorsalseite kommt eine Gurte mit einer Strippe. Wie die Gurten am besten fixiert werden, zeigt Abb. 18. Aus Gurten wird schließlich ein einfaches Tragkummet hergestellt (Abb. 19). Vorn beidseits an den Nahtstellen des Kummet und hinten an der Kreuzungsstelle wird je eine Schnalle angenäht. Die Herstellung des Kummets wird am besten einem Sattler überlassen.

Von verschiedener Seite ist vorgeschlagen worden, die Behelfsprothese für Unterschenkel-Amputierte mit einem künstlichen Kniegelenk zu versehen. In diesem Vorgehen sehen wir keine Vorteile, hat doch der Amputierte täglich Gelegenheit genug, seinen Stumpf

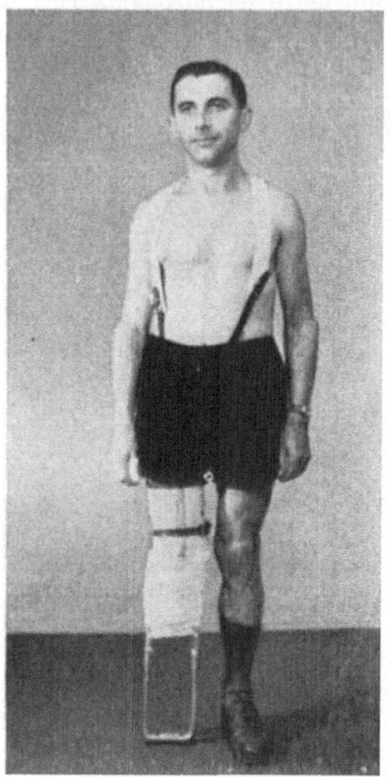

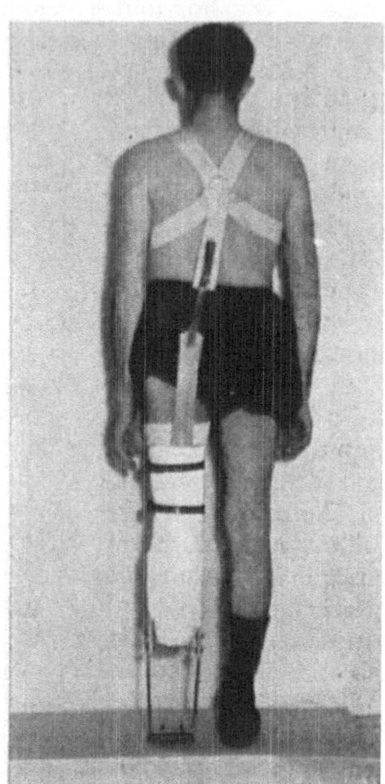

Abb. 20a/b. Fertige Unterschenkel-Behelfsprothese.

aktiv zu bewegen. Amputierte, die Behelfsprothesen mit künstlichem Kniegelenk tragen, gehen aber eher unsicher; es fehlt der für die Stand- und Gangsicherheit so wichtige Fuß. Will der Amputierte mit der Behelfsprothese trotzdem gehen, so ist er gezwungen, seinen Stumpf im Knie maximal zu strecken; er bewegt also das Knie beim Gehen nicht; die mit aller ihm zur Verfügung stehende Muskelkraft aufrecht erhaltene Streckung ermüdet ihn sehr stark.

An den Behelfsprothesen mit künstlichem Kniegelenk, die wir bisher gesehen haben, lag das Gelenk nie an idealer Stelle; wird der Stumpf im Knie beim Tragen der Prothese doch bewegt, so kann die unrichtige Lage der künstlichen Gelenke recht unangenehme Folgen nach sich ziehen. Der Stumpf wandert im Unterschenkel-Trichter bei jeder Bewegung im Knie; es kommt zu Reibung zwischen Stumpf und Unterschenkel-Trichter und nicht so selten zu Hautläsionen und zu Schleimbeutelentzündungen.

Auch Unterschenkel-Behelfsprothesen, deren Gipshülse nur bis zum Tibiakopf reicht, befriedigen nicht. Die Sicherheit beim Stehen und Gehen ist zu gering; der Stumpf ist derart schlecht fixiert, daß er großen Reibungen ausgesetzt ist. Schäden der Haut, der Unterhaut und ihrer Gebilde sind die Folgen.

Nicht geeignet für die Versorgung mit einer Behelfsprothese sind Unterschenkel-Amputationsstümpfe, die im Kniegelenk nur unvollständig gestreckt werden können, eine starke Varus- oder Valgusstellung aufweisen oder infolge Fraktur der Stumpfknochen deformiert sind. Damit man solche Stümpfe überhaupt mit einer abnehmbaren Gipshülse versorgen kann, muß diese auf der Ventralseite zu weit nach distal eröffnet werden; Stabilität und Form sind dann gefährdet. Wenn wir bedenken, daß Stümpfe, wie wir sie oben beschrieben haben, bei der prothetischen Versorgung ohnehin große Schwierigkeiten bereiten und bei nur unwesentlich unzweckmäßiger Ausrüstung mit Druckgeschwüren und Bursitiden reagieren, so begreifen wir, daß kleinste Unstimmigkeiten der Form Unannehmlichkeiten nach sich ziehen.

Für die Herstellung einer Oberschenkel-Behelfsprothese brauchen wir die gleichen Materialien wie für das Unterschenkel-Behelfsbein; an Stelle des Unterschenkel-Bügels verwenden wir die in Abb. 21 wiedergegebene Oberschenkel-Leichtmetallstelze.

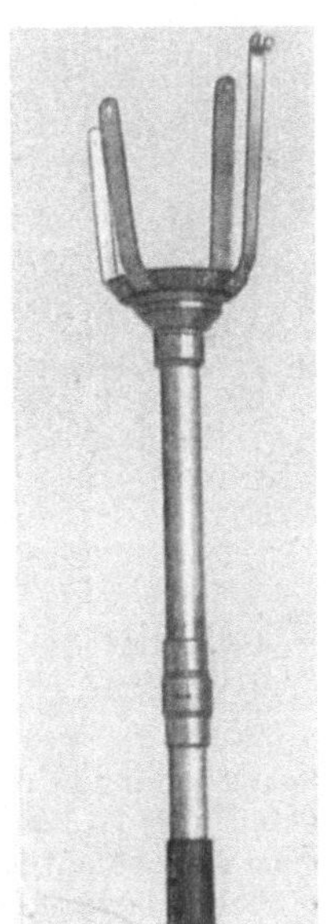

Abb. 21. Oberschenkel-Stelze aus Leichtmetall.

Wie für den Unterschenkel-Amputierten wird ein gut sitzender Strumpf aus 3—4 mm dickem Filz hergestellt. Ob die Kuppe des Stumpfes auch bedeckt ist oder nicht, ist nebensächlich. Damit die Stumpfkuppe später frei in der Prothese schwebt und nicht etwa belastet wird, legen wir 3—4 etwa 0,5—1 cm dicke Filzscheiben auf das distale Ende des Stumpfes und befestigen sie mit Heftpflasterstreifen. Am stehenden Patienten legen wir nun über Filzstrumpf und -scheiben 2—3 Gipsbinden von 10 cm Breite an. Der Stumpf soll dabei möglichst senkrecht stehen, d. h. im Hüftgelenk möglichst gut gestreckt und weder abnorm stark zugespreizt noch abduziert werden. Die einzige Schwierigkeit, die dieser Arbeit anhaftet, ist die Anpassung des Gipsköchers an das Tuber ischii. Peinlich genau wird der Gips mit der flachen Hand unter dem Tuber anmodelliert und so der Sitzbeinhöcker richtig untermauert. Bevor wir die Hülse entfernen, markieren wir an deren oberem Rand die Punkte, die später für den vom Hüftgelenk aus erfolgenden Lotaufbau maßgebend sind. Für die Anlegung des Lotes in der Sagittalebene darf, ohne daß man sich dabei allzu große Ungenauigkeit zuschulden kommen läßt, die Spitze des Trochanter major gewählt werden. Für den Lotaufbau in der Frontalebene ist im Bereich des Hüftgelenks derjenige Punkt maßgebend, der ungefähr auf halbem Wege zwischen Beckenmitte und Trochanter major liegt. Um diese Stelle zu ermitteln, halten wir einen Maßstab horizontal und frontal vor den Amputierten und messen den Abstand zwischen Symphyse und dem Punkt senkrecht ventral vor dem lateralen Rand des Trochanter major; in der Mitte des gemessenen Abstandes liegt der gesuchte Ort.

Nach Entfernung der Hülse wird der Tubersitz verstärkt. Aus 3—4 Lagen einer Gipsbinde schneiden wir mehrere halbmondförmige, an Größe immer zunehmende Stücke und bringen diese zwischen Filz und Gipshülse. Die naßgemachten Stückchen, die kleinen zu unterst, die großen zu oberst, haften am trockenen Gipsköcher leicht; es läßt sich auf diese Weise ein guter Sitz formen, welcher der Gestalt desjenigen einer definitiven Prothese ähnlich sieht. Daß es dazu einiger Kenntnisse im Kunstbeinbau und einer gewissen Übung und Geschicklichkeit bedarf, muß wohl nicht besonders betont werden. Schließlich wird der Filzstrumpf über dem obern Rand des Gipsköchers nach außen umgeschlagen und mit Heftpflasterstreifen fixiert. Ist die Hülse fertig, so kann die Stelze angelegt werden. Die vier Metallbänder des Korbes werden dem Gipsköcher angepaßt. Nun folgt der Lotaufbau; die Stelze muß den Boden am Schnittpunkt der Geraden berühren, welche die in Sagittal- und Frontalebene aus dem Hüftgelenk fallenden Lote schneiden und rechtwinklig zu den erwähnten Ebenen stehen. Ist dieser Punkt einmal festgestellt, so kann der Stock der Stelze in dieser Stellung in dem unter dem Teller liegenden Halbkugelgelenk fixiert werden. Dieses Gelenk hat sich hauptsächlich in denjenigen Fällen bewährt, in denen der Stumpf nicht vollständig gestreckt oder adduziert werden kann. Die oft recht starke Abweichung des Stumpfes von der Vertikalen stört nun den Lotaufbau nicht mehr, da der Stock je nach Stellung im Halbkugelgelenk den Boden an jedem beliebigen Punkt zu berühren vermag. Wie bei der Unterschenkel-Behelfsprothese wird nun die Stelze mit einigen Gipsbinden-Touren an der vorhandenen Hülse fixiert. Die Klemmuffe im Stiel erlaubt nunmehr die Einstellung der richtigen Länge. Diese wie die Stellung im Halbkugelgelenk lassen sich später noch jederzeit nach Bedarf korrigieren.

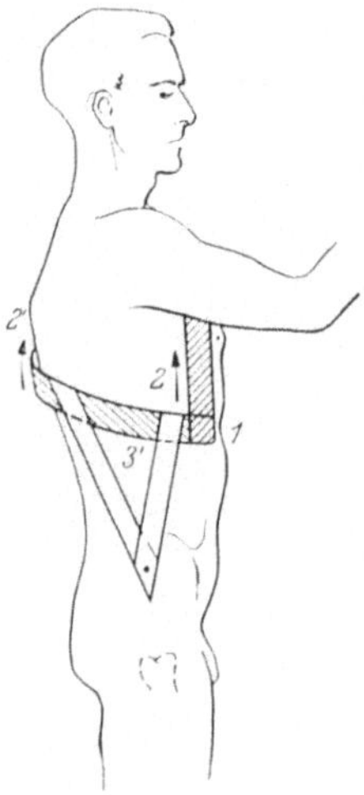

Abb. 22. Anbringen der Trochanterriemen.

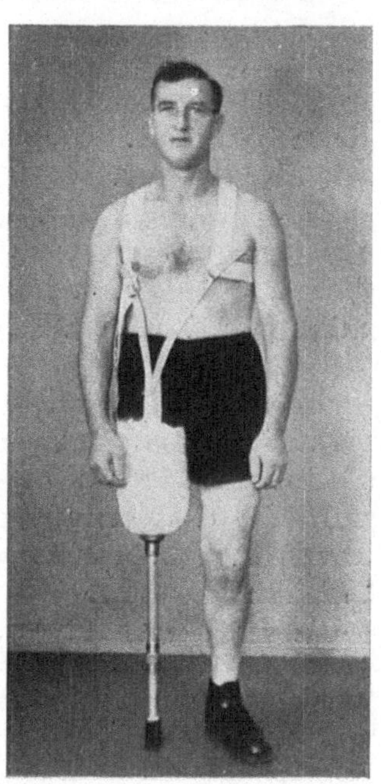

Abb. 23. Fertige Oberschenkel-Behelfsprothese.

Schließlich werden, genau wie bei der Unterschenkel-Behelfsprothese, die mit Lederstrippen versehenen kurzen Gurtenstücke mit einigen Gipstouren fixiert. Auf die Ventralseite kommt eine Gurte mit 2 Lederstrippen, auf die

Dorsalseite eine solche mit einer Strippe; dazu kommt nun noch ein drittes mit einer Strippe versehenes Stück, das über dem großen Rollhügel befestigt wird und die Rolle eines (doppelten) Trochanterriemens übernimmt. Das aus Gurten hergestellte Kummet ist das gleiche wie dasjenige für Unterschenkel-Amputierte. Einzig muß noch der Trochanterriemen an der über die Flanke verlaufenden Gurte fixiert werden. Wie dies am besten gemacht wird zeigen Abb. 22/23.

Auch der Oberschenkel-Amputierte trägt bei Verwendung der Behelfsprothese vorteilhaft einen Tricot-Strumpf. Damit der Patient den Stumpf mit diesem gut in den Köcher hineinbringen kann, legen wir neuerdings irgendwo an der Kuppe des Trichters der fertiggestellten Prothese eine Öffnung an, durch die der Strumpf nach unten gezogen wird.

Die Behelfsprothese für den Bein-Amputierten stellt kein Ersatzglied im eigentlichen Sinne des Wortes dar; sie dient nur der vorläufigen Wiedererlangung der Gehfähigkeit. Wir werden deshalb die Gehübungen mit diesem Hilfsmittel nur so weit ausführen lassen, als sie für Gleichgewicht, Selbständigkeit und Sicherheit beim Stehen und Gehen notwendig sind. Allzu komplizierte und über längere Zeit ausgeführte turnerische Übungen sind schon deshalb nicht ratsam, weil der Amputierte sich dann derart gut an die Behelfsprothese gewöhnt, daß er Mühe hat, mit dem definitiven Kunstglied zu gehen. Nicht ganz selten sehen wir, daß sich Amputierte beim Tragen der Behelfsprothese Gewohnheiten zugelegt haben, die sich bei Benützung des Kunstbeins nachteilig, ja störend auswirken können. Diese lassen sich aber in der Amputiertenschule rasch und leicht wieder beseitigen.

Mit der Behelfsprothese muß der Bein-Amputierte vorwärts, rückwärts und seitwärts gehen und dabei leichtere Lasten tragen können. Als Gleichgewichtsübung genügt der Gang auf dem Strich. Ist der Patient außerdem imstande, mit nach der Seite abgedrehtem Kopf oder mit geschlossenen Augen zu marschieren, so ist auch die erforderliche Selbständigkeit und Sicherheit vorhanden.

Hat der Amputierte noch keine Behelfsprothese oder kann er diese aus irgend einem Grunde nicht tragen, so bedarf er für kleine Gänge eines Hilfsmittels. Früher bestand dieser Behelf ausschließlich in den bekannten Krücken. Werden diese nur selten und jeweils nur ganz kurzfristig gebraucht, sind sie als Gabelkrücken gebaut und mit in richtiger Höhe liegendem Quergriff zum Aufstützen der Hände versehen, so könnte gegen sie nicht viel eingewendet werden. Die leider nicht ganz selten zu beobachtenden neurologischen und zirkulatorischen Störungen beweisen uns aber, daß Verwendungsweise und Bauart der Krücken oft zu wünschen übrig lassen. Die uns nur zu wohl bekannte Krückenlähmung beginnt mit Ameisenlaufen, Taubheit und Schwächegefühl in den Fingern; wird die

Krücke nicht sofort weggelassen, so kommt es schließlich zu vollständiger Lähmung der Armnerven. Arterielle Durchblutungsstörungen sind glücklicherweise seltener. LERICHE, COENEN, BRAEUCKER u. a. haben derartige Arterien-Schäden beschrieben.

Der sicherste Schutz vor solch unangenehmen Komplikationen ist der Ersatz der Krücke durch die Stockstütze (Abb. 24). Es handelt sich dabei um ein während des ersten Weltkrieges in England entstandenes Hilfsmittel. Noch vor wenigen Jahren wurde die Stockstütze, so sehr sie von verschiedener Seite (ZUR VERTH, ZOLLINGER u. a.) empfohlen worden war, nur wenig gebraucht; heute erfreut sie sich glücklicherweise größerer Beliebtheit. Es handelt sich dabei um einen Stab, der in der Höhe des angebrachten Handgriffes etwas nach dorsal abgebogen ist und nahe am obern Ende eine zu einem halben Ring geformte, gepolsterte Pelotte enthält, auf welcher der Vorderarm aufgestützt werden kann.

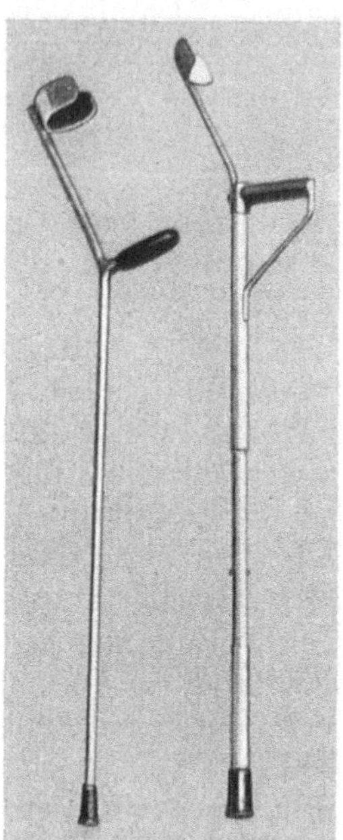

Abb. 24. Stockstützen.

Nicht empfehlen können wir den von v. BAYER beschriebenen, neuerdings wieder von REIMANN empfohlenen Sitzstock. Ein breiter und massiver Stock, der von der Flanke bis zum Boden reicht, wird mit Gurten am Stumpf befestigt. Die als Sitzring angebrachte, zirkulär in Höhe der Schenkelbeuge verlaufende Gurte wirkt sich, wie wir dies mehr als einmal beobachten konnten, auf Stumpfgestaltung und Durchblutung ungünstig aus.

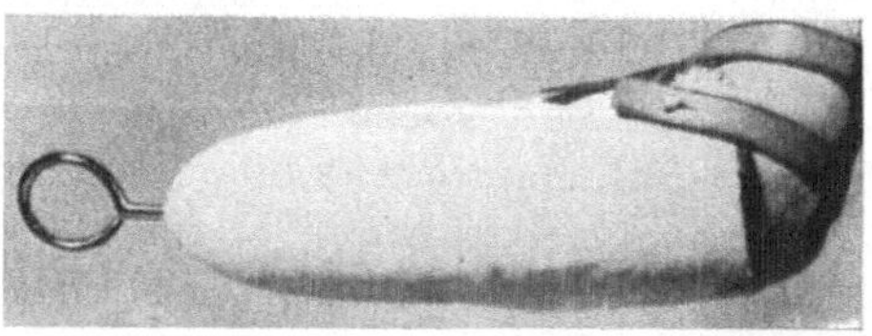

Abb. 25. Behelfsprothese für Vorderarm-Amputierten.

Neuerdings haben wir auch für Vorderarm-Amputierte Behelfsprothesen anfertigen lassen. Eine Hülse aus Gips, in deren Kuppe ein Ring oder ein Haken befestigt ist, leistet dabei ausgezeichnete Dienste; als Aufhängevorrichtung dient eine Neumann-Bandage (Abb. 25). Mancher Amputierte vollführt mit diesem Hilfsmittel, wie bereits erwähnt, recht schöne turnerische Leistungen. Eine Behelfsprothese läßt sich selbstverständlich in gleicher Weise auch für Oberarm-Amputierte herstellen.

Literatur:

ADAMS, A. O.: J. Bone Surg. **28,** 716 (1946). — BARNARD, H. I.: J. Bone Surg. **24,** 462 (1942). — BARNETT, H. E. and L. WEINSTEIN: Bull. U.S.-Army Med. Dept. **81,** 83 (1944). — v. BAYER, H.: Münch. med. Wschr. 829 (1917). — BLAIR, H. C. and H. D. MORRIS: J. Bone Surg. **28,** 427 (1946). — BRAEUKKER, W.: Arch. klin. Chir. **173,** 781 (1932). — BRUNNSTROM, S.: U. S. Naval Med. Bull. **43,** 634 (1944). — COENEN, H.: Zbl. Chir. 54 C 2023 (1927) — DEBRUNNER, H. und CH. PETRI: Schweiz. med. Wsch. **72,** 864 (1942). — EYRE-BROOK, A. L.: Med. J. **5,** 13 (1947). — HOHMANN, G.: Münch. med. Wschr. 797 (1941). — JENNY, F.: Praxis 689 (1943). — Ders.: Mitt. d. med. Abt. der Suva, Nr. 16, 1 (1944). — JORNS, G.: Gliedverlust. Dtsch. med. Wschr. 29 u. 59 (1912). — KIRK, N. T.: J. amer. med. Assoc. **120,** 13 (1943). — KESSLER, H. H.: Amer. J. Surg. **74,** 307 (1947). — LANGE, M.: Unfallorthopädie. Stuttgart: F. Enke. 1949. — LERICHE, R.: Les anévrismes artériels et les fistules artério veineuses. Paris: Massen. 180 (1949). — RAUBER, A.: Behelfsprothesen. Mitt. d. med. Abt. der Suva, Nr. 17, 25 (1945) — REIMANN, G.: Praxis 157 (1947). — SWENSON, S. A. and J. D. BISGARD: Amer. J. Surg. **74,** 610 (1948). — THOMAS, A. and CH. C. HADDAN: Amputation and Prosthesis. Philadelphia: J. B. Lippincott & Co. 1945. — THOMSEN, W.: Med. Technik **2/7,** 84 (1948). — ZUR VERTH, M.: Erg. Chir. **27,** 191 (1934). — Ders.: Allgemeine und spezielle physikalische Nachbehandlung — Ersatzglieder. Aus A. BORCHARD und V. SCHMIEDEN, Lehrbuch der Kriegschirurgie. Leipzig: J. A. Barth. **87,** 257—87 (1937). — Ders.: Kunstglieder und orthopädische Hilfsmittel. Berlin: Springer 1941. — ZOLLINGER, F.: Helv. Med. Acta **6,** 818 (1939).

E. Patho-Physiologie des Amputationsstumpfes.

Die Absetzung einer Gliedmaße macht aus einem kunstvoll gebauten Werkzeug mit ausgezeichnet funktionierenden, sinnvoll angelegten Endorganen einen wenig wertvollen Stumpf mit welker Haut, dürftiger Unterhaut, atrophischen Muskeln und Knochen, mit mangelhafter Durchblutung und schlechter nervöser Versorgung. Sehr eindrücklich kommt die Ausstattung mit Endorganen an Haut und Unterhaut in der Peripherie der erhaltenen Extremität zum Ausdruck. Vergegenwärtigen wir uns am Beispiel der Fußsohle den kunstvollen Aufbau dieser Gewebe, so erkennen wir leicht, wie gering im Vergleich dazu die biologische Wertigkeit eines Stumpfes ist. Die Haut der Fußsohle ist dick, deutlich viergeschichtet und damit sehr widerstandsfähig. Das Fettgewebe der Unterhaut ist zu einem mit Bindegewebszügen durchwachsenen sandalenartigen Körper ausgebildet. Spiralig gewundene Fasern durchziehen dieses Gebilde und verstärken so die Pufferwirkung des Fettkörpers. In das nichttragende Fußgewölbe sind Nerven und Gefäße derart eingebettet, daß sie gegen Druck nach Möglichkeit geschützt sind. Die Nerven sind außerdem in ein recht derbes, an elastischen Fasern reiches Gewebe eingeschaltet. Das vorhandene Rete vasculosum garantiert eine ungehinderte Durchblutung; ist eine Bahn infolge

Belastung des Fußes verlegt, so stehen immer noch genügend andere Durchgangswege offen.

Der Stumpf entbehrt all dieser architektonischen Wunderwerke; den funktionellen Anforderungen, die man an ihn stellt, kann er nicht genügen. Seine biologische Minderwertigkeit wird aber durch recht verschiedene Ursachen noch verstärkt; es sind dies Atrophie, Stauung, Druck und Reibung sowie p. s. Heilung der Amputationswunde. Die Veränderungen am Nervensystem und die sie begleitenden Beschwerden bedürfen einer gesonderten Besprechung.

1. Die Atrophie.

Atrophieren Haut und Unterhaut nach einer Amputation nur in geringem Umfang, so erfahren dagegen die Muskeln gewöhnlich einen augenfälligen Schwund. Zur Untätigkeit verurteiltes Muskelgewebe atrophiert sehr rasch; beendigt ist dieser Prozeß aber meist erst nach Jahren. Der Stumpf besteht dann fast nur noch aus Knochen und Haut. Schon nach einem Jahr finden wir beispielsweise an einem Oberschenkel eine Abnahme des Umfangs von manchmal 10—15 cm; in den folgenden Jahren verringert sich dieser meist nicht mehr stark. Diese Atrophie wirkt sich besonders auf die Durchblutung des Stumpfes ungünstig aus. Der Bedarf an arteriellem Blut ist gering; vor allem aber ist — und das gilt besonders für Beinstümpfe — der Rückfluß des venösen Blutes beeinträchtigt. Deshalb sehen wir speziell bei langen Unterschenkelstümpfen, die an und für sich schon schlecht ernährt sind, mit fortschreitender Atrophie der Muskulatur eine zunehmende venöse Abflußstörung; diese äußert sich vorerst in einer zyanotischen Verfärbung der Haut an der Stumpfkuppe; später können schlecht heilende Ulcera folgen.

Nur dürftige Angaben finden sich in der Literatur über den Rückgang der Atrophie der Muskulatur infolge erneuter Beanspruchung derselben, wie dies beispielsweise bei der Haftprothese der Fall ist. Muskeln, welche ihres sehnigen Ansatzes nicht beraubt sind, können beim Tragen eines derartigen Kunstgliedes innerhalb weniger Wochen wieder ihre volle Funktion übernehmen, ja sogar hypertrophieren. So haben wir bei Oberschenkel-Amputierten nach dem Tragen einer Haftprothese während eines Monats eine Zunahme des Stumpfumfanges von 6—10 cm gemessen. Auch sind Durchblutungsstörungen, welche auf behindertem venösem Abfluß beruhten, innerhalb weniger Wochen gänzlich verschwunden.

Der fortschreitenden Atrophie nach Amputation folgt eine stark abfallende arterielle Durchblutung des Stumpfes. Schon die Amputation allein bleibt nicht ohne Einfluß auf die Arterien des neu geschaffenen Stumpfes. Von der Stumpfkuppe bis hinauf zu den nächsten 2—4 größeren Seitenästen können die Lumina der Hauptarterien obliterieren. Da in diesem Bereich keine oder wenigstens keine normale Strömung mehr stattfindet, entstehen als Antwort auf die veränderten mechanischen Bedingungen Wucherungen der Intima, denen schließlich der vollständige Verschluß der Arterie folgen kann. Am eindrücklichsten antwortet die Media auf die veränderten Druckverhältnisse im Gefäßlumen. Sie ist durchwegs schmal, zeigt eine hochgradige Atrophie der Muskulatur; ein dichtes elastisches Fasernetz umschließt die nur noch in kleinen Resten vorhandenen Muskelfasern. Manchmal sind auch die elastischen Elemente der Adventitia deutlich vermehrt. Von verschiedener Seite wurden diese Gefäßobliterationen als Folgen von Thrombenbildungen gedeutet; dem ist aber nach bisherigen Erfahrungen nicht so, es sei denn, es habe eine Infektion der Amputationswunde vorgelegen.

Anhand von arteriographischen Untersuchungen konnten wir feststellen, daß die Ausdehnung von Gefäßobliterationen stark vom Ort der Amputation abhängig ist. In der Nähe der Gelenke, wo die Arterien zahlreiche Seitenäste abgeben, kommt es nach der Amputation gewöhnlich nicht zu größern Verschlüssen. Gefäße, die dagegen wenig Äste aufweisen, wie beispielsweise die Arterien distal von der Mitte des Unterschenkels, obliterieren nach Absetzung nicht selten über größere Strecken. Diese Veränderungen dürften in hohem Maße für die ungünstigen Durchblutungsverhältnisse in langen Unterschenkel-Amputationsstümpfen verantwortlich sein.

In einem Falle war die Arterie bis 6 cm proximal von der Ligatur obliteriert. Der bindegewebige Verschluß des Gefäßes wurde bei diesem Patienten, der langwierige, chronisch-entzündliche Prozesse des Stumpfes durchmachte, als Produkt einer Thrombenorganisation angesehen. Aber nicht nur bei Infektionen der Operationswunde können Thrombosen in den ligierten Arterien entstehen; auch bei Arteriosklerose kommen postoperative Thrombosen in den unterbundenen Gefäßen vor, nach Schwaiger sind sie hier sogar die Regel. Ungewöhnlich schwere Veränderungen zeigt Abb. 26.

Auch oszillometrische Untersuchungen vermitteln uns recht interessante Einblicke in die arteriellen Durchblutungsverhältnisse des Amputationsstumpfes. Die Oszillometrie erlaubt uns zwar nur die Messung der Größe der einzelnen Pulsamplituden bei verschiedenen Manchettendrucken; trotzdem gibt sie uns — allerdings recht ungenaue — quantitative Anhaltspunkte über die Zufuhr arteriellen Blutes. Je weiter proximal die Absetzung einer Gliedmaße erfolgt, um so geringer sind die Ansprüche des zurückgebliebenen Stumpfes an die Blutversorgung. Die geringsten Ausschläge ergeben die oszillometrischen Untersuchungen an der Peripherie des Stumpfes. An der Stumpfkuppe ist die Pulswelle meist vollständig verebbt; oszillometrische Ausschläge sind nahe am distalen Stumpfende nicht selten bis zehnmal kleiner als am erhaltenen Bein in gleicher Höhe. Vollständig aufgehoben haben wir die Ausschläge nur dann gefunden, wenn Obliterationen in den Arterien sich über mehrere cm proximal von der Ligatur ausdehnen. Wer etwa Gelegenheit hat, bei Reamputationen die nahe an der Stumpfkuppe liegenden Arterien zu sehen, wird sich über die geringen oszillometrischen Ausschläge an der Peripherie des Stumpfes nicht wundern; Schlagadern von recht beträchtlichem Kaliber haben bereits wenige Monate nach der Amputation die Gestalt von Muskelarterien angenommen. Maßgebend für die Beurteilung zirkulatorisch bedingter Stumpfbeschwerden ist selbstverständlich nur die Gesamtheit aller, bei arteriellen Durchblutungsstörungen durchgeführten klinischen Untersuchungsmethoden; der Arteriographie kommt eine besonders große Bedeutung zu. Über Messungen der Hauttemperatur haben wir bis heute nur wenig Erfahrung; der kunstlos gebaute Stumpf entbehrt der sinnvoll eingerichteten Regulationsmechanismen, wie wir sie an der Peripherie der Extremitäten finden, weitgehend. Die Resultate der bisher durchgeführten Messungen erlauben es uns noch nicht, daraus irgendwelche Schlüsse zu ziehen.

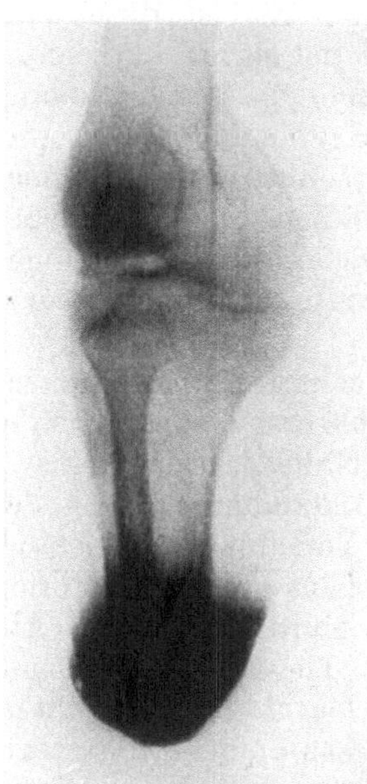

Abb. 26. Arteriographie eines Unterschenkel-Amputationsstumpfes mit mäßigen trophischen Störungen an der Kuppe. Wandveränderungen der A. poplitea und Verengerung des Lumens. In Höhe des Kniegelenks keine Füllung mehr.

Wenig wissen wir heute noch über die umgekehrte Entwicklung dieser Arterien von kleinkalibrigen Gefäßen in solche größern Durchmessers. Derartige rückläufige Veränderungen finden wir bei Amputierten, welche erst mehrere Jahre nach der Amputation eine Haftprothese zu tragen beginnen. Die wieder in Funktion tretenden Muskeln des Stumpfes beanspruchen eine gesteigerte arterielle Durchblutung; der oszillometrische Index kann innerhalb weniger Wochen um ein Mehrfaches ansteigen. Amputierte, welche dieser Umstellung zu wenig Rechnung tragen und an ihren Stumpf zu große Anforderungen stellen, klagen über Beschwerden, die einer Claudicatio intermittens auffallend ähnlich sehen. So berichtet uns ein Amputierter, er müsse nach jedem km, den er zurückgelegt habe, einige Minuten still stehen; immer stärker werdende krampfartige Schmerzen hindern ihn am Weitergehen; wenige Minuten Ruhe genügten, um die Schmerzen wieder zum Verschwinden zu bringen. Zu eng gewordene Hafttrichter können das Auftreten dieser Beschwerden erleichtern. Über histologische Befunde zu diesen rückläufigen Prozessen verfügen wir nicht.

Im Gegensatz zur Reduktion der Arterien-Kaliber steht die normale Weite der Venen; besonders im Bereich der Neurome finden wir oft eine beträchtliche Anzahl von Blutadern. Diese Befunde springen einem vor allem bei der Entfernung von Neuromen und bei Reamputationen in die Augen. Venographisch können diese Venen ebenfalls dargestellt werden; immer gelingt dies allerdings nicht nach Wunsch.

Bei arteriographischen Untersuchungen fand LERICHE in einigen Stümpfen oft recht ausgedehnte Netze neugebildeter Arterien. In einzelnen Fällen kam es zu einer auffallend frühzeitigen Füllung der Venen mit dem Kontrastmittel; diese erfolgte fast gleichzeitig mit derjenigen der Arterien. Unter unsern arteriographischen Untersuchungsbefunden finden sich keine derartigen Veränderungen.

Gegenstand zahlreicher Diskussionen war bis heute die Atrophie des Knochensystems. So weit wir heute derartige Veränderungen durch röntgenologische Kontrollen verfolgen konnten, handelt es sich dabei um einen Schwund, der auf die Form des Knochens im wesentlichen ohne Einfluß ist. Jedenfalls haben wir eine sogenannte konzentrische Atrophie des Knochens, von der vor allem in der Literatur des vergangenen Jahrhunderts die Rede ist, nie gesehen. Möglicherweise sind diese Beobachtungen an Stümpfen von Kindern gemacht worden. Die Atrophie dehnt sich aber nicht bloß auf die Knochen des Stumpfes aus, sondern zieht auch diejenigen der Schulter bzw. des Beckens in Mitleidenschaft.

Verschiedene Autoren, unter ihnen vor allem ZUR VERTH, berichten von Atrophien, bei welchen die Compacta langer Röhrenknochen zu einer papierdünnen Wandung verwandelt wurde. Mehrmals haben wir stark ausgeprägte Knochenatrophien im Röntgenbild oder bioptisch nachweisen können; die Compacta war aber jedesmal noch mindestens 1—2 mm dick. Möglicherweise stammen stärker ausgeprägte Atrophien von Patienten, die ihren Stumpf in keiner Weise beanspruchen. Über dieses Problem ist das letzte Wort aber noch nicht gesprochen, finden wir doch beispielsweise an Pirogoff-Stümpfen, die über Jahre funktionstüchtig waren, plötzlich einen auffallend starken Schwund der Corticalis.

Die Atrophie der Knochen des Stumpfes wird für das nach ZUR VERTH nicht seltene Vorkommen von Frakturen mitverantwortlich gemacht. Bei den 703 während 7 Jahren beobachteten Amputierten haben wir nur zweimal einen Bruch von Stumpfknochen feststellen können; wir können also nicht von einem häufigen Auftreten dieser Komplikation sprechen. Im einen Falle handelte es sich um eine Fraktur im Bereich des Collum chirurgicum humeri, im andern um eine Schenkelhalsfraktur. Auch die von SCHNEIDER, SAUPE u. a. beschriebenen Knochenbrüche erfolgten im Hals des Humerus und des Femur; selten einmal kommen auch Frakturen im Bereich des Kniegelenks vor. Für das Zustandekommen werden von SCHNEIDER neben der Atrophie folgende begünstigende Faktoren angeführt:

1. Zunahme des Körpergewichts; Unbeholfenheit;

2. der lange Hebelarm der Prothese kann die Entstehung eines Bruches begünstigen (Biegungsfraktur);

3. Sturz ohne Prothese kann zu Fraktur führen, wenn der Stumpf in Bewegung eingeschränkt ist; der größere Fallweg bei Sturz kann ebenfalls ins Gewicht fallen.

Auffallen muß in diesen Fällen die wesentlich kürzere Dauer, derer Stumpffrakturen zur Heilung bedürfen als Knochenbrüche erhaltener Extremitäten. Die Erklärung fällt nicht schwer und läßt sich am Beispiel der Schenkelhalsfraktur des Oberschenkel-Amputierten geben. Die mechanischen Verhältnisse liegen hier ungleich günstiger als bei voll erhaltener Extremität. Beim Gesunden sind die Heilungsaussichten nach PAUWELS um so schlechter, je steiler die Frakturlinie im Schenkelhals verläuft: beim Oberschenkel-Amputierten gelten diese Konstellationen nicht mehr, da die langen Oberschenkelmuskeln funktionell weitgehend, wenn nicht überhaupt ausfallen. Diese Muskelgruppen aber sind es, welche die für die Frakturheilung am Schenkelhals so ungünstige Scherwirkung ausüben. Die zurückbleibenden Muskeln ziehen zur Hauptsache in der Längsachse des Schenkelhalses und nicht, wie die langen, in Richtung des Femurschafts. Da die Neigung des distalen Fragments, am proximalen vorbeizurutschen, gering ist oder überhaupt fehlt, heilen die Frakturen meist in guter Stellung; das war auch bei unserer Beobachtung der Fall. HILLEBRAND spricht von einem Heilerfolg bei dem von ihm behandelten an einer Schenkelhalsfraktur leidenden Oberschenkel-Amputierten.

Stumpfbeschwerden sollten häufiger als dies bisher mancherorts geschehen ist Anlaß zur röntgenologischen Untersuchung geben. Nicht selten wird die Ursache von Stumpfbeschwerden in einer angeblich unzweckmäßigen prothetischen Versorgung gesucht; vergessen wir aber nicht, daß die Knochen-Atrophie, allein schon Beschwerden machen kann. Bei einem Oberschenkel-Amputierten, bei welchem von anderer Seite das Kunstglied als fehlerhaft gebaut bezeichnet wurde, ergab die röntgenologische Untersuchung in der Trochantergegend einen schweren destruktiven Prozeß mit pathologischer Fraktur. Es handelte sich um eine Metastase eines alveolären Lungen-Carcinoms (Abb. 27).

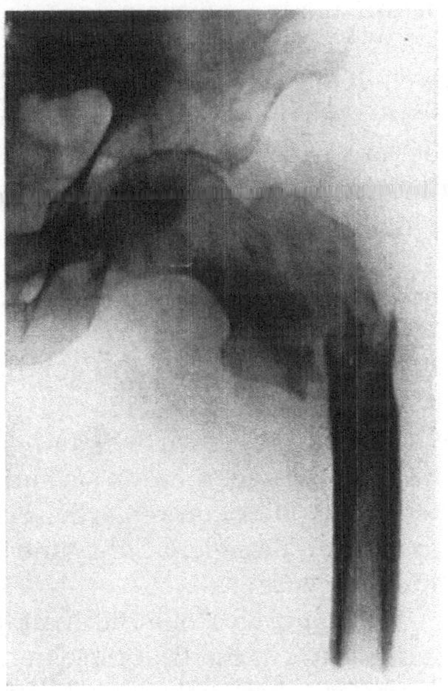

Abb. 27. Pathologische Fraktur in Femur-Stumpf, verursacht durch Metastase eines alveolären Lungen-Carcinoms.

2. Die Stauungserscheinungen.

Die Entstehung von Stauungserscheinungen ist durchaus noch nicht in allen Teilen geklärt. Den üblichen Prothesen messen wir keine allzu große ursächliche Bedeutung bei; auf die Rolle, welche Saug- und Haftprothesen spielen, werden wir noch zu sprechen kommen. Stauungserscheinungen beobachten wir vorwiegend bei Bein-Amputierten; demnach dürfen wir vor allem dem gestörten venösen Abfluß eine große Schuld zuschreiben. — Der Muskulatur kommt für den Rückfluß des Blutes in den Venen eine wesentliche Bedeutung zu; verfallen die Muskeln nach der Amputation der Atrophie, so sind die Venen dieser Unterstützung beraubt. Stauungserscheinungen sind die unvermeidlichen Folgen. Damit ist nicht gesagt, daß nicht auch andere Momente ursächlich eine Rolle spielen können; wir denken dabei nicht einmal in erster Linie an infektiöse Prozesse oder allergische Erscheinungen, sondern vor allem an eine gestörte arterielle Durchblutung der Stumpfkuppe; die dadurch ermöglichte Ansammlung von Schlacken verursacht vor allem eine vermehrte Retention von Flüssigkeit in den Geweben der Stumpfkuppe.

Die häufigste, an Amputationsstümpfen vorkommende Stauungserscheinung ist ja ohne Zweifel das Ödem. Besonders in den ersten Monaten nach der Amputation leiden die Patienten oft unter dieser Komplikation. Für Bein-Amputierte wirkt sich vor allem das Gehen mit Krücken oder Stelzen ungünstig aus; der Stumpf hängt schlaff herunter und begünstigt so die Ansammlung von Flüssigkeit. Persistiert dieses Ödem, so bleibt es leider nicht ohne Folgen. Es kommt zu einer Hyperplasie des Bindegewebes in Haut und Unterhaut bei gleichzeitigem Schwund des subcutanen Fettgewebes; dieser Prozeß wirkt sich hauptsächlich auf die Ernährung der Haut ungünstig aus. Seitdem wir unsere Bein-Amputierten frühzeitig mit Behelfsprothesen ausrüsten und für baldige Beschaffung des definitiven Kunstgliedes besorgt sind, sehen wir Stumpfödeme viel seltener als früher. Selbstverständlich können auch unzweckmäßig gebaute Prothesen Ödeme bilden oder unterhalten; wir denken vor allem an Saugprothesen. Der im Köcher entstehende Unterdruck behindert den venösen Abfluß.

Art und Schwere des Ödems sind unter anderem abhängig vom Ort der Absetzung. Besonders die langen Unterschenkel-Amputationsstümpfe neigen zur Ödembildung; diese wird dagegen kaum beobachtet nach Absetzungen in der Nähe eines Gelenks. Auch der Stumpfgestaltung kommt eine gewisse Bedeutung zu. Reichlich mit Weichteilen gepolsterte Stumpfkuppen führen besonders dann gerne zu Ödembildungen, wenn sie hauptsächlich Muskelgewebe enthalten; dieses atrophiert unweigerlich; es entsteht ein leerer Raum, der sich gerne mit Flüssigkeit füllt, und wir haben den berüchtigten Weichteilsack vor uns.

Welch große Rolle die Ernährung und insbesondere die Flüssigkeitszufuhr für die Bildung von Stumpfödemen spielt, weiß nur derjenige, welcher sich mit dieser lästigen Stumpfkrankheit immer wieder zu befassen hat. Oft muß man von den Patienten verlangen, daß sie nur noch minimale Mengen von Getränken zu sich nehmen; gelegentlich genügt auch eine nur bescheidene Reduktion der Flüssigkeitszufuhr; so kennen wir Amputierte, welche seit dem Verzicht auf die tägliche Suppe oder Genuß von Alkohol ihr Stumpfödem verloren haben.

Die kleinste Ödembildung scheint sich beim Amputierten immer zuerst im Stumpf bemerkbar zu machen; es ist deshalb nicht verwunderlich, daß Herz- und Nierenkranke am Stumpf oft schon Ödeme zeigen, lange bevor die gleichen Veränderungen anderswo am Körper zu sehen sind. Nur zeitweise vorhandene oder in ihrer Ausdehnung wechselnde Ödeme können auch Ausdruckserscheinung einer Idiosynkrasie auf gewisse Speisen sein; auch derartige Beobachtungen haben wir schon gemacht.

Eine nicht seltene Folge hartnäckiger Stauungserscheinungen ist das Stumpfgeschwür; dieses kommt hauptsächlich am Unterschenkel vor. Die infolge Stauung in ihrer Ernährung beeinträchtigte Haut zerfällt, und es entsteht ein Ulcus mit schlechter Heilungstendenz. Der Grund des Geschwürs zeigt meist einen schmierigen Belag, die Ränder fallen steil ab.

Therapeutisch empfiehlt sich vor allem, die Prothese für einige Tage beiseite zu legen und das Ulcus möglichst oft der frischen Luft auszusetzen. Auch maßvoll dosierte Bestrahlungen durch Sonne oder Quarzlampe können gute Dienste leisten; Gutes haben wir immer wieder von der Bäderbehandlung gesehen.

Bei ungünstigen Stümpfen, wie sie beispielsweise nach Absetzung in der distalen Unterschenkel-Hälfte entstehen, zögern wir, wenn die Ulcera jeder Therapie trotzen oder immer wieder recidivieren, nicht, die Reamputation zu empfehlen, so zurückhaltend wir sonst in dieser Hinsicht sind. Die dabei erhaltenen Resultate zeigen uns, daß die Indikationsstellung richtig war.

Eine der interessantesten Folgen der Stauung ist der von zur Verth beschriebene Reibeisenstumpf. Wie zur Verth haben wir diese Veränderung bis vor wenigen Jahren bloß ganz selten und fast nur an Unterschenkelstümpfen beobachtet. Die Haut der Kuppe ist mit eigenartigen kurzen Zotten versehen, die sich nach dem distalen Ende hin verjüngen. Das Ganze macht den Eindruck eines Reibeisens oder einer Bürste. Einzelne von uns beobachteten Stumpfkuppen glichen eher einem Blumenkohl. Die so veränderte Haut der Kuppe zeigt meist eine rötliche, violette oder bläuliche Verfärbung; sonst ist der Stumpf von normaler Farbe. Gelegentlich durchgeführte Reamputationen ermöglichten die histologische Untersuchung dieser krankhaften Veränderung. Neben Hyper- und Parakeratose besteht auch Akanthose. Die zottenähnlichen Gebilde kommen durch spitzige Verdickung der Hornschicht zustande, die wie Zuckerhüte den ausgezogenen Papillen aufsitzen; in letzteren finden sich zahlreiche, stark erweiterte Kapillaren. Wir finden deutliche Zeichen einer Stase, Eisenpigmentablagerungen und eine Verminderung der elastischen Fasern.

Seitdem wir Gelegenheit haben, hin und wieder eine Saugprothese zu sehen, beobachten wir auch das Bild des Reibeisenstumpfes nicht mehr so selten; besonders finden wir es am langen Oberschenkel-Amputationsstumpf. Die infolge Saugwirkung entstehenden Stauungserscheinungen sind offenbar so stark ausgeprägt, daß sich schließlich eine hochgradige Stase mit ihren Folgeerscheinungen ausbilden kann. Aber noch etwas mehr haben wir gelernt; schalten wir die sich ungünstig bemerkbar machende Saugkraft aus, so verschwindet der Reibeisenstumpf innerhalb weniger Wochen; er ist also eine ausschließliche Folge der Stauung und rückbildungsfähig.

3. Veränderungen durch Druck und Reibung.

Dasjenige Integument am menschlichen Körper, welches normalerweise Druck und Reibung ausgesetzt ist, nämlich die Haut der Fußsohle und der Hohlhand, reagiert auf diese äußern Einwirkungen mit Schwielenbildung. Derartige Veränderungen finden wir an andern Körperstellen, welche diesen mechanischen Einflüssen wie beim Tragen von Kunstgliedern ausgesetzt sind, kaum. Meist entsteht eine Hyperkeratose; diese hat aber für den Prothesenträger nicht den hohen funktionellen Wert wie eine Schwiele. Es ist deshalb nicht verwunderlich, wenn es dem Amputierten, und besonders dem Patienten, der einen Teil eines Beins verloren hat, nicht immer leicht fällt, sich an die Benützung eines Kunstgliedes zu gewöhnen.

Noch schwieriger wird die Situation, wenn das Tragen einer Prothese zu krankhaften Veränderungen der Haut und ihrer Anhangsgebilde führt. Die am häufigsten vorkommenden Alterationen sind zweifelsohne die sog. follikulären Hornzysten. Die in den Follikeln der belasteten Hautzonen liegenden Hornmassen wirken bei Verwendung des Kunstgliedes wie kleine Fremdkörper; oft beinahe unerträgliche Beschwerden sind die Folgen. Ihre Lieblingslokalisation ist die Haut am Damm gegenüber dem obern Trichterrand; aber auch medial über dem Tibiakopf haben wir derartige Veränderungen schon beobachtet. Therapeutisch hat sich uns am besten die Verwendung von 5%igem Salicyl- oder 2%igem Resorzinspiritus bewährt. Oft sind die Hornzysten nach Abänderungen an der Prothese und Verlegung der Belastungsstellen spontan wieder verschwunden. Jedenfalls sahen wir uns nie veranlaßt, die Gebilde mit dem scharfen Löffel zu entfernen oder zu excidieren.

Eine recht unangenehme Stumpfkrankheit stellen die sog. Köcherrandknoten dar. Gelegentlich werden solche Knoten bei Amputierten gesehen, die vorher an follikulären Hornzysten gelitten haben. Zur Verth hält deshalb die Entwicklung der Großzahl von Köcherrandknoten aus einer Hornzyste für sichergestellt; wir haben diesen Verlauf nur in seltenen Fällen beobachten können. Anhand von ausgedehnten histologischen Untersuchungen hat Wohlwill nachgewiesen, daß die Knoten meist Hornmassen enthalten, welche durch Zerreißung der erweiterten Talgdrüsen ins Gewebe eingedrungen sind und dort die Rolle von Fremdkörpern spielen. Selten einmal werden auch kleine Lederpartikel gefunden. Unterhaut und tiefe Hautschichten, in welchen die Knoten liegen, zeigen denn auch die typischen Zeichen der Fremdkörperreaktion. Im weiten Umkreis um den Herd finden sich besonders um die Gefäße und die Anhangsgebilde der Haut Ansammlungen von Lymphozyten und Plasmazellen. Gelegentlich stellt man auch Zeichen einer eitrigen Entzündung fest.

Das Krankheitsbild zeigt, wie wir dies seit Jahren immer wieder verfolgen können, einen recht charakteristischen Verlauf. Unmittelbar unter der Haut bildet sich ein Knoten von der Größe einer Hasel- oder Walnuß, selten eines Hühnereis, der auf Druck schmerzhaft ist. Nicht selten entdeckt man in der benachbarten Haut Narben und Reste von früher aufgetretenen Knoten. Bald verlötet die Haut mit dem darunter liegenden Knoten und zeigt zunehmend violette Verfärbung. Wird die Prothese trotz der stark schmerzenden Geschwulst weiter getragen, so kommt es meist zur Erweichung und schließlich zum Durchbruch. Aus der Fistel entleert sich eine serös-eitrige Flüssigkeit. Auch in diesem Stadium ist Heilung nur möglich, wenn der Amputierte das Kunstglied für längere Zeit beiseite legt. Nicht selten setzt das Krankheitsgeschehen sofort wieder ein, wenn der Kranke sich seiner Prothese erneut regelmäßig bedient. Daraus geht hervor, welche Plage dieses Leiden für den Amputierten darstellen kann. Noch vor Jahren haben wir eine Reihe solcher unglücklicher Patienten immer wieder kontrollieren können. Köcherrandknoten haben wir nur bei Oberschenkel-Amputierten gesehen; sie liegen meist am Übergang von Damm zu Leistengegend gegenüber dem obern Köcherrand. Im Bereich des Tuber ischii haben wir solche Knoten nie beobachten können. Bei Unterschenkel-Amputierten hat ZUR VERTH selten Knoten über dem Tibiakopf feststellen können; an dieser Stelle haben wir sie nie gesehen.

Die Prophylaxe erschien lange Jahre als wenig aussichtsreich. Die konstitutionelle Veranlagung, auf mechanische Einflüsse wie Druck und Reibung mit Köcherrandknoten zu antworten, ließ keine guten Aussichten erwarten. Die Bedeutung dispositioneller Momente — wahrscheinlich handelt es sich vorwiegend um Seborrhoiker — unterschätzen wir nicht; es fällt uns aber auf, daß wir, seitdem wir dem Bau des Oberschenkel-Trichters größere Aufmerksamkeit schenken, gegenüber früher verschiedene Änderungen in der Konstruktion verlangen und den Stumpf durch Wicklung systematisch formen, nur noch ganz selten Köcherrandknoten zu Gesicht bekommen.

Die Therapie dieses Leidens hat Anlaß zu manchen Diskussionen gegeben. Excisionen von Knoten haben nicht befriedigt; später bildeten sich doch wieder neue Geschwülste. Auch Röntgenbestrahlungen können wir nicht empfehlen, bergen sie doch die Gefahr in sich, die ohnehin empfindliche, von Narben durchsetzte Haut noch weiter zu schädigen. Bei Auftreten von Knoten veranlassen wir den Amputierten, die Prothese für einige Tage nicht zu tragen. Nachher überprüfen wir den Bau der Prothese genauestens; meistens finden wir auch etwelche Unstimmigkeiten. Ist die Prothese korrigiert, treten Knoten nachher kaum mehr auf.

Weitere ungünstig von Druck und Reibung beeinflußte Erkrankungen der Stumpfhaut sind die Folliculitis und die Furunkulose. Leidet ein Amputierter einmal an diesen Krankheiten, so ist es zuweilen außerordentlich schwer, Heilung herbeizuführen. Kommt man mit den üblichen konservativen Behandlungsmethoden ausnahmsweise einmal nicht zum Ziel, so bleibt nichts anderes übrig als Röntgenbestrahlung. Sind die Haare durch eine Epilationsdosis beseitigt worden, so treten keine neuen Krankheitsherde mehr auf. Bei Oberschenkel-Amputierten findet man im Bereich des obern Randes des Oberschenkel-Köchers gelegentlich einmal auch eine Pilzerkrankung (Epidermophytie).

Nicht selten sehen wir als Reaktion auf Druck und Reibung an allen möglichen Stellen Schleimbeutel entstehen. Sie können sich überall da ausbilden, wo ein Knochenvorsprung unter normaler Haut unter ständigem, mechanischem Einfluß von seiten der Prothese steht. Am häufigsten beobachten wir Bursae bei Unterschenkel-Amputierten über der Tuberositas tibiae; auch über den Kuppen der Knochen haben wir mehrmals Bursae gefunden, und zwar besonders an Vorderarm- und Unterschenkel-Amputationsstümpfen.

So lange die Bursae keine nennenswerten pathologischen Veränderungen zeigen, stören sie nicht; kommt es aber einmal zu entzündlichen Erscheinungen in derselben, so können sie sich recht unangenehm bemerkbar machen und beim Tragen der Prothese fast unerträgliche Beschwerden verursachen. Wenn immer möglich sollte sich die Behandlung auf konservative Maßnahmen beschränken. Die operative Entfernung hinterläßt eine Narbe, die auch wieder stören kann; muß schon aktiv vorgegangen werden, so soll man danach trachten, den Hautschnitt so anzulegen, daß er außerhalb der Hilfstragflächen des Stumpfes zu liegen kommt. Als Reaktion auf eine chronische Druckeinwirkung haben wir eine vor kurzem beobachtete Fettgewebsnekrose ventral über dem Tibiakopf einer Unterschenkel-Amputierten angesehen. Das entfernte, subkutan gelegene Gebilde erwies sich bei der histologischen Untersuchung als Fettgewebe und war stellenweise nekrotisch. Es fanden sich größere und kleinere Cysten, welche von einem Granulationsgewebe mit vielkernigen Riesenzellen umgeben waren.

4. Die infizierte Amputationswunde.

Jede p. s. heilende Wunde ist infiziert. Diese Infektion wirkt sich sehr ungünstig auf die Narbenbildung aus; statt einer lineären, gut von der Unterlage verschieblichen Narbe entsteht ein oft recht straffer und harter Bindegewebsblock, mit dem Haut, Knochen, Sehnen, Gefäße und Nerven fest verbunden sind. Der Stumpf verliert dadurch biologisch noch mehr an Wert. Der Narbenblock kann Ursache der verschiedensten Beschwerden, Reiz- und Ausfallserscheinungen sein.

Was diese Narbenbildungen für die Haut der Stumpfkuppe bedeuten, ist zur Genüge bekannt; die ohnehin schon mangelhafte Ernährung der Haut wird noch schlechter. Die hauptsächlich infolge Stauung auftretenden Stumpfgeschwüre bilden sich leichter und zeigen noch schlechtere Heilungstendenz. Liegt die Narbe, in der sich die Ulcera bilden, noch beträchtlich unter dem Niveau der umliegenden Haut, so sind die Heilungsbedingungen wenn möglich noch ungünstiger. Die Behandlung ist dann schwieriger; die Geschwüre sind schlecht zugänglich.

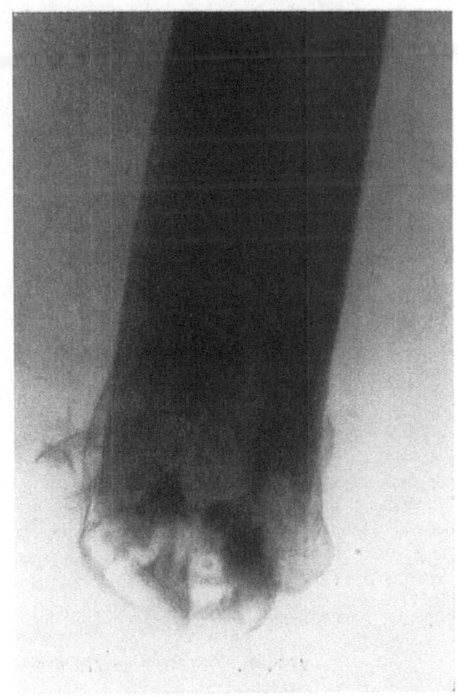
Abb. 28. Pilzförmige Knochenwucherungen am Femur-Stumpf.

Nicht immer ohne Einfluß bleibt die verzögerte Wundheilung auf den Knochen und die anliegenden Weichteile. Die an der Knochenkuppe auftretenden Wucherungen, welche Blencke hauptsächlich nach Amputationen mit dem unter Friedensbedingungen kaum je in Frage kommenden einzeitigen Zirkelschnitt beobachtet hat, sehen wir bei uns selten. In all diesen Fällen ging diesen Veränderungen am Knochen eine stark verzögerte Heilung der Amputationswunde voraus. Vermutlich gehen diese Knochenneubildungen hauptsächlich vom Periost und vielleicht gelegentlich auch vom Mark aus. Am Oberschenkelstumpf finden wir wie Sorge die Wucherungen oft zirkulär angeordnet, so daß die ganze Neubildung wie ein Pilz aussehen kann (Abb. 28). Am Unterschenkelstumpf sehen wir dagegen meist nur einzelne Zacken, die in ihrem Aussehen an

Exostosen erinnern können (Abb. 29). An Armstümpfen beobachten wir derartige Neubildungen selten.

Die verschiedensten Zackenbildungen finden wir proximal von der Kuppe der Knochenstümpfe; sie können sich überall da am oder neben dem Schaft bilden, wo Muskeln, Sehnen, Bänder oder Membranen inserieren. Meistens sehen wir diese Gebilde möglichst nahe an der Kuppe entstehen (Abb. 30); in allen bisher von uns beob-

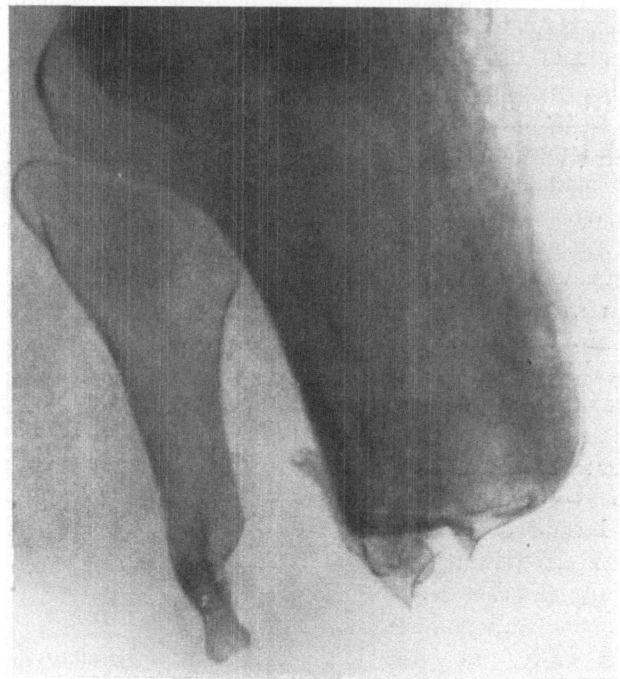

Abb. 29. Exostosen an den Stümpfen von Tibia und Fibula.

achteten Fällen ging der Zackenbildung eine verzögerte Heilung der Amputationsnarbe voraus. Aus der Lage der Neubildungen läßt sich zuweilen schließen, wo sie ihren Ursprung genommen haben. Die Zacken können zum Knochen in allen möglichen Richtungen stehen; das gilt ganz besonders für die Gebilde am Unterschenkel. Die Fasern der Membrana interossea verlaufen ja auch nicht alle parallel; sie kreuzen sich im Gegenteil sehr oft. An diesen Verlauf halten sich die Neubildungen.

Wenn wir der Infektion eine wesentliche ursächliche Bedeutung für die Entstehung der Knochenwucherungen und Zacken beimessen, so wollen wir selbstverständlich nicht behaupten, daß nicht auch andere Faktoren kausal mitspielen können. Wir denken dabei vor allem an die schlechten Ernährungsbedingungen der Gewebe an der Stumpfkuppe, welche zu einer Alkalose führen und damit den Boden zum mindesten für Verkalkungsprozesse abgeben können. Ferner ist zu berücksichtigen, daß zahlreiche Muskeln, Sehnen und Bänder durch die Amputation ihrer Funktion enthoben oder verändert beansprucht werden und nicht mehr der ursprünglichen Zugkraft ausgesetzt sind. Ein derartiger Wechsel in der

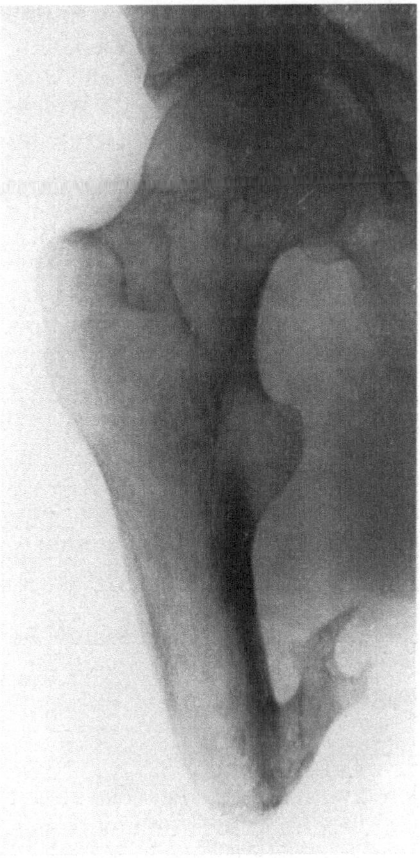

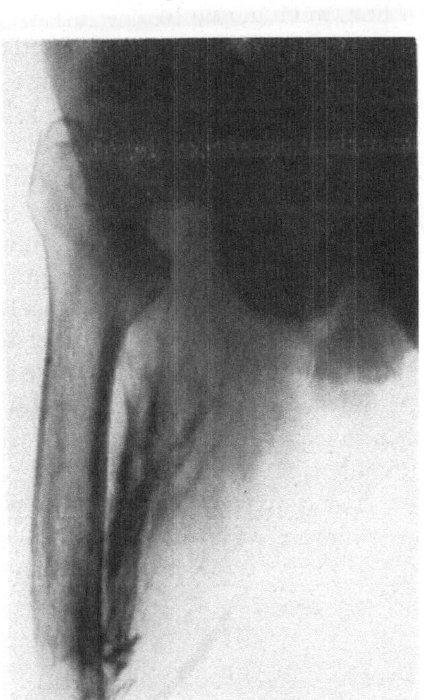

Abb. 30. Zangenförmige Knochenzacke an Femur-Stumpf.

Abb. 31. Myositis ossificans, entstanden nach p. s. Wundheilung und „fleißiger" Massage.

mechanischen Beanspruchung kann ebenfalls für die Bildung von Knochengewebe verantwortlich sein.

Nicht endgültig beantwortet ist auch die Frage, ob Knochen direkt aus den Geweben der Membranen, Bänder, Sehnen und Muskeln entsteht oder über die Zwischenstufe eines Narbengewebes (indirekte Metaplasie). Da die Zacken meist nicht weit von der Kuppe entfernt liegen, darf wohl angenommen werden, daß die oben erwähnten Gewebe bei der Amputation und vielleicht auch während der p. s. erfolgenden Wundheilung geschädigt werden, Narben bilden und schließlich auf dem Wege der indirekten Metaplasie zur Entstehung von Knochen führen können.

Knochenwucherungen und -neubildungen sind früher oft als Ursachen von Stumpfbeschwerden angesehen und häufig operativ entfernt worden. Wir haben uns nie davon überzeugen können, daß solche Spitzen und Zacken nennenswerte Schmerzen und Unannehmlichkeiten verursachten; deshalb haben wir auch nie zur Operation geraten, es sei denn, gleichzeitig vorhandene störende Weichteil-Narben haben korrigierenden Eingriff oder Reamputation wünschenswert gemacht.

Auf die Bedeutung der Infektion für die Gefäße der Stumpfkuppe haben wir bereits kurz hingewiesen. Als Folge einer p. s. Heilung der Amputationswunde können sich thrombotische Verschlüsse bilden, welche sich bis 6, ja sogar 10 cm proximal von der Ligatur ausdehnen. Arteriographische Untersuchungen haben uns in dieser Frage recht interessante Einblicke zu geben vermocht.

Wie in den Arterien so können auch in den Venen des Stumpfes thrombotische Prozesse als Folgen von Infektionen auftreten. So lange es sich nicht um Gerinnselbildungen handelt, welche die Blutadern über große Strecken verlegen, spielen diese keine allzu große Rolle. Unangenehm wirken sie sich nur dann aus, wenn sie bei Bein-Amputierten in den Bereich von Hilfstragflächen zu liegen kommen. Eine nachträgliche operative Entfernung ist dann nicht immer zu umgehen.

Auf den Einfluß der Infektion der Amputationswunde auf die peripheren Nerven („Stumpfneuritis") gehen wir hier nicht ein; diese Frage wird im folgenden Kapitel besprochen.

5. Die Nervenschmerzen des Amputierten.

Die Nerven-Beschwerden stellen zweifelsohne die schwersten und hinsichtlich Pathogenese außerordentlich mannigfaltige Symptome des Amputierten dar. Das liegt zur Hauptsache daran, daß das proximale Fragment eines Nerven nach Durchtrennung recht komplizierte Umwandlungen durchmacht. Zentral von der Unterbrechungsstelle kommt es vorerst zu Quellung und Auftreibung der Achsenzylinder, später zur Atrophie der Nervenfasern. In den zugehörigen Vorderhörnern treten zuerst noch reversible Veränderungen wie Aufblähung des Zelleibes, randständige Verlagerung der Kerne und Verschwinden der Nißlschen Struktur auf. Diese Zellen können schließlich der Degeneration verfallen. Neben diesen Prozessen verlaufen Regenerationserscheinungen. An den Nervenstümpfen kommt es zur Proliferation der Schwannschen Zellen und zur Wucherung des perineuralen Bindegewebes; dieses bildet eine das Ende des Nerven umgebende Kappe, in welche die zu Bügnerschen Bändern vereinigten Schwannschen Zellen einwachsen, sich untereinander verflechten und den Bindegewebsdeckel kreuz und quer durchziehen. Statt eines brauchbaren Regenerations-Produktes entsteht eine höchstens störende Geschwulst, das Neurom. Sowohl regenerative wie atrophische Prozesse entwickeln sich individuell verschieden; beim einen Amputierten finden wir beispielsweise bis walnußgroße Neurome, beim andern überhaupt sozusagen keine.

Nicht ohne Einfluß auf die Nervenenden bleiben die Vorgänge in deren Nachbarschaft. Vor allem wirken sich p. s. heilende Amputationswunden, kompliziert durch eitrige Infektionen, ungünstig auf die Nerven aus. Eine Stumpfneuritis im eigentlichen Sinne des Wortes scheint selten zu sein; jedenfalls haben wir sie in den doch recht zahlreichen Präparaten nie gesehen. Periphere Nerven setzen dem Fortschreiten eines entzündlichen Prozesses großen Widerstand entgegen. Dagegen können Wucherungen der Schwannschen Zellen und degenerative Prozesse wie Auffaserung, Auftreibung und Quellung der Marksubstanz in Erscheinung treten.

Neben den Noxen infektiöser Art können toxische Schäden (z. B. Alkohol) in Frage kommen; auch ungünstige Einflüsse mechanischer Natur wie Narben, Kallusbildungen usw. spielen nicht selten eine recht große Rolle. Nicht zuletzt kommt der arteriellen Durchblutung des Stumpfes in diesem Zusammenhang eine wesentliche Bedeutung zu.

Im einzelnen Falle ist es oft außerordentlich schwer, ja unmöglich, zu entscheiden, was als ursächliche Noxe für bestehende Schmerzen in Frage kommt. Manchmal mögen es auch mehrere Faktoren zusammen sein, welche für die Schädigung verantwortlich sind. Wir tun deshalb gut, bei der Nomenklatur der Beschwerden die Entstehungsursachen, sofern wir sie überhaupt kennen, nicht allzu sehr in den Vordergrund zu schieben und kurzweg von Nervenschmerzen des Amputierten zu sprechen. Gewiß ist auch diese Bezeichnung nicht besonders glücklich; sie ist aber bei all den noch bestehenden Unklarheiten immer noch zweckmäßiger als manche andere deutscher Zunge und entspricht am besten den Namen fremder Sprachen (algies des amputés,pains after amputations etc.).

Die Ursache von Schmerzen, die sich auf eine bestimmte Stelle im Stumpf beschränken, können wir meist in diesem selbst finden. Ungleich schwieriger ist die Frage zu beantworten, wo der oder die Ursprungsorte für Phantomgefühl, Schmerzen ohne genaue Lokalisation im Stumpf, im Phantomglied oder in beiden zugleich liegen.

Über diese Frage ist besonders in den letzten Jahren sehr viel diskutiert und geschrieben worden. Wie wenig Klarheit darüber noch herrscht, möchten wir bloß anhand der Diskussionen über die Entstehung von Phantomgefühl und -schmerzen darzulegen versuchen. Auf die Pathogenese des diffusen, aber auf den Stumpf beschränkten Nervenschmerzes wollen wir in diesem Zusammenhang nicht besonders eingehen. Der von den Franzosen dafür geprägte Name der „douleur sympathique du moignon" will besagen, daß die Beschwerden ihren Ursprung irgendwo in dem auf den ganzen Stumpf verteilten System von Ästen und Ästchen des Sympathicus nehmen und dieser die Reize vielleicht — wenigstens eine Strecke weit — fortleitet.

Wie FOERSTER haben ursprünglich LERICHE u. a. die Auffassung vertreten, Phantomgefühl und -beschwerden entstehen im Amputationsstumpf und Neurome seien in erster Linie die Ursachen derselben. Als Begründung für diese Auffassung werden hauptsächlich die Tatsachen aufgeführt, daß Phantomgefühl und -schmerzen durch Injektion von Novocain um das Neurom herum, durch Entfernung der Geschwulst oder durch Infiltration und operative Ausschaltungen am Sympathicus zum Verschwinden gebracht oder wenigstens quantitativ verändert werden können. Mechanische Reizung des Neuroms kann die Phantomschmerzen verstärken und das nur noch schwach empfundene Gefühl beleben. Schließlich wird darauf hingewiesen, daß Empfinden und Schmerzen nur selten unmittelbar nach der Absetzung auftreten, sondern meist nach einem mehr oder weniger langen freien Intervall. Die Untersuchungen von SLIOSBERG an fast 200 Amputierten zeigen uns aber, daß das Phantomgefühl in mehr als 50% der Fälle sofort oder doch innerhalb weniger Tage nach der Amputation auftritt. Fast die Hälfte der untersuchten Amputierten mit schmerzhaften Stümpfen klagte sofort nach Absetzung oder doch bereits wenige Tage später über Beschwerden, zu einer Zeit also, da unmöglich schon ein Neurom vorliegen konnte.

Für eine zentrale Entstehung von Phantomgefühl und -schmerzen haben sich hauptsächlich LHERMITTE und RIDDOCH eingesetzt. Sie begründen ihre Auffassung mit folgenden Feststellungen:

1. Phantomglieder kommen auch bei Nicht-Amputierten vor; beobachtet wurden solche Empfindungen bei Erkrankungen und Verletzungen des Gehirns, des Rückenmarks, der Wurzeln oder großer Nervenstämme.

2. Die vom Phantomglied vermeintlich ausgeführten Bewegungen werden vom Amputierten zuweilen als unnatürlich empfunden; so kann ein Oberschenkel-Amputierter die Empfindung haben,

sein Phantombein bewege sich so wie dasjenige eines Apoplektikers mit Hemiplegie. Dieses Gefühl gestörter Bewegungen wird von Lhermitte als zentral bedingt angesehen.

3. Interessante Tatsachen ergeben sich auch aus qualitativen und quantitativen Veränderungen des Phantomgefühls. Dieses kann nach Verletzungen des Gehirns verschwinden; eine solche Beobachtung ist von Head beschrieben worden. Ein Phantombein war nach Verletzung des kontralateralen Parietallappens nicht mehr vorhanden. Geht das Phantomempfinden nur allmählich zurück, so sind es die Hände und Füße, die am Schluß noch am besten „gefühlt" werden; sie sind es, welche an den Extremitäten normalerweise die meisten Reize aufnehmen. Werden Amputationen schon in der frühesten Jugend vorgenommen, so fehlt das Phantomglied genau wie bei Menschen, die congenitale Verluste von Armen, Beinen oder Teilen davon aufweisen. Das sind Feststellungen, die zum Teil schon einzeln, vor allem aber in ihrer Gesamtheit, eindeutig für eine zentrale Entstehung von Phantomgefühl und -beschwerden sprechen.

Damit ist selbstverständlich nur Weniges geklärt; kompliziert werden diese Erfahrungen noch durch die Tatsache, daß Phantomschmerzen gelegentlich durch Hypnose beseitigt werden können (Froidevaux). Bestimmt spielen auch psychische Momente eine Rolle; Art und Intensität der Schmerzen sind individuell stark verschieden.

Vergleichen wir die Argumente, welche für zentrale und periphere Theorie angeführt werden, so müssen wir mit Padovani und Mansuy dem zentralen Nervensystem für die Entstehung von Phantomgefühl und -schmerzen entschieden größere Bedeutung beimessen als den Nerven im Stumpf. Es mag sein, daß Lhermitte, welcher das Bild eines Gliedes in Zellen einer bestimmten Region eingeprägt wissen will — gleichgültig ob dieses erhalten oder amputiert worden ist —, recht hat. Für die Entstehung des ganzen Symptomen-Komplexes wird man aber Reize aus der Peripherie (Stumpf), aus Stationen des Zentralnervensystems und psychische Faktoren mitberücksichtigen müssen. Das gilt auch für Schmerzen, die in Stumpf und Phantomglied zugleich lokalisiert werden.

Die Wege, auf denen die Reize laufen, sind recht verschiedene. Ob und in welchem Maße sie unterwegs moduliert werden, läßt sich nicht generell beantworten; wissen wir doch nicht, was für Aufgaben die auf dem Wege liegenden Schaltstationen im einzelnen Falle erfüllen. Schließlich ist nicht zu vergessen, daß es neben den gewöhnlichen Bahnen für die Reizleitung auch solche gibt, welche im Notfall als „Hilfsgeleise" zur Verfügung stehen. Derartige accesorische

Wege stellen die Bahnen des Sympathicus her; oft ist dieser aber nach LERICHE auch die Ursache von Schmerzen, ohne die erzeugten Reize aber unbedingt selbst weiterzuleiten.

Faktoren, welche Schmerzen im Stumpf, im Phantomglied oder in beiden zugleich auszulösen bzw. zu verschlimmern vermögen, können endogener oder exogener Natur sein. Als endogene Momente kommen in Frage: Physiologische Geschehnisse (Miktion, Defäkation, Menses etc.), Störungen auf psychischem Gebiet wie Übermüdung, depressive Zustände usw. An exogenen Momenten werden von SLIOSBERG, KÜHN u. a. atmosphärische Einflüsse und Störungen (Wechsel der Temperatur, des Luftdruckes und der Luftfeuchtigkeit; Sonnenbestrahlung, Wind usw.) aufgeführt.

Die Symptomatologie der Nervenbeschwerden der Amputierten ist eine recht mannigfaltige. Um uns ein eigenes Urteil zu bilden, haben wir es uns zur Pflicht gemacht, bei jeder Untersuchung auch den subjektiven Erscheinungen die nötige Aufmerksamkeit zu schenken. Alle (438) kontrollierten Amputierten berichteten über Phantomgefühl mit seinen verschiedenen Sensationen, relativ viele (114) klagten über Schmerzen im Stumpf oder im Phantomglied.

Das Phantomgefühl wird von den meisten Patienten nicht als unangenehm empfunden und kann auch nicht als ein pathologisches Syndrom angesehen werden. Nach den bereits erwähnten Untersuchungen von SLIOSBERG tritt das Phantomglied in mehr als der Hälfte der Fälle sofort, d. h. innerhalb der ersten Tage nach der Absetzung in Erscheinung. Für das Auftreten der Sensation ist es ganz gleichgültig, ob an einem Bein oder an einem Arm und in welcher Höhe abgesetzt wurde. Die Intensität, mit der empfunden wird, ist recht verschieden. Patienten, die erst vor kurzem amputiert worden sind, haben hie und da ein so starkes Phantomgefühl, daß sie meinen, ihr Glied wirklich wieder zu besitzen und gebrauchen zu können. In andern Fällen wieder werden nicht mehr ganze Glieder empfunden, sondern nur noch Teile davon. Meist ist es die Hand oder der Fuß, die noch besonders deutlich wahrgenommen werden. Das Zwischenstück wird dann oft nur noch vage und in der Form unvollständig gefühlt. Zuweilen werden nicht die Hand oder der Fuß als ganzes empfunden, sondern nur Teile davon wahrgenommen. Eine Verkürzung des Phantomgliedes wird hauptsächlich von Arm-Amputierten angegeben. Die Länge kann auch dauernd schwanken; eine allmähliche, aber kontinuierliche Verkürzung des Gefühlsgliedes über Jahre, wie sie schon von WEIR MITCHELL beschrieben worden ist, haben wir in einem Fall beobachten können.

Über die Haltung des Phantomgliedes machen uns 398 Patienten folgende Angaben:

Die Haltung war

		normal in	gelegentlich abnormal in
bei 64 Amputationen am	Oberarm . . .	3 Fällen	61 Fällen
„ 75 „ „	Vorderarm . .	11 „	64 „
„ 117 „ „	Oberschenkel .	73 „	44 „
„ 142 „ „	Unterschenkel .	92 „	50 „

Die Zusammenstellung von SLIOSBERG ergibt ganz ähnliche Resultate; abnorm ist die Haltung vor allem häufig bei Arm-Amputierten. Die am meisten beschriebene Haltung des Phantomgliedes ist die folgende: Die Hand ist halb zur Faust geschlossen; manchmal wird angegeben, die Finger stehen in Krallenstellung; die Hand befindet sich in mehr oder weniger starker Volarflexion, im Ellbogengelenk ist der Arm leicht gebeugt. Über die Lage der Phantomhand im Raum erhalten wir recht verschiedene Angaben; die Mehrzahl der Patienten gibt an, die Hand befinde sich ventral vom Stamm, andere empfinden sie irgendwo lateral oder dorso-lateral von demselben.

WEIR MITCHELL hat darauf hingewiesen, daß die Haltung des Phantomgliedes oft derjenigen entspreche, die unmittelbar vor der Absetzung eingenommen worden sei. Tatsächlich bestehen diesbezüglich gelegentlich gewisse Ähnlichkeiten; ein Übereinstimmen konnten wir aber nur bei 2 Amputierten feststellen. SLIOSBERG verfügt über eine derartige Beobachtung.

In der Regel wird ein Phantomglied in normaler Form und Größe gefühlt; einzelne Amputierte berichten uns allerdings, daß sie die Gefühlshand als viel größer oder kleiner empfinden als die noch erhaltene der Gegenseite. Auch kommt es vor, daß das Phantomglied dem Patienten wärmer oder kälter erscheint als die noch erhaltenen Extremitäten.

Über ähnliche Sensationen berichten auch die Bein-Amputierten; bei diesen sind die Empfindungen aber meist nicht so ausgesprochen wie bei Arm-Verlusten. SLIOSBERG weist darauf hin, daß einzelne Oberschenkel-Amputierte das Gefühl haben, das Knie im Phantomglied befinde sich in leichter Beugestellung; eine derartige Angabe haben wir nie erhalten.

Recht viele Amputierte — nach unsern Erfahrungen 68% — erklären auf Befragen, daß sie mit dem Phantomglied aktive Bewegungen ausführen können; meist sind aber nur die einfachsten von ihnen möglich; je weiter distal ein Gelenk in einer Extremität im allgemeinen liegt, um so besser ist die vermeintlich ausgeführte Funktion in diesem. Die kompliziertesten aktiven Bewegungen vermögen Vorderarm-Amputierte auszuführen. Nach Absetzungen an Oberarm und Oberschenkel sind die Funktionen im Phantomglied besonders schlecht. Wenige Wochen nach der Amputation werden willkürliche Bewegungen besser und in größerer Zahl ausgeführt als einige Jahre später. An der noch erhaltenen Muskulatur des Stumpfes zeichnen sich einzelne Funktionen meist sehr schön ab; fordert man beispielsweise einen vor wenigen Wochen oder Monaten am Vorderarm Amputierten auf, mit der Gefühlshand die Faust zu machen, so erkennt man deutlich die Kontraktion der Beugemuskulatur. Es sind dies Feststellungen, denen für den modernen Prothesenbau große Bedeutung zukommt.

Auch reflektorisch oder automatisch durchgeführte Bewegungen des Gefühlsgliedes sind sehr wohl bekannt. Nicht selten passiert es uns, daß wir bei Untersuchungen nicht beachten, wo, um ein Beispiel zu nennen, die Phantomhand liegt und mit irgend einem Instrument diese Zone durchfahren; der Amputierte zieht sein Gefühlsglied reflektorisch zurück, was wir schon daran erkennen, daß er den Stumpf bewegt.

Eher selten berichten Amputierte über unwillkürliche Bewegungen im Phantomglied; in fast allen Fällen sind diese von Schmerzen begleitet. Die Bewegungen sind nach unseren bisherigen Erfahrungen auf Finger und Zehen beschränkt. Diese werden oft in groteske Stellungen verbracht. Eine große ursächliche Bedeutung für solche Bewegungen kommt nach den Angaben der Amputierten hauptsächlich atmosphärischen Einflüssen wie Temperaturschwankungen und Witterungswechsel zu. Auch Niesen, Miktion und Defäkation werden als auslösende Momente angeführt.

Sehr viel ist über den Einfluß von physikalischen und chemischen Reizen auf das Phantomgefühl geschrieben worden; dieses kann in quantitativer und qualitativer Hinsicht verändert werden. Wir erwähnen hier nur das verstärkte Auftreten durch Faradisation des Neuroms, das Verschwinden durch Injektion von Novocain um das Nervenende herum. Bekannt ist ferner die Aufhebung des Phantomgefühls nach Läsion corticaler Zentren. Eindrückliche qualitative Veränderungen werden hauptsächlich durch Injektionen in die Hauptarterie des Stumpfes verursacht. So kann die intraarterielle Einspritzung von Novocain ein starkes Hitzegefühl im Phantomglied erzeugen, ähnlich wie eine intravenöse Injektion von Calziumglukonat an der äußersten Peripherie einer mit Esmarch-Binde abgeschnürten. von jeder arteriellen Durchblutung ausgeschalteten Gliedmaße ein Wärmeempfinden zu verursachen vermag.

Die lokalisierbaren Stumpfnervenschmerzen verursachen in der Regel keine großen diagnostischen Schwierigkeiten. Meist sind sie die Ausdruckserscheinungen eines nicht ganz idealen Stumpfes. Die Amputationsnarbe an der Kuppe ist infolge p. s.

Heilung mit dem darunter liegenden Knochen verwachsen und zu einem Block geworden, in welchem unter anderem auch Gefäße und Nervenenden eingeschlossen sind. In Narben oder auch Kallusmassen einbezogene Neurome können kaum erträgliche Beschwerden verursachen. In ähnlicher Weise ungünstig kann sich auch das Tragen der Prothese auswirken, wenn das Neurom ausgerechnet in den Bereich einer Abstützfläche zu liegen kommt.

Während Neurome, welche nicht Zug und Druck ausgesetzt sind, in der Regel keine Beschwerden verursachen, erzeugen Nervenenden, die dauernd mechanischen Einflüssen unterliegen, ständig Schmerzen. Diese lassen sich sehr gut lokalisieren; sie werden meist als stechend oder ziehend beschrieben. Druck bei der Untersuchung verursacht Empfindungen, die der Amputierte gerne mit einem elektrischen Schlag vergleicht. Auch Paraesthesien, die dem Patienten oft recht unangenehm sind, können vorliegen. Andere neurologische Ausfallserscheinungen als sie bereits durch die Amputation verursacht worden sind, stellen wir nicht fest. Durch Injektion von Novocain um das Neurom verschwinden die Beschwerden während einiger Stunden.

An langen Amputationsstümpfen sind es außerdem die schlechten Durchblutungsverhältnisse an der Kuppe, welche auf die Neurome einen ungünstigen Einfluß ausüben. Die Nervenenden werden schmerzhaft, sobald Stauungserscheinungen auftreten oder die arterielle Blutzufuhr zu wünschen übrig läßt. Werden die Ernährungsbedingungen wieder besser, so nehmen auch die Beschwerden von seiten der Nerven der Stumpfkuppe wieder ab.

Unter diffusen Nervenschmerzen im Stumpf verstehen wir die eigentliche Sympathalgie. Der Amputierte ist nicht imstande, uns anzugeben, wo die Beschwerden genau lokalisiert sind. Meistens werden die Schmerzen als brennend beschrieben; zuweilen sind sie außerordentlich heftig und kontinuierlich vorhanden, strahlen bis in die Schulter bzw. das Becken, ja sogar in Kopf und Stamm aus. Daneben klagt der Patient oft über störende Parästhesien.

Der brennende Schmerz kann in einzelnen Fällen durch einen klopfenden ersetzt sein; der Amputierte hat Beschwerden wie sie sich bei der Bildung eines Abszesses einstellen. Wieder andere Patienten verspüren mehr ziehende Schmerzen oder solche, die denjenigen nach frisch erlittener Zerrung, Quetschung, Stich- oder Schnittverletzung ähnlich sehen. Vereinzelte Kranke klagen auch über krampfartige Beschwerden. Schließlich kennen wir einen Arm-Amputierten, der mehrere qualitativ verschiedene Schmerzzustände durchmachte. Es scheint, daß nach Amputationen am Arm die

Beschwerden größere Vielgestaltigkeit zeigen als nach Absetzungen am Bein.

Innere und äußere Faktoren haben keine Bedeutung für kontinuierlich vorhandene Beschwerden. Interkurrente Erkrankungen, Gleichgewichtsstörungen im psychischen Verhalten und atmosphärische Einflüsse bleiben also wirkungslos.

Nicht nur kontinuierliche Beschwerden kommen vor, sondern auch anfallsweise auftretende Schmerzen. Die Schmerzattacken treten plötzlich und wie aus heiterem Himmel auf; meist halten sie nur kurze Zeit an, oft nur Sekunden. Die schmerzfreien Intervalle sind verschieden lang, zuweilen dauern sie Stunden oder Tage, gelegentlich aber nur Sekunden, so daß mehrere Anfälle in einer Minute auftreten können. Der Charakter der Schmerzen wird außerordentlich verschieden beschrieben; Amputierte erzählen, sie haben das Gefühl, der Stumpf werde während der Attacke gequetscht, auseinandergerissen, mit einem glühenden Eisen gebrannt, gestochen oder von einem Tier gebissen. Körpereigene und -fremde Einflüsse bleiben nicht ohne Wirkung. Daß derartige Beschwerden das Maximum darstellen können, was ein Patient zu ertragen vermag, braucht wohl nicht noch besonders erwähnt zu werden. Glücklicherweise leiden nur wenige Amputierte an solch schweren schmerzhaften Zuständen. Wir haben sie bloß bei zwei von 703 Patienten gesehen.

Schließlich sind Symptomenkomplexe bekannt, die stark an eine Kausalgie erinnern. Dieses Syndrom kommt ja nicht nur nach teilweiser Verletzung peripherer Nerven, sondern nach SEIFERT ebenso bei Amputierten und wahrscheinlich auch nach Arterienverletzungen vor. Die drei von uns beobachteten Patienten zeigten zwar nie das klassische Vollbild, aber doch eine große Anzahl der bekannten Symptome.

Der Amputierte klagt über einen dumpfen, schwer definierbaren, kontinuierlichen Schmerz im Stumpf. Die üblichen Analgetica bleiben wirkungslos. Ausgelöst durch alle möglichen Reize treten zusätzlich Schmerzattacken auf; diese können durch bloße Berührung des Stumpfes, des Stammes oder der kontralateralen Extremität verursacht werden. Auch die sog. Trachyalgie, d. h. die Schmerzreaktion auf Berührung der trockenen Stumpfhaut mit unbefeuchteten Gegenständen, haben wir bei einem Amputierten beobachten können. Die Manie, den Stumpf dauernd in einen nassen Umschlag einzupacken, bestand allerdings nicht. Ein Patient fettete die Stumpfhaut regelmäßig mit einer dicken Salbenschicht ein. Schmerzanfälle können auch durch alle möglichen physikalischen Reize, darunter auch akustische und optische, sowie durch psychische Erlebnisse ausgelöst werden.

Keine seltene Erscheinung ist der Phantomschmerz. Der Charakter der Beschwerden unterscheidet sich nicht von demjenigen der diffusen Nervenschmerzen im Stumpf. Auch im Phantomglied können die Schmerzzustände kontinuierlich oder anfallsweise auftreten. Häufiger sind dauernd vorhandene mit attackenweise vorkommenden Beschwerden im Phantomglied kombiniert. Die verschiedensten äußern und innern Ursachen bewirken die Auslösung eines Anfalls. Während intensiver Schmerzen nehmen die äußersten Teile des Phantomgliedes nach den Angaben der Patienten oft groteske Stellungen an und führen vermeintlich Bewegungen aus, auf die der Kranke keinen Einfluß hat. Vor allem geben Arm-Amputierte oft an, die Nägel der Finger seien so fest in die Hohlhand hineingepreßt, daß davon stechende Schmerzen entstehen.

Auffallen muß, daß fast in allen Fällen von Phantomschmerzen der Stumpf selbst gut geformt ist. Die Amputationsnarbe ist reaktionslos und von der Unterlage verschieblich; es bestehen keine Stauungserscheinungen. Dagegen findet man oft recht große Neurome, die druckempfindlich sind und bei Berührung Beschwerden im Phantomglied verursachen.

Als schwerste Symptomenkomplexe müssen Beschwerden aufgefaßt werden, die in Form von kontinuierlich und anfallsweise vorkommenden Schmerzen in Stumpf, Phantomglied oder in beiden zusammen auftreten. In dieser Gruppe finden wir alle möglichen Kombinationen.

Die im Stumpf auftretenden Beschwerden sind meist diffus und nicht auf bestimmte Stellen lokalisiert. Eine somatische lokale Ursache ist nicht zu finden. Diese Schmerzen im Stumpf werden von Moser zusammen mit denjenigen im Phantomglied und den Fernschmerzen als „neurovegetative“ Beschwerden bezeichnet.

In seltenen Fällen werden Schmerzanfälle von Beschwerden im Bereich des Stamms oder einer noch erhaltenen Extremität begleitet. Solche Fernschmerzen kommen bei Arm-Amputierten hauptsächlich im Bereich des Nackens und des Plexus brachialis, bei Bein-Amputierten vor allem im Kreuz, in der Hüfte, in Damm und Scrotum vor.

Nicht selten sind Stumpfnerven und Phantomschmerzen begleitet von einem Zittern und Zappeln des Stumpfes, auf welches der Amputierte oft keinen Einfluß hat. Die einzelnen Bewegungen erfolgen in der Sagittalebene mit einer mehr oder weniger starken Frequenz und verschieden großen Exkursionen. Zittern oder Zappeln dauern in der Regel Sekunden oder wenige Minuten; die freien Intervalle betragen meist Stunden. Häufig haben wir die beschriebenen Bewegungen bei Bein-Amputierten gesehen; an Arm-

Stümpfen haben wir sie nicht so oft beobachtet. Bei schmerzfreien Stümpfen sind Zittern und Zappeln sehr selten. Folgende Zusammenstellung gibt über diese Fragen Auskunft.

Amputationsort	Zahl der Fälle	Anzahl der Amputierten mit Schmerzen			Anzahl Stümpfe mit Zittern usw.
		im Stumpf	im Phantomglied	in beiden zusammen	
Oberarm	67	16	4	2	4
Vorderarm	126	23	6	3	5
Oberschenkel	198	20	7	3	13*
Unterschenkel	265	21	6	3	14*

* davon in einem Falle Zittern ohne Schmerzen.

Zuweilen wird der Stumpf nicht bloß von diesen unwillkürlichen Bewegungen befallen, sondern auch von Kontraktionen der gesamten Stumpfmuskeln. Kommen diese neben dem Zittern vor, so wird das ganze Zustandsbild von verschiedenen Autoren als sog. „Stumpf-Epilepsie" bezeichnet.

Sliosberg untersuchte eine große Zahl von Amputierten mit Nervenchmerzen und fand eine „Stumpf-Epilepsie"

bei 105 Amputationen am Oberschenkel in 62% der Fälle,
„ 37 „ „ Unterschenkel in 43% „ „
„ 59 „ „ Oberarm in 56% „ „
„ 9 „ „ Vorderarm in 33% „ „

Als auslösende Momente für einen Anfall von Zittern oder einer Kontraktion aller Stumpfmuskeln kommen die gleichen Faktoren in Frage wie für Schmerzattacken in Stumpf oder Phantomglied. Bei Beugekontrakturen in Hüfte oder Knie kann außerdem der Versuch einer Streckung des Stumpfes in diesen Gelenken Zittern oder Muskelkrampf des Stumpfes verursachen. In der Literatur finden wir darüber nur dürftige Angaben; wir haben solche Beobachtungen in mehreren Fällen gemacht.

Die Behandlung der Nervenschmerzen des Amputierten besteht in der pharmakologischen Bekämpfung und operativen Ausschaltung der Beschwerden. Bei der medikamentösen Therapie der Schmerzen bedient sich der Arzt im Anfang meist der symptomatisch wirkenden Analgetica. Sind die Beschwerden nicht hochgradig und nur zeitweise vorhanden, so mag man damit auskommen. Hartnäckige und intensive Schmerzen bleiben jedoch unbeeinflußt; die Verwendung von Morphin-Präparaten ist deshalb zuweilen verlockend; davor können wir aber nicht eindrücklich genug warnen. Die Gefahr, daß so behandelte Amputierte süchtig werden, ist außerordentlich groß. Leider sind uns derartige Beispiele bekannt.

Der Verwendung von Novocain kommt für die eigentliche Behandlung keine allzu große Bedeutung zu; die Schmerzen verschwinden in der Regel bestenfalls für einige Stunden, d. h. so lange das Medikament wirkt. Wohl sind einzelne Fälle bekannt, die nach einigen Infiltrationen sympathischer Ganglien mit Novocain von ihren Beschwerden befreit waren; aber das sind, wenigstens nach unsren Erfahrungen, Ausnahmen. Dagegen gibt uns die Novocain-Injektion in die Umgebung eines Neuroms oder des Grenzstrangs einen interessanten Einblick in den Entstehungsmechanismus der Schmerzen und Hinweise hinsichtlich Indikationsstellung für einen später notwendig werdenden chirurgischen Eingriff. Die intraarterielle Novocain-Injektion zur Schmerzbekämpfung hat bei Amputierten nach unsren bisherigen Erfahrungen nur selten mehr als eine vorübergehende Linderung der Beschwerden hervorgerufen; jedenfalls sind die Resultate nicht so gut wie bei angiospastischen Zuständen nach Verletzungen und bei Erkrankungen von Arterien. Das gleiche gilt für andere intraarteriell injizierte Medikamente (Acetylcholin, Embran usw.).

Mancherorts und ganz besonders in Frankreich gilt heute die Behandlung mit Vitamin B_1 als medikamentöse Therapie der Wahl. SLIOSBERG empfiehlt die tägliche subcutane Injektion von 10 bis 25 mgr, in hartnäckigen und schweren Fällen 50—100 mgr pro die. Zur Behebung von Schmerzattacken wurde Vitamin B_1 auch intravenös verabreicht, und zwar in Dosen von 100 mgr pro Injektion. Nach SLIOSBERG sollten die subcutanen Einspritzungen während 30—50 Tagen erfolgen. Dieser Autor berichtet, wie übrigens auch andere Ärzte, über ausgezeichnete Erfolge. Kontinuierlich vorhandene Beschwerden im Stumpf und Phantomglied gehen deutlich zurück oder verschwinden, ebenso die als unangenehm empfundenen Parästhesien. Anfallsweise auftretende Schmerzen kommen seltener vor und halten weniger lange an, wenn sie nicht überhaupt vollständig verloren gehen. Am Stumpf werden die Stauungserscheinungen geringer. SLIOSBERG hat mit der Behandlung mit Vitamin B_1 ausgezeichnete Resultate erzielt. Von 148 Amputierten sind 12% geheilt und 64% wesentlich gebessert. In den letzten Jahren haben wir diese Therapie bei 29 Patienten durchführen lassen; die Resultate sind eher enttäuschend; ein vollständiges Verschwinden der Beschwerden haben wir nur in einem einzigen Falle beobachten können; sechs Amputierte melden eine deutliche dauernde Besserung; alle übrigen klagen heute über die gleichen Schmerzen wie vor der Behandlung.

Neuerdings hatten wir gehofft, mit Hilfe von Nicotinsäure-Präparaten bessere Resultate erzielen zu können. Die Zahl der Patienten, welche bisher behandelt worden sind, ist klein; auch ist die Zeit, während der wir die Kranken beobachten konnten, noch zu kurz; trotzdem müssen wir heute schon feststellen, daß die Erfolge auch nicht sehr ermutigend sind.

Physikalisch-therapeutische Methoden, wie Bestrahlungen, Kurzwellenbehandlung usw., haben wir zur Bekämpfung von Stumpfnervenschmerzen bei unsern Amputierten nur selten verwendet. Die wenigen Resultate sind nicht begeisternd. Mit Röntgenbestrahlungen haben wir gar keine Erfahrungen. Die von SLIOSBERG gemachten Beobachtungen an 18 Patienten sind schlecht; einzig 3 Amputierte meldeten eine leichte und vorübergehende Abnahme der Schmerzen. Aus den Angaben geht nicht hervor, ob die Stumpfkuppe bestrahlt oder ob eine sog. Röntgen-Sympathektomie durchgeführt wurde.

Amputierte suchen zur Behandlung von Nervenschmerzen gerne Thermalbäder auf; in der Mehrzahl der Fälle hat eine Badekur tatsächlich eine deutliche Abnahme der Beschwerden zur Folge. Insbesondere reagieren Stümpfe mit Durchblutungsstörungen und speziell Stauungserscheinungen günstig. Leider ist die Besserung aber meist nur eine vorübergehende. MOSER empfiehlt zur Behandlung der Nervenschmerzen der Amputierten physikalische Maßnahmen, welche in erster Linie die Durchblutung im Stumpfe verbessern. Dazu eignet sich nach seiner Auffassung in erster Linie die funktionelle Beanspruchung derjenigen Muskeln, welche infolge Amputation ihren Zweck eingebüßt haben. Besonders Phantombeschwerden, aber auch die übrigen durch nicht darstellbare Ursachen erzeugten („neurovegetativen") Schmerzen, sollen durch diese von MOSER als Phantomgymnastik bezeichnete Therapie günstig beeinflußt werden.

Keine Erfahrungen haben wir mit den gelegentlich empfohlenen psychiatrischen Behandlungsmethoden wie Dauerschlaf, Elektroschock, Suggestion oder Hypnose. Damit wollen wir nicht sagen, daß wir uns um die psychiatrische Seite der Behandlung von Amputierten mit Nervenschmerzen nicht gekümmert haben. Nur zu oft haben wir erfahren, welch große Rolle psychische Momente spielen können; wir haben aber auch erkennen müssen wie schwer es sein kann, Schwächen und Konflikte dieser Patienten zu finden, zu deuten und therapeutisch richtig auszunützen.

Die chirurgische Bekämpfung der Nervenschmerzen des Amputierten ist vor allem deshalb eine heikle Angelegenheit, weil der Entscheid, welcher Eingriff im einzelnen Falle durchgeführt werden soll, oft außerordentlich schwer zu fällen ist. Wenn immer tunlich soll vermieden werden, daß am Patienten möglichst viele chirurgische Interventionen — angefangen mit den einfachsten und aufgehört mit komplizierteren — ausgeführt und probiert werden.

Früher wurde zur Beseitigung des Schmerzes nicht selten die Reamputation vorgeschlagen und auch durchgeführt. Die mit diesem Eingriff gemachten Erfahrungen sind schlecht; die Beschwerden können auf diese Weise kaum behoben werden. Reamputationen sollen deshalb nur dann durchgeführt werden, wenn der vorhandene Stumpf eine prothetische Versorgung nicht erlaubt und erst die nochmalige Absetzung die zweckmäßige Ausrüstung mit einem Kunstglied ermöglicht.

Man sollte glauben, die Entfernung eines Neuroms, das in vielen Fällen den Ausgangspunkt eines Circulus vitiosus mit den daraus resultierenden Nervenschmerzen darstellt, müßte die Therapie der Wahl sein. Die Erfolge dieses Eingriffs sind aber enttäuschend. Wenn auch dem Neurom primär für die Entstehung des Schmerzes große Bedeutung zukommt, so sieht es doch so aus, als ob dieser sich bald vom Ausgangspunkt der Reize frei mache und sich im Nervensystem eigene Reflexbahnen einrichte, die für die Unterhaltung der Beschwerden sorgen. Nicht selten verschwinden die Beschwerden nach Entfernung eines Neuroms zwar für einige Monate, um nachher allmählich wieder mit voller Intensität einzusetzen. In andern Fällen treten die Schmerzen sofort nach der Operation in gleicher oder noch größerer Vehemenz wieder auf. Dies ist besonders dann der Fall, wenn ein Neurom erst entfernt wird, wenn seit längerer Zeit Beschwerden vorlagen oder wenn dem Eingriff schon mehrere gleiche Operationen vorausgegangen sind. Derartige Erfahrungen sind uns leider zu Genüge bekannt, und wir können deshalb nicht genug von mehrmals wiederholten Neurom-Entfernungen warnen. Zahllose Maßnahmen sind zur Verhinderung der Neubildung von Neuromen empfohlen worden; aber auch diese Methoden verbessern die Resultate nicht wesentlich. Speziell denken wir hier an die Injektion von Alkohol, Formalin oder Gentiana-Violett in das proximale Nervenende, an die Ligatur und Einscheidung desselben. Mit der Versenkung des Nervenendes in die Markhöhle eines Röhrenknochens nach Boldrey haben wir keine Erfahrung; auch über die Resultate der von Leriche angegebenen Methode, Durchtrennung des Nerven proximal vom Neurom und anschließend exakte Vereinigung der beiden Enden durch Naht, können wir heute noch nicht berichten, da die Zahl dieser Eingriffe nur gering ist (3) und zu wenig lange zurückliegt.

Operationen an Neuromen kommen nach unserm Dafürhalten nur dann in Frage, wenn die Nervenstümpfe in der zu einem Block gewordenen Amputationsnarbe eingeschlossen sind oder im Niveau einer unentbehrlichen Abstützungsfläche für die Prothese liegen, so ständig mechanischen Einflüssen ausgesetzt sind, und wenn auf Druck genau lokalisierbare Schmerzen entstehen.

Nach den früher angeführten Erörterungen über die Pathogenese des Schmerzes des Amputierten läßt sich nicht ohne weiteres folgern, welch große Rolle die Chirurgie des Sympathicus zur Bekämpfung der Beschwerden spielt. Wohl wissen wir, daß die gestörte Durchblutung des Stumpfes und die daraus entstehende Anoxämie, welche für die Verursachung des Schmerzes infolge ungünstiger Einwirkung auf die cerebro-spinalen Nervenfasern von wesentlicher Bedeutung ist, unter starkem Einfluß des sympathischen Nervensystems steht. Daran ändert auch die Tatsache nichts, daß der Schmerz primär anderswo entstehen und von irgend einer Schaltstelle oder Zentrale abseits des autonomen Nervensystems unterhalten werden kann (cerebro-spinale Nerven, Rückenmark, Thalamus oder Hirnrinde). Den Wirkungsmechanismus der Eingriffe am Sympathicus kann man sich nicht restlos erklären; jedenfalls scheint aber die Unterbrechung schmerzleitender, zentripetaler Fasern weniger wichtig zu sein als die Verbesserung der Durchblutung und damit der Funktion der Stumpfnerven durch Ausschaltung des Sympathicus. Nun gibt es aber schmerzhafte Stümpfe, welche eher die Zeichen einer Vasodilatation (Rötung, Überwärmung, Zunahme der Beschwerden im Sommer oder nach Eintauchen des Stumpfes in warmes Wasser) aufweisen; in diesen Fällen nehmen die Schmerzen nach einer Sympathektomie gelegentlich noch zu statt ab. Man wird deshalb gut tun, vorgängig eines operativen Eingriffs die Blockade des Grenzstrangs mit Novocain auszuführen. Selbstverständlich muß man auch die Resultate dieses Vorgehens mit Vorsicht verwerten, wissen wir doch von Amputierten, bei welchen die Infiltration der Ganglien mit Novocain keinen Einfluß auf Nervenbeschwerden hatte, während operative Eingriffe am Grenzstrang die Schmerzen zu beseitigen vermochten (DIMTZA, ELLONEN).

Die wichtigsten operativen Eingriffe am Sympathicus finden am Grenzstrang statt. Die Operation der Wahl zur Bekämpfung von Schmerzen am Arm war lange Jahre die Entfernung des Ganglion stellatum. Da die Exstirpation nur dieses Teiles des Grenzstranges nicht immer von Erfolg begleitet ist, empfiehlt WHITE, außerdem das 2. und 3. Thorakalganglion zu resezieren. Diese Operation zieht aber eine Degeneration der postganglionären Fasern nach sich; es kann daraus eine Überempfindlichkeit auf sympathikomimetische Hormone entstehen. Der Erfolg des Eingriffs ist beeinträchtigt oder in Frage gestellt. SMITHWICK hat deshalb die präganglionäre Sympathektomie am 1. und 2. Thorakalganglion vorgeschlagen. Für die Schmerzbekämpfung an den Beinstümpfen eignet sich am besten die Resektion des 1. und 2., eventuell auch des 3. Lumbalganglions. Das 4. sollte man, wenn immer möglich, nicht entfernen, da von diesem zahlreiche postganglionäre Fasern abgehen, welche degenerieren und die oben erwähnten Folgen nach sich ziehen können. Außerdem kommt diesen Fasern für die Funktion des Urogenital-Tractus große Bedeutung zu; ihre Ausschaltung kann sich also auch in dieser Hinsicht ungünstig auswirken.

Am besten reagieren auf Eingriffe am Grenzstrang nach FREY, LANGE u. a. die diffusen, kausalgiformen Stumpfnervenschmerzen oder die sog. Sympathalgien. Die Resultate sind denn auch, nach den Angaben der Literatur zu schließen, recht gute; aber auch auf lokalisierbare Beschwerden im Stumpf, die durch Neuromentfernungen nicht gebessert wurden, sind diese Operationen nicht ohne Einfluß.

Phantomschmerzen sind früher oft als gänzlich unbeeinflußbar durch Eingriffe am Sympathicus bezeichnet worden. LERICHE und seine Schüler haben gezeigt, daß Ganglien-Operationen auf derartige Beschwerden oft recht günstig wirken; allerdings sind die Resultate nicht so gut wie bei Sympathalgien. Die gleiche Auffassung vertritt auch LANGE. FREY dagegen ist der Meinung, daß Phantomschmerzen auf Eingriffe am Sympathicus nicht oder nur vorübergehend gemildert werden.

Beinahe in Vergessenheit geraten sind die periarterielle Sympathektomie und die Arteriektomie obliterierter Stumpfarterien. In Fällen, in welchen die Oszillometrie schwere Durchblutungsstörungen im Stumpf als mitwirkende Ursachen von Nervenschmerzen nachweisen läßt, kann die Resektion obliterierter Schlagadern eine deutliche Besserung zur Folge haben. Selbstverständlich wird man sich zu diesem Eingriff erst entschließen, wenn eine Arteriographie, die über Ort und Ausdehnung des Gefäßverschlusses Auskunft gibt, vorliegt. Die periarterielle Sympathektomie ist begreiflicherweise durch die Operationen am Grenzstrang verdrängt worden. Trotzdem ist sie heute noch nicht ganz wertlos. Amputierte, deren Allgemeinzustand eine Ganglienexstirpation nicht mehr erlaubt, können von dem ungleich leichteren Eingriff an einer Arterie noch eine beachtliche Linderung der Beschwerden erfahren. Schließlich möchten wir daran erinnern, daß uns zwei Unterschenkel-Amputierte mit Beugekontrakturen nach Entfernung der obern Lumbalganglien keine Abnahme der Beschwerden meldeten, wohl aber nach der später durchgeführten periarteriellen Sympathektomie. Auch sog. „Stumpf-Epilepsien“ haben wir nach diesem Eingriff verschwinden sehen. Bei Vorderarm- und Unterschenkel-Amputierten scheint sich in derartigen Fällen die periarterielle

Sympathektomie in der Ellenbeuge bzw. in der Kniekehle besser zu eignen als am proximalen Ende einer Extremität, dem sonst üblichen Ort der Operation.

Unsere Erfahrungen mit Eingriffen am Sympathicus bei Amputierten mit Nervenschmerzen sind zu gering, als daß man daraus Schlüsse ziehen dürfte. Von den 114 von uns beobachteten Amputierten mit Nervenschmerzen machten 10 Sympathicus-Operationen durch. Eingriffe an den Ganglien wurden durchgeführt in je 3 Fällen wegen lokalisierten und wegen diffusen Schmerzen im Amputationsstumpf. Bei den ersten 3 Beobachtungen dürfen die Resultate als befriedigend, bei den letzten 3 zweimal als gut, einmal als befriedigend bezeichnet werden. Keine wesentliche bzw. nur eine leichte Besserung stellten wir bei 2 Patienten mit Stumpf- und Phantomschmerzen fest. Über die beiden Patienten, bei welchen zuerst eine Exstirpation der obern Lumbalganglien und später eine periarterielle Sympathektomie ausgeführt wurde, haben wir bereits berichtet.

Stellen Beschwerden wirklich das Maximum dessen, was ein Mensch ertragen kann, dar und nützen medikamentöse Schmerzbekämpfung und Eingriffe am sympathischen Nervensystem nichts, so bleibt schließlich nichts anderes übrig als die Schmerzleitungen irgendwo zwischen den distalen Enden der cerebro-spinalen Nerven im Stumpf und der Hirnrinde zu unterbrechen. Das kann, wie bereits besprochen, unter anderem an peripheren Nerven, aber auch an den hintern Rückenmarkswurzeln, den Leitungsbahnen des Rückenmarks oder im Gehirn erfolgen.

Die operative Unterbrechung der Schmerzbahnen im Gebiete der hintern Rückenmarkswurzeln erfreut sich in den letzten Jahren in der Behandlung von Nervenschmerzen Amputierter keines besonders guten Rufes, und unseres Erachtens mit Recht. Nicht alle sensiblen Nervenfasern laufen nämlich durch die hintern Wurzeln. Soll die hintere Rhizotomie oder Foerstersche Operation, wie dieser Eingriff auch genannt wird, von Erfolg begleitet sein, so müssen stets mehrere Wurzeln durchtrennt werden; der vollständige Ausfall aller sensiblen Funktionen, also auch der Berührungs- und Lageempfindung, wirkt sich störend aus. Dazu kommen noch trophische Störungen, die das Tragen einer Prothese erschweren, ja unmöglich machen. Gelegentlich treten über kurz oder lang nach der Foersterschen Operation die alten Schmerzen, nicht aber das Berührungs- oder Lagegefühl, wieder auf. Soll man in solchen Fällen noch die Durchtrennung der zugehörigen vordern Wurzeln anschließen? Doch wohl kaum; lieber verzichten wir wie Leriche, Padovani, Mansuy, White u. a. von vornherein auf die hintere Rhizotomie.

Größerer Beliebtheit als die Foerstersche Operation erfreut sich die Chordotomie. Da die Schmerzleitungen im Rückenmark zur Hauptsache in den Vorderseitensträngen verlaufen, so kann eine Unterbrechung an dieser Stelle gute Resultate zeitigen. Weil die Bahnen zum Teil gekreuzt, zum Teil homolateral verlaufen, muß die Chordotomie doppelseitig ausgeführt werden. Ferner ist zu beachten, daß die Leitungsbahnen des Sympathicus das Rückenmark weiter proximal erreichen als die cerebro-spinalen Fasern. Die Unterbrechung der Bahnen im Rückenmark muß also hoch genug erfolgen. Diese Feststellung ist ohne Bedeutung für die Schmerzunterbrechung bei Bein-Amputierten, die am besten in der Höhe des 4.—5. Dorsalsegments erfolgt; müssen aber Schmerzen nach Amputationen am Arm bekämpft werden, so hat die Chordotomie in der Höhe des 1. oder 2. Halswirbels zu erfolgen, ein schwieriger und eventuell mit Komplikationen verbundener Eingriff (Petit-Dutaillis). Gegenüber der Rhizotomie hat die Chordotomie den Vorteil, daß Tast- und Lageempfindung erhalten bleiben. Aber auch dieses Verfahren hat Nachteile. Bei der Operation können gleichzeitig die Pyramidenbahnen verletzt werden; als Komplikationen dieser Läsion treten vor allem Infektionen der Harnwege auf. Nicht immer sind die Resultate gut; die Beschwerden können einmal nur wenig oder gar nicht gebessert werden; die Tatsache, daß ein Teil der Schmerzbahnen in den Hintersträngen verläuft, erklärt uns, warum im einen oder andern Falle mit Mißerfolgen gerechnet werden muß. Nach White ist etwa in 50% der Fälle mit einem dauernden Erfolg zu rechnen. Stumpfschmerzen scheinen besser beeinflußbar zu sein als Phantombeschwerden.

Die Bekämpfung von Nervenschmerzen beim Amputierten durch Eingriffe im Bereich des Gehirns gehört der modernsten Chirurgie an. Die operative Abtragung von Hirnrinde im Bereich der Fühlsphäre ist bei Amputierten bis jetzt nur selten gemacht worden und mit wechselndem Erfolg. Die von Freeman und Watts 1946 eingeführte präfrontale Leucotomie scheint in erster Linie Emotion und Angst vor Beschwerden zu beseitigen; die Schmerzempfindung bleibt dagegen erhalten. Ein endgültiges Urteil kann man sich heute auch darüber selbstverständlich noch nicht bilden.

Damit sind lange nicht alle Eingriffe, welche zur Unterbrechung der Schmerzbahnen zwischen Peripherie und Hirnrinde empfohlen worden sind, besprochen, sondern nur einige davon. Das Literaturstudium all dieser Fragen stimmt nicht optimistisch; über eigene Erfahrungen verfügen wir nicht. Wohl ist uns mehrmals der eine oder andere der oben erwähnten Eingriffe zur Durchführung vorgeschlagen worden; wir konnten uns aber dazu nie entschließen und haben konservative Maßnahmen oder Operationen am Sympathicus vorgezogen; die damit gemachten Erfahrungen haben uns recht gegeben. Damit wollen wir selbstverständlich nicht sagen, daß man immer ohne Operationen im Bereich des Rückenmarks oder des Gehirns auskommen kann; aber größte Zurückhaltung ist gewiß am Platz.

Literatur.

ALTENBURGER, H.: Arch. orthop. Chir. **34**, 235 (1934). — v. BAEYER, H.: Arch. orthop. Chir. **27**, 146 (1930). — BLENCKE, A.: Die Amputationsstümpfe unserer Kriegsverletzten. In H. GOCHT, „Orthopädie in der Kriegs- und Unfallheilkunde". Stuttgart: F. Enke 155ff. (1921). — BOLDREY, E. and E. EDWIN: Ann. Surg. **118**, 1052 (1943). — BRODWER, J. and J. P. GALLAGHER: N. Y. State J. Med. **46**, 2403. (1946) — DECOULX, P. et DEVAMBEZ: Lille chirurgical **2**, 210 (1947). — DIMTZA, A. und F. JENNY: Z. Unfallmed. **40**. 177 (1947). — ELLONEN, A.: Acta chir. Scand. **39**, 131 (1946). — FALCONER, M. A. and J. S. B. LINDSAY: Brit. H. Surg. **33**, 301 (1946) — FOERSTER, O.: Med. Klin. 497 (1931). — Ders.: Leitungsbahnen des Schmerzgefühls. Berlin: Springer 1927. — FREEMAN, N. E. and J. WATTS: Psychosurgery. Springfield Ill.: Ch. G. Thomas, 1942. Lancet **6401**, 652 (1946); **9409**, 949 (1946). — FREY, E. K.: Orthopädentagung in Heidelberg am 3.—5. Sept. 1947. Ref. Chirurg **19**/4, 184 (1948). — GAGEL, O.: Ther. Gegenw. **82**, 237 (1941). — GUILLAUME, J., CH. FROIDEVAUX et G. MAZARS: Sem. Hôp. Par. Nr. **39**, 2356 (1947). — Dies.: Rev. neur. **7—9**, 3 (1946). — HEAD, H. and HOLMES: Brain **34**, 102 (1911); zit. Sliosberg. — HELLER, W.: Dtsch. med. Wschr. **813** (1943). — HELLNER, H.: Schmerz und Schmerzbekämpfung. Stuttgart: G. Thieme 1948. — HERMANN, L. and E. W. GIBBS: Amer. J. Surg. **67**, 168 (1945). — HESS, W. R.: Die funktionelle Organisation des vegetativen Nervensystems. B. Schwabe, Basel: 1948. — HEUSSER, H.: Praxis **37**, 463 (1948). — HILLEBRAND, H.: Chirurg **13**, 542 (1941). — JENNY, F.: Praxis **30**, 697 (1941). — JORNS, G.: Dtsch. med. Wschr. **29** (1942). — KÜHN, M.: Über die Folgen nach Amputationen der großen Gliedmaßen. Diss. Zürich 1942. — LANGE, M.: Unfallorthopädie. Stuttgart: F. Enke 1949. — LECLERC, E. P.: Presse méd. II (1940) S. 667. — Ders. et P. MOREAU: Les moignons douloureux. L. Paris: Arnette 1939. — LERICHE, R.: La chirurgie de la douleur. Paris: Masson et Cie. 1949. — Ders.: Le progrès méd. **75**, 10, 263 (1947). — Ders.: Le progrès méd. **75**, 11, 291 (1947). — Ders.: J. Chir. (Fr.) **66** (1950). LHERMITTE, J. et S. ZVONIMIR: Presse méd. I, 33, 627 (1938). — LIVINGSTON, W. K.: Arch. Surg. **37**, 353 (1938). — Ders.: Pain mechanisms. New York: The Macmillan Co. 1944. — LOBENHOFFER, W.: Mschr. Unfallhlk. **46**, 34. (1939) — MARTIN, FL.: J. Chir. et Ann. Soc. Belge Chir. 393 (1937). — MITCHELL, S. W.: Injuries of nerves and their consequences. Philadelphia: J. B. Lippincott 348—60 (1872). — MOSER, H.: Ärztl. Mh. **4**, 11, 977 (1948). — Ärztl. Mh. **4**, 11, 995 (1948). — PADOVANI, P. et L. MANSUY: 50e Congrès français de Chirurgie, p. 133 (1947). — PETIT-DUTAILLIS, D.: Mém. Acad. chir. Par. **73**, 14, 322 (1947). — PLÜGGE, H.: Dtsch. Z. Nervenheilk. **154**, 199 (1943). — RIDDOCH, G.: Brain **64**, 197 (1941). — SAUPE, H.: Arch. orthop. Chir. **40**, 533 (1940). — SCHNEIDER, W.: Zbl. Chir. **67**, 1579 (1940). — SCHWAIGER, M.: Chirurg **11**, 456 (1939). — SEIFERT, E.: Dtsch. Z. Chir. **257**, 543 (1943). — SHUMACKER, H. B., I. J. SPEIGEL and R. H. UPJOHN: Causalgia **86**, 76 and 452 (1948). — SLIOSBERG, A.: Un. med. Canad. **68**. 832 (1939). — Ders.: Verh. 3. internat. Kongr. Neur. 666 (1939). —

Ders.: Les algies des amputés. Paris: Masson et Cie. 1948. — SORGE, F.: Arch. klin. Chir. **172**, 99 (1932). — STRANGE, F. G. St. Cl.: Brit. J. Surg. **33**, 31 (1945). — ZUR VERTH, M.: Arch. orthop. Chir. **34**, 223 (1934). — VOSSCHULTE, K.: Therap. Umschau **5**, 155 (1949). — WERTHEIMER, M.: Lyon chirurgical 727 (1935). — WHITE, J. C.: J. Amer. Med. Assoc. **124**, 1030 (1944). — Ders.: and R. SMITHWICK: The autonomic nervous system. The Macmillan Company New York: 1946. — WOHLWILL, F.: Virchows Arch. **288**, 576 (1932).

F. Einfluß der großen Amputationen auf den übrigen Organismus.

Zweifellos bildet jeder größere Gliedverlust eine eingreifende biologische Umstellung des Gesamtorganismus oder von Teilen desselben, die am Amputierten nicht spurlos vorübergeht.

Am Skelett sind *Haltungsfehler* und *Störungen der Tragfähigkeit* an einzelnen Teilen desselben bekannt. Eine abnorme Körperhaltung sehen wir vor allem nach hohen Amputationen am Arm, zumal dann, wenn der Versehrte seine Prothese nicht trägt. Nicht selten kommt es zu einem deutlichen Schulterhochstand und damit zu einer Schiefhaltung des Oberkörpers. Dieser Fehlhaltung haben wir, sobald wir sie feststellen konnten, jeweils sofort energisch entgegengewirkt; deshalb konnten wir weitere Folgen, wie ausgesprochene Skoliosen, die in der Literatur beschrieben sind, nie beobachten. Diese Verbiegungen der Wirbelsäule bleiben nicht ganz ohne Einfluß auf die Thoraxorgane; so eingreifend wie bei schweren angeborenen Skoliosen ist dieser aber selbstverständlich nicht. Eine bestehende Herz- oder Lungenerkrankung darf deshalb nicht kurzerhand als Folge eines Haltungsfehlers angesehen werden. Auch kann die Verbiegung nicht einfach für eine später festgestellte Lungentuberkulose verantwortlich gemacht werden.

Ungünstig wirkt sich die unzweckmäßige prothetische Versorgung Bein-Amputierter auf die Haltung des Beckens und der Wirbelsäule aus. Versehrte, die nach Absetzung an einer untern Extremität nie eine Amputiertenschule besuchen konnten, neigen nicht selten dazu, eine zu kurze Prothese zu tragen. Becken und Lendenwirbelsäule passen sich dem zu kurzen Kunstglied rasch an. Der Amputierte findet, sein Kunstglied sei erneut zu lang und läßt es nochmals verkürzen. Verschiedentlich haben wir Patienten gesehen, die nach wiederholt durchgeführten Änderungen ein Kunstbein trugen, das um 5 cm oder noch mehr zu kurz war. Daß nach einem derartigen Vorgehen auf der Seite der Absetzung eine deutliche Senkung des Beckens und eine schließlich schmerzhaft werdende Verbiegung hauptsächlich der Lendenwirbelsäule erfolgen, ist nicht verwunderlich. Rechtzeitige Korrekturen beseitigen Haltungsfehler und Schmerzen.

Über Beschwerden klagen vor allem Oberschenkel-Amputierte, die im Hüftgelenk eine deutlich ausgeprägte Beugekontraktur aufweisen und eine dieser Fehlstellung angepaßte Prothese tragen. Gehen und Stehen zwingen die Lendenwirbelsäule in eine starke und bald einmal schmerzhaft werdende Lordose, die dem Versehrten die tägliche Arbeit erschwert und die Freude daran verdirbt. Wir können deshalb nur wiederholen, worauf wir früher schon hingewiesen haben: jede Stumpfkontraktur ist, wenn immer möglich, zu beheben oder doch wenigstens zu bessern.

Die am häufigsten vorkommenden Beschwerden sind Störungen der Tragfähigkeit an der erhaltenen untern Extremität bei Kunstbeinträgern. Die ersten Gehversuche des einseitig Bein-Amputierten führen nicht selten zu einer Überlastung der noch erhaltenen untern Extremität. Unter den Betroffenen finden sich nicht etwa nur Patienten, die schon vor der Absetzung Fehlstellungen an Fuß (Knick- und Plattfuß) und Bein (X- und O-Bein, muskuläre Anomalien, Arthrosen, Coxa vara und valga) aufwiesen, sondern auch solche mit ideal geformtem und gut funktionierendem, erhaltenem Bein. Auch ein gesunder Fuß kann die an ihn gestellten Anforderungen gelegentlich nicht erfüllen; die verlangten Leistungen überschreiten das Durchschnittsmaß. Überlastungsbeschwerden an den Füßen beobachten wir hauptsächlich bei jugendlichen Bein-Amputierten. Offenbar liegen hier ähnliche Verhältnisse vor wie bei jungen Leuten, die in den Jahren der Lehre eine Überlastungserkrankung der Füße erwerben. Eine konstitutionelle Schwäche des Stützgewebes mag dabei eine nicht unbedeutende Rolle spielen. Eigentliche schwere Überlastungsschäden kommen aber in Frühstadien nach Amputationen kaum vor. Einmal erhalten die Patienten, die Belastungsbeschwerden am erhaltenen Fuß äußern, sofort eine Schuheinlage. Außerdem wird eine systematische Übungsbehandlung durchgeführt. Versteht der Amputierte einmal, seine Prothese richtig zu gebrauchen, so verlegt er das Körpergewicht allmählich wieder etwas mehr auf die Seite des Kunstbeines und die Schmerzen verschwinden bald. Es wäre deshalb u. E. nicht richtig, prinzipiell jeden einseitig Bein-Amputierten mit einer Fußstütze zu versehen, wie dies während des zweiten Weltkrieges z. T. in Deutschland geschehen ist. Sind die Muskeln des Fußes nicht allzu stark beansprucht und vermögen sie die „Gewölbesteine" des Fußes aktiv zu halten, so sollte man sie daran nicht hindern. Die Schuheinlagen stören aber diese Muskeltätigkeit deshalb, weil sie auf die Muskeln der Planta einen Druck ausüben und so eine Atrophie derselben verursachen.

Auch das Tragen einer fehlerhaft gebauten Prothese oder Belastungsstörungen auf der Kunstbeinseite wegen Stumpfbeschwerden oder -krankheiten können vorübergehend Überlastungserscheinungen am noch erhaltenen Fuß zur Folge haben. Kann der Amputierte sein Gewicht bald wieder etwas mehr auf die Prothesenseite verlegen, verschwinden die Schmerzen rasch wieder.

Ein Teil der einseitig Bein-Amputierten belastet die erhaltene Extremität dauernd erheblich stärker als die Kunstbeinseite. Die meisten Versehrten ertragen diese ungleiche Beanspruchung ohne Nachteil; einige wenige unter ihnen beginnen aber — gewöhnlich 10—20 Jahre nach erfolgter Absetzung — Beschwerden zu äußern. Solche Spätfolgen konnte FALK bei etwa 22% von 1539 einseitig Bein-Amputierten feststellen. Unsere Beobachtungen erstrecken sich auf eine nur geringe Zahl und viel zu kurze Zeit; wir dürfen deshalb noch keine zahlenmäßigen Angaben machen.

FALK unterteilt diese Spätschäden in absolute und relative Überlastungserscheinungen. Erstere dürfen nur dann angenommen werden, wenn das erhaltene Bein zur Zeit der Absetzung des andern statisch ideal gebaut und voll funktionsfähig war und nunmehr Schäden zeigt, die durch die jahrelang andauernde Druckverlagerung bei allmählich auftretendem, altersbedingtem Nachlassen von Muskel- und Bändertonus zustande gekommen sind. Vermögen wir nachzuweisen, daß schon vor der Absetzung statische Störungen vorlagen, so können die Beschwerden höchstens Ausdruckssymptome einer Verschlimmerung vorbestehender, eventuell anlagemäßiger Veränderungen sein; man spricht dann von relativen Überlastungserscheinungen. Auch sie nehmen mit steigendem Lebensalter und wachsender zeitlicher Entfernung von der Amputation zu. Dabei werden einzelne Gelenkteile besonders stark beansprucht. Der Nachweis einer Fehlstellung, die schon vor der Amputation des andern Beines bestanden hat, ist oft außerordentlich schwierig. Die Vergleichsmöglichkeiten zur gegenüberliegenden Extremität fehlen. Anamnestische Angaben fallen meist dürftig aus. Alte Krankengeschichten enthalten leider in der Regel keine Angaben über das noch vorhandene Bein zur Zeit der Amputation und unmittelbar nachher.

Ist das erhaltene Bein ideal geformt und sind trotzdem nur einzelne Gelenkteile wie bei einem relativen Überlastungsschaden funktionell besonders belastet, so muß daran gedacht werden, daß ein schlechter Amputationsstumpf oder eine nicht zweckmäßig gebaute Prothese die Schuld daran haben können. Oft deutet schon die Haltung des noch vorhandenen Beins auf ein derartiges Geschehen hin. Korrekturen des Stumpfes oder Umänderungen der Prothese können diese Störungen auffallend rasch zum Verschwinden bringen.

Von KALLIO wird die Chondromalazie der Patella der noch erhaltenen untern Extremität als typische Überlastungserscheinung Bein-Amputierter beschrieben. Es ist wohl möglich, daß ungünstigen Stumpfverhältnissen und besonders gebauten Prothesen dabei eine ursächliche Bedeutung zukommen kann. KALLIO hat in etwa 30% der von ihm untersuchten Patienten Symptome einer Chondromalazie beobachtet; wir haben dieses Leiden bei Bein-Amputierten an der noch erhaltenen Gliedmaße überhaupt nie gesehen. Die Ursachen dieser Divergenz sind uns nicht bekannt.

Durch den Verlust einer Gliedmaße werden ansehnliche Gefäßbezirke außer Funktion gesetzt. Manche Organe und insbesondere das Herz haben plötzlich für einen räumlich bedeutend kleiner gewordenen Körper zu arbeiten. Man müßte also annehmen, daß die an sie gestellten Anforderungen geringer geworden sind. Das ist aber nur bedingt richtig; bei Ruhe stellt der Organismus eines Bein-Amputierten an das Herz bescheidenere Anforderungen als vor der Absetzung. Erlernt der Versehrte aber das Marschieren mit der Prothese, so braucht er dabei eine ungleich größere Muskelkraft als der Gesunde. Beherrscht der Amputierte einmal das Gehen mit dem Kunstbein, so benötigt er zwar weniger Energie, aber immer noch mehr als der Normale. Wenn der Gesamtaufwand an Muskelkraft beim Bein-Amputierten vielleicht auch geringer ist als vor der Amputation, so ist der Energie-Verbrauch aber ein recht unregelmäßiger. Die graphische Darstellung würde eine Kurve mit hohen Gipfeln und tiefen Tälern ergeben. Am eindrücklichsten können wir diese Schwankungen in der funktionellen Beanspruchung mit all ihren Folgeerscheinungen immer wieder beim Herzkranken verfolgen. Währenddem sich dieser bei Ruhe vollständig wohl fühlt, tritt bei der geringsten Anstrengung, verursacht durch das Gehen mit der Prothese, die schwerste Dyspnoe auf.

Welche Bedeutung den großen Amputationen für später feststellbare Schäden am Herzen zukommt, ist nach der Literatur nicht ohne weiteres ersichtlich. STURM hat bei 151 Oberschenkel-Amputierten in mehr als 30% der Fälle Beschwerden festgestellt, die er als kardio-vaskulär bedingt auffaßt. SLIOSBERG berichtet, daß beinahe 50% seiner Patienten über derartige subjektive Erscheinungen klagten. Zur Prüfung dieser Frage haben wir 438 Krankengeschichten von Amputierten, die wir selbst früher oder später einmal untersucht hatten, durchgesehen. Beschwerden, die wirklich kardio-vaskulären Ursprungs sein konnten, wurden nur von 15 Patienten, also nicht einmal von 4% aller Versehrten, geäußert. Bei der Mehrzahl dieser Kranken (9) ließ sich feststellen, daß eine Herzschädigung schon vor der Absetzung vorlag. Deshalb können wir der Amputation für die Entstehung eines Herzschadens keine allzu große ursächliche Bedeutung beimessen. Mit SCHULZE und WOLF sind wir der Meinung, daß Amputierte nicht häufiger an einem Herzleiden erkranken als Unversehrte. Nicht bestreiten wollen wir, daß chronisch-entzündliche Zustände am Stumpf die Rolle von Herdinfekten übernehmen und schließlich für einen Herz- oder Gefäßschaden verantwortlich werden können; bei unsern Amputierten konnten wir ein solches Geschehen aber nie nachweisen. Auf die Bedeutung der Fettsucht für die Kreislauforgane werden wir später eingehen.

In der Literatur finden sich zahlreiche Angaben, nach welchen ein großer Prozentsatz von Amputierten nach kürzerer oder längerer Zeitspanne an einer Hypertonie mit ihren oft deletären Auswirkungen auf die inneren Organe erkranken. In neuester Zeit sind es vor allem STURM, BALTHAZARD und SLIOSBERG die ein gehäuftes Auftreten eines Hochdrucks nach Amputationen behaupten. SLIOSBERG hat unter 189 Patienten 61 (32%) mit erhöhtem Blutdruck festgestellt. Bei Amputierten, die über Nervenschmerzen litten, war eine Steigerung der Tension häufiger vorhanden als bei Versehrten ohne Beschwerden. Absetzungen in der proximalen Hälfte einer Extremität haben nach SLIOSBERG öfter eine Hypertension zur Folge als Amputationen in der distalen Hälfte. Dieser Autor unterscheidet unter bloßer Berücksichtigung des systolischen Druckes und je nach Höhe desselben zwischen niedrigem (systolischer Druck unter 120 mm Hg), normalem (120—150 mm Hg), leicht erhöhtem (maximal 150 mm Hg bei Patienten unter 45 Jahren, maximal 160 mm Hg bei allen übrigen) und stark erhöhtem (170 mm Hg und mehr) Blutdruck.

SLIOSBERG faßt seine Erfahrungen in folgender Tabelle zusammen:

Blutdruck	Absetzungsort Oberschenkel %	 Unterschenkel %	 Oberarm %	 Vorderarm %
niedrig	10	14	7	12,5
normal	53	64	61	50
leicht erhöht	13	11	18	25
stark erhöht	24	11	14	12,5

Leider macht SLIOSBERG keine Angaben darüber, wie und wann er die Messungen jeweils vorgenommen hat, wie es sich mit dem diastolischen Blutdruck verhielt und aus welchen Gründen die Amputation vorgenommen werden mußte. Die Bedingungen, unter denen gemessen wird, spielen eine außerordentlich große Rolle.

Erhalten wir schon beim Gesunden unter den verschiedensten Umständen recht unterschiedliche Resultate, so ist das erst recht beim Amputierten der Fall. Aus diesem Grunde haben wir für unsere statistische Zusammenstellung nur Patienten berücksichtigt, bei denen mindestens zwei Messungen des Blutdrucks vorgenommen worden sind. Die Differenzen, die wir in der Mehrzahl der Fälle erhalten haben, zeigen uns, wie recht wir hatten, so vorzugehen. Die erste Kontrolle erfolgte meist an einem Tag, an dem der Amputierte unter mehr oder weniger großen Anstrengungen zur Untersuchung herreiste, die folgende und eventuell weitere Kontrollen fanden zu Zeiten statt, da der Patient ausgeruht war. Sowohl systolischer als auch diastolischer Druck waren bei der ersten Messung meist — und oft ganz beträchtlich — höher als bei den spätern. Durch die Amputationen erfahren Herz und Gefäßsystem direkt keine Veränderungen, wohl aber sind die Regulationsbedingungen andere geworden. Deshalb müssen wir beim Amputierten in der Beurteilung von Blutdruckmessungen äußerst vorsichtig sein.

Für unsere Statistik haben wir nur Fälle berücksichtigt, die wegen Unfallfolgen amputiert werden mußten; vor allem haben wir alle diejenigen Patienten ausgeschieden, bei denen eine Arteriosklerose oder Endangitis für die Absetzung verantwortlich oder mitverantwortlich waren. Auch Beobachtungen, bei denen ein zu hoher Blutdruck schon vor der Amputation nachgewiesen war, wurden eliminiert. Das will nicht heißen, daß nicht auch diejenigen Amputierten mit einer Hypertension, die jetzt noch in unserer Zusammenstellung figurieren, nicht wenigstens zum Teil vor der Absetzung auch einen erhöhten Blutdruck aufgewiesen hatten; wir besitzen aber dafür keine ausreichenden Unterlagen.

Unsere Aufstellung ist im Prinzip ganz ähnlich gemacht wie diejenige von SLIOSBERG; ein Unterschied besteht einzig darin, daß wir Meßwerte nur dann als normal bezeichneten, wenn der systolische Druck in einem Alter von

21—30 Jahren nicht mehr als 125 mm Hg,
31—40 ,, ,, ,, ,, 130 mm Hg,
41—50 ,, ,, ,, ,, 135 mm Hg,
51—60 ,, höchstens 140—150 mm Hg

betrug. Diese Einteilung hat zur Folge, daß in unserer Zusammenstellung eine Anzahl unter der Rubrik des leicht erhöhten Blutdrucks figurieren, währenddem sie nach dem Schema SLIOSBERG einen als normal zu bezeichnenden Blutdruck aufweisen würden.

Statistisch verarbeitet haben wir im ganzen 398 Fälle; diese sind in der nachfolgenden Tabelle aufgeführt.

Blutdruck	Ort der Absetzung								Verluste an mehreren Extremitäten
	Oberschenkel		Unterschenkel		Oberarm		Vorderarm		
	Zahl	%	Zahl	%	Zahl	%	Zahl	%	Zahl
niedrig	7	6	17	12,5	16	26,5	12	16,5	—
normal	91	81	108	79	40	67	51	71	14
leicht erhöht	11	10	9	6,5	4	6,5	9	12,5	3
stark erhöht	3	3	3	2	—	—	—	—	—
Total	112		137		60		72		17

Aus unserer Aufstellung ist ohne weiteres ersichtlich, daß eine leichte Erhöhung des Blutdruckes bei unsern Amputierten nicht häufig (in 9%), eine eigentliche Hypertonie ausgesprochen selten (in 1,5%) vorkommt. Diese Zahlen stehen in einem auffallenden Gegensatz zu den Angaben von SLIOSBERG, BALTHAZARD und STURM. Dagegen stimmen unsere Resultate sehr schön mit denjenigen von BOMMES, RAUSCHE, SCHROEDER, SCHULZE und WOLF überein. BOMMES hat einen erhöhten Blutdruck nur in knapp 5% von mehreren hundert Amputierten beobachten können; er meint, es sei möglich, daß langdauernde infektiöse Prozesse auf das Gefäßsystem so einwirken können, daß schließlich eine Hypertonie entstehe; wir haben derartige Zusammenhänge nie eindeutig nachweisen können. Wie SCHULZE konnten wir auch keinen sichern Zusammenhang zwischen chronischen Schmerzzuständen und Hypertonie nachweisen. Nach alledem ist es also außerordentlich fraglich, ob die Amputation an sich eine häufigere Erkrankung an Hochdruck zur Folge hat als der unversehrte Organismus. Wenn wir auch einen Zusammenhang nicht wie RAUSCHE, SCHROEDER, SCHULZE u. a. absolut ablehnen wollen, so halten wir einen solchen doch zum mindesten für recht unwahrscheinlich.

Nicht ganz selten werden Krankheiten der Lungen und insbesondere Tuberkulosen als Folgen einer Beengung durch Traggurten oder, wie bereits früher angedeutet, als mittelbare Auswirkungen einer hohen Armamputation dargestellt. Dem ist bestimmt nicht so. WOLF konnte nachweisen, daß Lungenerkrankungen bei Nicht-Amputierten genau so häufig vorkommen wie bei Patienten, die ein Glied verloren haben. Wir selbst verfügen über keine Beobachtung, die uns erlauben würde, für ein Lungenleiden eine Amputation oder die Art der prothetischen Versorgung verantwortlich oder mitverantwortlich machen zu können. Im Einzelfalle wird man unter Mitberücksichtigung von Familienanamnese, Vorgeschichte und klinischem Befund Stellung nehmen müssen.

Auch die verschiedenen Leiden der Abdominalorgane (Magen-Darm-Tractus, Leber, Gallenwege, Nieren usw.) sowie Hernien sind schon als Folgen einer Amputation dargestellt worden. Es fällt nicht immer ganz leicht, den Beweis zu erbringen, daß dem nicht so ist; die Vorgeschichte gibt zuweilen aus begreiflichen Gründen nur mangelhaft Auskunft. Meist deuten aber Familienanamnese, konstitutionelle Verhältnisse und übriger klinischer Befund auf die richtigen Kausalzusammenhänge hin. Ob und inwieweit vielleicht in einzelnen Fällen die Tatsache der Amputation beim Entstehen schwacher Punkte und gestörter Funktionen im Organismus eine mitwirkende Teilursache darstellen kann, muß von Fall zu Fall entschieden werden. Auf die verschiedenen Möglichkeiten im Einzelfall einzugehen, würde zu weit führen.

Der Einfluß der großen Amputationen auf das Körpergewicht ist recht verschieden. Untersuchungen von Schuntermann haben gezeigt, daß Arm- und Unterschenkel-Amputierte sozusagen nie übergewichtig sind. Wie steht es nun aber mit den Patienten, die eine Absetzung an einem oder beiden Oberschenkeln erlitten haben? Nach unsern Erfahrungen sind nicht einmal 5% unserer Oberschenkel-Amputierten fettleibig; dabei handelt es sich hauptsächlich um Leute von pyknischem Habitus. Oft lassen sich auch endogene und insbesondere konstitutionelle Faktoren ermitteln, die als hauptsächliche Ursachen für die bestehende Fettsucht in Frage kommen. Trotz wechselnder äußerer Verhältnisse hält die große Zahl der Menschen mit einer merkwürdigen Zähigkeit an dem ihnen eigenen Volumen ihres Bestandes an Fettgewebe und ihrem Körpergewicht fest; deshalb kann auch dem Beinverlust nicht allzu große ursächliche Bedeutung beigemessen werden. Dennoch wird man bei Oberschenkel-Amputierten mit Neigung zu Fettsucht darnach trachten, die Nahrungs- und Flüssigkeitszufuhr wenn nötig einzuschränken und die Patienten zu möglichst fleißigen und regelmäßigen Bewegungsübungen und insbesondere zu sportlicher Betätigung anzuhalten. Aber gerade bei diesen Leuten stößt man zuweilen auf großen Widerstand und unüberwindliche Verständnislosigkeit.

Ein vermehrter Fettansatz verlangt von den Patienten gesteigerte Leistungen; er wirkt sich auch auf die Kreislauforgane ungünstig aus. Bekanntlich ist die Sterblichkeit bei fettleibigen Menschen beträchtlich höher als bei Normalgewichtigen.

Manche Amputierte machen geltend, seit der Absetzung an vermehrter Schweißsekretion zu leiden. Die Absonderung von Schweiß ist unter physiologischen Bedingungen ein Hilfsmittel zur Regulierung der Körpertemperatur; die äußersten Enden der

Extremitäten beteiligen sich an dieser Aufgabe ebenfalls. Fällt nun beispielsweise eine Hand oder ein Fuß durch die Amputation weg, so müssen die übrigen Organe vermehrte Arbeit leisten. Es ist also nicht verwunderlich, daß die Schweißdrüsen in solchen Fällen eine Hyperfunktion zeigen können.

Die prothetische Versorgung bringt es leider gelegentlich mit sich, daß die perspirierende Körperoberfläche durch Köcher und Bandagen wesentlich verringert wird. Diese Tatsache und die zuweilen große körperliche Anstrengung bei Verwendung eines Kunstgliedes sind — zumal in der warmen Jahreszeit — andere Ursachen einer vermehrten Schweißsekretion. Kommt hinzu, daß der Amputierte in solchen Situationen oft über großen Durst klagt, reichlich Flüssigkeiten einnimmt und so die Absonderung von Schweiß noch weiter steigert.

Wie beim Normalen, so spielen auch beim Amputierten psychische Momente eine große Rolle. Dagegen messen wir peripher, d. h. im Stumpf angreifenden Reizen keine allzu große ursächliche Bedeutung zu, es sei denn sie lösen vorerst Störungen des psychischen Gleichgewichts (Schmerzempfindungen usw.) aus. Der sekretorischen Funktion der Schweißdrüsen fehlt ja nach Hess auch eine peripher-lokale Bedeutung.

Die häufigsten Folgen von großen Amputationen sind zweifelsohne psychische Störungen. Die Absetzung eines Gliedes oder eines Teils desselben bleibt nicht ohne Einfluß auf den Gemütszustand des Patienten. Der Versicherte ist verzagt, kann er sich doch meist anfänglich nicht vorstellen, wie er als Verstümmelter durchs Leben kommen soll. Die Amputation eines Armes löst im allgemeinen eine ungleich größere Niedergeschlagenheit aus als der Verlust eines Beines. Geht der Absetzung eine langwierige Krankheit voraus, findet sich der Patient meist besser mit seinem Schicksal ab als ein Versehrter, der von einer Stunde auf die andere ein Glied verliert. Den Ärzten und dem Pflegepersonal kommt in der Vorbereitung auf die Amputation und die psychische Führung unmittelbar nach erfolgter Absetzung eine sehr große Aufgabe zu. Wesentlich erleichtert und ergänzt wird diese Arbeit später durch die Nachbehandlung in der Amputiertenschule. Dort sieht der Versehrte — und das ist die Hauptsache — eine ganze Anzahl Leidensgenossen, die auf dem Weg zurück ins Leben schon mehr oder weniger weit fortgeschritten sind. Er wird nicht bemitleidet, sondern dazu ermutigt, selbst sein Bestes zu leisten. Die überwiegende Mehrzahl unserer Amputierten beweist denn auch, daß sie im täglichen Leben trotz körperlicher Behinderung Erstaunliches zu leisten vermag. Mit wenigen Ausnahmen bilden unsere Patienten mit Verlusten an einzelnen Gliedmassen innerhalb der Gemeinschaft pflichtbewußte und fleißige Menschen, deren innere Haltung manchem andern ein gutes Beispiel sein könnte.

Leider beobachten wir nicht selten, daß Amputierte von Ärzten und von Laien ganz falsch über die mögliche prothetische Versorgung orientiert werden. Das gilt ganz besonders für Patienten mit mehr oder weniger großen Verlusten an einem Arm. Die Versehrten erhalten die Meinung, es können alle möglichen Wunderwerke gebaut werden. Später müssen sie erfahren, daß dem nicht so ist und erleben bittere Enttäuschungen. Wir können nicht genug vor solchen zweifelsohne gut gemeinten Aufklärungen warnen; jeder Arzt, der so etwas tut, macht sich dem Amputierten gegenüber schuldig. Ist der Chirurg sich nicht klar darüber, welche prothetischen Versorgungsmöglichkeiten im Einzelfall bestehen, so soll er einen erfahrenen Kollegen oder einen Orthopädie-Mechaniker beiziehen.

Gesellen sich zur Amputation noch Schmerzen im Stumpf oder im Phantomglied, so muß man sich nicht wundern, wenn die Patienten Mühe haben, sich mit ihrem Schicksal abzufinden. Ihrer Zukunft schauen sie ängstlich und niedergeschlagen entgegen; nicht selten sind sie des Lebens überdrüssig. Zuweilen sind Amputierte mit Nervenbeschwerden auch reizbar und mürrisch.

Hochgradige psychische Störungen, die schließlich die Unterbringung in eine geschlossene Anstalt erforderten, haben wir unter unsern Amputierten nur in einigen wenigen Fällen beobachtet. Für ihre Entstehung standen neben der Amputation noch andere ursächliche endogene und exogene Momente zur Diskussion; ihnen kam sogar hauptsächliche Bedeutung zu. Das gilt auch für die Fälle von Selbstmord und Suicidgefahr. Über den Morphinismus haben wir uns bereits an anderer Stelle geäußert. Alkoholismus beobachten wir bei unsern Amputierten nicht häufiger als bei andern Unfall-Patienten. In den meisten Fällen konnte festgestellt werden, daß mehr als reichlicher Genuß schon vor der Absetzung stattfand.

Über die Lebenserwartungen der Amputierten orientiert eine Statistik von zur Verth. Manchenorts wird die Meinung vertreten, die Lebensaussichten von Patienten, die eine Gliedmaße verloren haben, seien schlechter als diejenigen der Menschen ohne größern Verlust. Die Statistik von zur Verth basiert auf insgesamt 60000 lebenden und 3600 verstorbenen Arm- und Bein-Amputierten. Er stellt einmal fest, wie viele Amputierte nach Ablauf von 13 Jahren gestorben waren. Dann ermittelt er in den Sterbetafeln die Normalsterblichkeit in den einzelnen Jahren. Daraus ergibt sich, daß die Sterblichkeit der Amputierten 3,68% beträgt, diejenige der männlichen Bevölkerung gleicher Alterszusammensetzung 5,98%. Patienten mit großen Gliedverlusten haben also die bessern Lebensaussichten als solche ohne Beeinträchtigung der körperlichen Integrität. Die Bein-Amputierten weisen eine Sterblichkeit von nur 3,51% auf, die Arm-Amputierten eine solche von 4,15%. In allen Altersstufen sind die Resultate ungefähr die gleichen.

Ferner hat ZUR VERTH die Todesursachen von 2694 im Alter von 20—50 Jahren gestorbenen Amputierten mit einer in jeder Hinsicht gleichartigen Gruppe von Männern der Gesamtbevölkerung verglichen. Dabei ergibt es sich, daß einzelne Krankheiten, und unter ihnen besonders die Tuberkulose, bei Amputierten häufiger als Todesursachen vorkommen als bei der übrigen Bevölkerung. Andere Erkrankungen wie beispielsweise die malignen Tumoren, Nervenleiden usw. zeigen gerade das umgekehrte Verhalten. Auch Selbstmord — und das ist eine Bestätigung des oben Gesagten — ist bei Amputierten seltener als bei der übrigen Bevölkerung. Die Tuberkulose-Sterblichkeit ist beim Arm-Amputierten größer als bei Beinverlusten. Es ist also nicht ganz ausgeschlossen, daß dem Verlust eines Armes oder eines großen Teils desselben, der die Ausdehnungsfähigkeit des Brustkorbes beträchtlich verringern kann, für Entstehung und Verlauf einer Lungentuberkulose eine gewisse ursächliche Bedeutung zukommen kann.

Literatur.

BALTHAZARD ET ROUTIER: Bull. Acad. Méd. Paris **126**, 363 (1942). — BOMMES, A.: Münch. med. Wschr. **87**, 501 (1940). — BOSHAMER, K.: Arch. orthop. Chir. **42**, 335 (1943). — FALK, E.: Mschr. Unfallheilk. **47**, 283 (1940). — HESS, W. R.: Die funktionelle Organisation des vegetativen Nervensystems. Basel: B. Schwabe 1948. — KALLIO, E. E.: J. Internat. Coll. Surg., Chicago **10**, 170 (1947). — KATZ, D.: Die Psychologie der Amputierten. Leipzig: G. Thieme 1921. — LÜTHY, F.: Periphere Nerven. In L. Mohr u. R. Staehelin, Handbuch der inneren Medizin, Bd. 5/I, S. 386. Berlin: Springer 1939. — RAUSCHE, C.: Med. Klin. 1418 (1939). — SCHROEDER E.: Bericht 8. Internal. Kongr. Unfallmed. **1**, 265 (1939). — SCHULZE, K.: Bericht 8. Internat. Kongr. Unfallmed. **1**, 271 (1939). — SCHUNTERMANN, C. E.: Dtsch. Arch. klin. Med. **184**, 489 (1939). — SLIOSBERG, A.: Schweiz. med. Wschr. **76**, 728 (1946). — Ders.: Les algiés des amputés. Paris: Masson et Cie. 1948. — STURM, A.: Dtsch. med. Wschr. **66**, 1413 (1940). — Ders.: Dtsch. med. Wschr. **68**, 141 (1942). — THOMAS, A. and CH. C. HADDAN: Amputation and Prosthesis. Philadelphia: Lippincott Co. 1945. — VEIL, W. H. und A. STURM: Die Pathologie des Stammhirns und ihre vegetativen klinischen Bilder als Erkenntnis und Grundlage der Unfallbegutachtung innerer Krankheiten. Jena: G. Fischer. 1946. — ZUR VERTH, M.: Die Lebenserwartungen der Amputierten. Jkurse ärztl. Fortbildg. 1938. — WOLF, W.: Münch. med. Wschr. **89**, 330 (1942).

G. Untersuchungs-Schema für Amputationsstümpfe.

1. Angaben des Versehrten:

Mitteilungen über Familien-Anamnese, frühere Krankheiten, Leiden oder Unfall, die zur Amputation führten, und über seitherigen Verlauf.

Angaben über den jetzigen Zustand:

Phantomgefühl: Haltung des Phantomgliedes, Form und Größe desselben, aktive, reflektorische und unwillkürliche Bewegungen des Phantomgliedes.

Schmerzen: Können diese lokalisiert werden oder sind sie diffus ausgebreitet? Sind sie in Stumpf, Phantomglied lokalisiert oder dehnen sie sich auf beide aus?

Charakter der Schmerzen; Dauer und Art des Auftretens; Abhängigkeit von innern oder äußern Einflüssen.

Sensibilitätsstörungen am Stumpf: Art und Lokalisation.

Angaben über trophische Störungen: Farbe und Temperatur der Haut des Stumpfes; Abhängigkeit von innern und äußern Einflüssen; Schweißsekretion.

2. Befund:

Allgemeinzustand des Amputierten: Herz- und Lungenbefund, Puls, Blutdruck. Untersuchung des Rückens auf etwaige Formveränderungen der Wirbelsäule. Bei Bein-Amputierten Kontrolle des erhaltenen Beins.

Beschreibung des Stumpfes: Genaue Angabe des Absetzungsortes. Länge-Angabe des Stumpfes in cm, gemessen von einem zu bezeichnenden Punkt an dem dem Stumpfende nächsten Gelenk bis zur Kuppe. Auch die Stellung des Stumpfes während der Messung ist anzugeben.

Als Punkt wählen wir:
am Schultergelenk den lateralen Rand des Acromions;
am Ellbogengelenk das Radiohumeralgelenk;
am Hüftgelenk den proximalen Rand des Trochanter major;
am Kniegelenk den medialen Gelenkspalt.

Aussehen des Stumpfes: Form, Hautfarbe, Behaarung; Beschreibung von Narben, Schwielen, Hautläsionen, Ulcera und andere Krankheiten der Stumpfhaut.

Palpationsbefund: Temperatur der Haut; Konsistenz der Weichteile; Ödeme; Beschreibung krankhafter Veränderungen in Haut und Unterhautgewebe (Infiltrate, Bursitiden); Zustand und Verhalten der Muskulatur; Angaben über palpierte Neurome; Lokalisation, Größe; Art der bei Berührung und Druck empfundenen

Beschwerden; Palpationsbefunde am Knochen. Bei Unklarheit über Ort der Absetzung, Art der Amputation und eventuell vorhandene Knochenwucherungen; Herstellung eines Röntgenbildes angezeigt.

Beweglichkeit des Stumpfes in den einzelnen Gelenken: Bei bestehenden Bewegungseinschränkungen zahlenmäßige Angaben unerläßlich. Messung mit Winkelmaß am besten in der Längsachse der einzelnen Gliedmaßenteile und des Rumpfes.

Umfangmasse: An dem teilweise amputierten Glied und der symmetrischen, unversehrten Extremität sollen Messungen soweit möglich in gleicher Höhe vorgenommen werden und bei gleicher Stellung.

Neurologische Untersuchung des Stumpfes: Prüfung der Motilität, Sensibilität (Empfindlichkeit auf Berührung, Druck, Temperaturdifferenzen) und der Reflexe.

Untersuchung auf Durchblutungsstörungen, soweit nicht schon durch Inspektion und Palpation geschehen: Feststellung der Pulse, Oszillometrie. In ganz seltenen Fällen Arteriographie bzw. Venographie zur weitern Abklärung am Platz.

III. Die Prothesen.

Die Prothese stellt einen künstlichen Ersatz eines verlorenen Körperteils dar. Von einem Kunstglied verlangt man, daß es die Formen der fehlenden Extremität so gut als tunlich ersetzt und die ursprünglichen Funktionen derselben soweit als möglich übernimmt. Es genügt nicht, wenn der Orthopädie-Mechaniker eine Prothese baut, welche hinsichtlich Form und Farbe eine getreue Kopie des verlorenen Beins oder Arms darstellt. Das Kunstglied muß vor allem denkbar viele Leistungen, welche vorher die nunmehr mangelnde Extremität ausführte, zu erfüllen suchen; sehr oft ist dies nur unter Verzicht auf getreue Nachahmung der Form zu erreichen. Lebensfähigkeit und Lebensgenuß hängen in ungleich höherem Maße davon ab, was eine Prothese leistet als wie sie äußerlich aussieht.

Der Bau einer Prothese ist eine Kunst, die an den Orthopädie-Mechaniker hinsichtlich Können, Geschicklichkeit, persönlicher Erfahrung und Kenntnisse in menschlicher Anatomie und Physiologie große Anforderungen stellt. Die Herstellung guter Kunstglieder erfolgt nicht in Massenproduktionen. Ein tüchtiger Orthopädist stellt in einem Monat etwa 5 Kunstglieder her. Jeder Amputierte muß ein Kunstglied erhalten, welches seinen individuellen Eigenheiten und besondern funktionellen Ansprüchen Rechnung trägt. Wenn wir auch gewohnt sind, für viele Amputationen von vornherein die Anfertigung ganz bestimmter Prothesen ins Auge zu fassen, so berücksichtigen wir doch regelmäßig alle möglichen Besonderheiten des Einzelfalles. Das gilt sowohl hinsichtlich Verwendung der Werkstoffe und Verarbeitung derselben sowie bezüglich Auf- und Ausbau des Kunstgliedes.

Wohl stellt der Bau einer Prothese in erster Linie ein technisches und nicht eigentlich medizinisches Problem dar. Der Arzt, welcher Absetzungen von Gliedmaßen durchführt und Amputierte nachbehandelt, muß jedoch wenigstens in großen Zügen mit der Herstellung von Kunstgliedern vertraut sein, so gut wie der Orthopädie-Mechaniker die Grundlagen von Anatomie und Physiologie der Extremitäten des Menschen kennen soll; andernfalls laufen wir Gefahr, daß für den Versehrten nicht alles getan wird, was ihm die möglichst baldige Rückkehr ins tägliche Leben unter günstigen Bedingungen sichert. Auch bei sinnvoller Zusammenarbeit zwischen Arzt und Orthopädie-Mechaniker stehen die beiden noch oft genug vor Rätseln, deren Lösung ihnen größte Schwierigkeiten bereiten, ja sogar unmöglich sein kann.

A. Werkstoffe.

Für jedes orthopädische Hilfsmittel sind die Anforderungen etwas verschieden; trotzdem lassen sich gerade für den Prothesenbau einige allgemein gültige Bedingungen aufstellen. Erste Voraussetzung ist eine gute Haltbarkeit. Die Werkstoffe müssen möglichst leicht sein und dennoch eine genügende Festigkeit gegenüber statischer und dynamischer Beanspruchung zeigen. Die Wärmeleitung soll eine schlechte sein. Stoffe, welche alltäglichen chemischen Einflüssen nicht standhalten, können keine Verwendung finden. Es müssen Substanzen gebraucht werden, die auch nachträglich Veränderungen der Form und der Verbindung mit andern Bestandteilen erlauben. Wir werden sehen, daß sozusagen kein Material all diesen Anforderungen genügt.

Das H o l z ist zweifellos einer der wichtigsten Werkstoffe in der Orthopädie. Die Beschaffung macht meist keine allzu großen Schwierigkeiten. Die zur Verwendung gelangenden Hölzer sind verhältnismäßig leicht. Holz gewährt einen relativ hohen Wärmeschutz; es läßt sich gut bearbeiten. Korrekturen von Form und Stellung einzelner Teile sind auch nachträglich jederzeit möglich. Im Gegensatz beispielsweise zum Leder ist es spätern Formveränderungen nicht unterworfen. Gegenüber chemischen Einflüssen und insbesondere gegen Einwirkung von Schweiß ist Holz bei zweckmäßiger Pflege auffallend resistent. Dementsprechend ist auch die Haltbarkeit eines Kunstgliedes aus Holz eine recht gute;

eine solche Prothese zeigt eine durchschnittliche Gebrauchsdauer von 6—8 Jahren.

Bei der Herstellung von Kunstgliedern kommen nur Laubhölzer zur Anwendung. Spezifisch leichtes Holz läßt sich gut bearbeiten, zeigt aber eine geringe Festigkeit; schwere Hölzer zeigen ein umgekehrtes Verhalten. Dementsprechend werden die einzelnen Teile einer Prothese nicht alle aus dem gleichen Holz hergestellt.

Für die Anfertigung von Köchern werden hauptsächlich Pappel- oder Weidenarten herangezogen, ebenso für Waden, Knie- und Knöchelstücke. Auch Lindenholz wird gelegentlich verwendet. Füße und Achsenlager werden mit Vorliebe aus Hartholz (Buche, Eiche, Buchsbaum, usw.) gebaut. Dieses findet auch Verwendung für Anschläge und beim Verdübeln. Für Kunsthände kommen neben Linde vor allem harte Hölzer, die sich gut schnitzen lassen, in Frage (Nußbaum, Ahorn). Das Holz des Tulpenbaums, welches spezifisch leicht ist, sich gut bearbeiten läßt und trotzdem eine hohe Festigkeit aufweist, findet hierzulande wenig Verwendung.

In der nachfolgenden Tabelle sind von einigen Hölzern spezifisches Gewicht, Härte und Aussehen als wichtigste Eigenschaften kurz zusammengestellt. Die Zahlenwerte stammen von PRIESS, sie können beträchtlich schwanken und zwar nicht nur von Holzart zu Holzart, sondern auch von Stamm zu Stamm, spielen doch

Holzarten	Härte	Raumeinheitsgewicht g/cm³	Aussehen in Quer- und Längsschnitt (Radial- und Tangentialschnitt)
Einheimische Pappeln . . .	sehr weich	0,41—0,46	fast weiß; Kernholz etwas dunkler; schwammig, großfaserig
Kanadische Pappeln . . .	sehr weich	0,40—0,47	etwas dunkler; bräunlich
Tulpenbaum „WhiteWood“	mittelhart	0,39—0,45	schmutzig grüne Farbe; bräunlicher Splint
Weiden	sehr weich	0,52—0,64	heller, gelblicher Splint; rötlicher Kern
Linde	sehr weich	0,51—0,53	weiß; breiter Splint; etwas grobfaserig; spaltet sich leicht
Ahorn	hart	0,58—0,66	bräunlich-weiß mit Atlasglanz
Nußbaum . . .	hart	0,63—0,68	rötlich-grau bis dunkelbraun; scharfe Trennung zwischen Splint und Kern; feinfaserig
Eiche	hart	0,65—0,69	großer Kern, bräunlich bis rötlich-weiß; schmaler Splint, schmutzig weiß
Weißbuche . . .	hart	0,72—0,83	gelblich weiß, schwer spaltbar
Rotbuche . . .	hart	0,68—0,73	rötlich, eher leichtspaltig
Buchsbaum . .	sehr hart	0,92—0,94	typisches Splintholz von matter, lichtgelber Farbe

Wachstumsgeschwindigkeit und Alter des Baumes sowie Beschaffenheit und insbesondere Feuchtigkeit des Bodens eine große Rolle. Querschnitte großer Stämme zeigen bei den meisten Laubbäumen in der Mitte das durch Austrocknen und Verharzen entstandene Kernholz. Dieses unterscheidet sich vom übrigen Holz, dem sog. Splintholz durch eine etwas dunklere Farbe und gilt als wertvoller als letzteres. Die Angaben über das spezifische Gewicht verstehen sich für Hölzer die richtig und lange genug getrocknet worden sind. Am besten ist immer noch die einfache Lufttrocknung; diese erfordert aber, bis eine Feuchtigkeit von nur noch 15% erreicht ist, viele Jahre (6—8); künstlich getrocknetes Holz ist weniger wertvoll. Es kann zudem leicht zu stark ausgetrocknet sein; eine häufige Folge davon ist die Quellung, die zur Formveränderung und Rißbildung führen kann. Umgekehrt kann ein Holz mit noch zu hohem Feuchtigkeitsgrad nachtrocknen; das Volumen wird geringer; es treten Sprünge in der Richtung des Faserverlaufes auf.

Die Verarbeitung des Holzes zu Trichtern kann auf recht verschiedene Weise erfolgen. Häufig werden Rundholzblöcke oder bei dicken Stämmen Teile davon (sog. Rundholzquadranten) als Ausgangsmaterial verwendet; ebensogut sind Stücke, welche aus mehreren Fragmenten (Längskeilstäbe) zu einer Hülse verleimt worden sind. Der ungleichmäßige Verlauf der Fasern in den einzelnen Stücken verhindert ein später eventuell mögliches Aufspringen der Hülse. Die Verwendung von Holzfurnieren zur Bildung von Hülsen findet bei uns selten statt. Da die Faserrichtung der einzelnen auf den Gipsabdruck übereinandergeschichteten Holzstreifen immer wieder wechselt, so entsteht ein sehr stabiler aber doch leichter Trichter. Dieser hat einzig den Nachteil, daß er nachträglich Korrekturen der Form oft nicht mehr in befriedigender Weise erlaubt (Abb. 32). Trichter aus Rundholz oder zusammengesetzten Stücken können auch später noch jederzeit nach Bedarf abgeändert werden. Auch Furnierhülsen gestatten dagegen Abänderungen des statischen Aufbaus; Abknickungen in der Achse und Verschiebungen in den verschiedensten Ebenen sind also durchaus möglich, wenn auch nicht immer so leicht wie bei den übrigen Holztrichtern, welche nach Belieben verdübelt werden können.

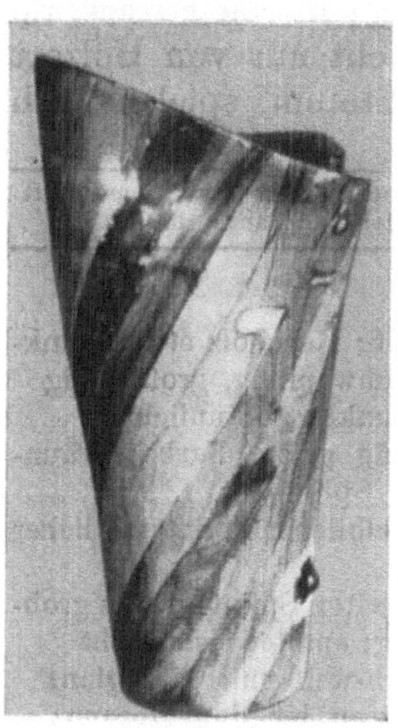
Abb. 32. Oberschenkel-Trichter aus Holzfurnieren.

Der fertige Holztrichter muß vor weiterer Austrocknung und vor Feuchtigkeit (Schweißsekretion, nasse Witterung etc.) geschützt werden. Etwa 3—4 cm distal vom obern Köcherrand wird in einer Breite von 1—2 cm ein starker Bindfaden umgewickelt. Die Außenseite dieses Trichters wird meist mit einem Pergamentleder überzogen, die Innenseite mit einem Zelluloselack-Anstrich versehen.

Zur Herstellung beinahe einer jeden Prothese braucht der Orthopädie-Mechaniker Leder. Dieses wird bekanntlich aus der mittleren Schicht der tierischen Haut durch Gerbung hergestellt. Subcutis und Oberhaut mit ihren Gebilden müssen vorher entfernt werden. Der Zweck der Gerbung besteht vor allem darin, daß die zurückbleibende Cutis in feuchtem Milieu nicht fault und bei Trockenheit nicht hornartig wird. Gerbstoffe bilden mit den Eiweißkörpern der Haut wasserunlösliche Verbindungen. Je nach verwendetem Mittel unterscheidet die Technik zwischen 1. Lohgerbung (pflanzliche Stoffe); 2. Mineralgerbung (Alaun, Chromsalze); 3. Fettgerbung und 4. Kombinationsgerbungen.

Die weitere Verarbeitung, welche das Leder geschmeidig und gegen Nässe widerstandsfähig machen soll, besteht im Fetten desselben. Das sog. Walkleder wird dieser Prozedur nicht unterzogen. Es ist nicht einmal vollständig durchgegerbt. Nach Anfeuchten läßt es sich ziemlich gut formen, wird nach Trocknung hart und behält seine Form ziemlich gut bei. Deshalb kann dieses Material für die heute allerdings nur noch ausnahmsweise aus Leder hergestellten Ober- und Unterschenkeltrichter Verwendung finden. Das vorher gründlich eingeweichte Stück wird auf das Gipsmodell aufgezogen und mit Nägeln fixiert. Die nach einigen Tagen trocken gewordene Hülse kann hernach zum verschlossenen Trichter vernäht werden.

Das häufig verwendete, schmiegsame und doch sehr widerstandsfähige Blankleder wird hauptsächlich zur Herstellung von Oberschenkelmanchetten für Unterschenkel-Prothesen benützt. Es weist einen Fettgehalt von 4—10% auf. Für Riemen und Bandagen benützt der Orthopädie-Mechaniker mit Vorliebe chromgare Leder, die sich trotz großer Biegsamkeit und Elastizität durch hohe Reißfestigkeit auszeichnen; ihr Fettgehalt beträgt 12 bis 15%. Das Chromleder zeigt eine blau-graue Farbe, währenddem Walk- und Blankleder hellbraun sind. Alle diese Leder stammen in der Regel von Rindern.

Zur Auspolsterung von Prothesen wird hauptsächlich Sämischleder gebraucht. Die weiche Beschaffenheit eignet sich dazu besonders gut. Die Haut von Wild, Ziegen oder Schafen wird in Tran, also in Fett gegerbt.

Kein Leder im eigentlichen Sinne des Wortes ist Pergament. Die Cutis von Rinds-, Kalbs- oder Ziegenfellen wird durch Eintauchen in Kalkmilch von Oberhaut und Subcutis isoliert („geäschert") und nachher mit Bimsstein geglättet und getrocknet. Es zeigt weißliche Farbe.

Bestandteile einer Prothese, die einer besonders starken Beanspruchung auf Druck und Zug ausgesetzt sind, werden am besten aus Stahl angefertigt. Man versteht darunter ein schmiedbares Eisen mit einem verhältnismäßig reichen Kohlenstoffgehalt. Trotz des hohen spezifischen Gewichtes (7.85—7.88) stellt er einen Werkstoff dar, für den man bis heute noch keinen auch nur annähernd gleichwertigen Ersatz gefunden hat. Bei Temperaturen von 850 bis 1100 Grad läßt sich Stahl gut schmieden. Diese Hitze ist erreicht, wenn das Material eine hellrote bis Orange-Farbe angenommen hat. Zum Schutz gegen Korrosion wird der Stahl später vernickelt oder verchromt. Legierte Stähle werden bei uns für das Kunstglied sozusagen nie verwendet. Stahl wird hauptsächlich für Werkzeuge zu Kunstarmen, für Schienen und Gelenke oder Teile derselben verwendet.

Eine Zeitlang schien es, als ob Leichtmetalle bzw. ihre Legierungen sich einen gewichtigen Platz im Kunstgliedbau sichern wollten. Die hohe Korrisionsempfindlichkeit der hauptsächlich angewandten Aluminium-Legierungen hat aber die Anwendbarkeit immer mehr eingeschränkt. Magnesium-Legierungen sind etwas widerstandsfähiger. Vor allem ist es ja der menschliche Schweiß, der diesen Stoffen übel zusetzt. Innerhalb weniger Monate kann in einem Oberschenkel-Trichter durch Schweißabsonderung ein handtellergroßes Loch entstehen. Wahrscheinlich spielen dabei Fettsäuren und Kochsalz, welche in ausgeschiedener Flüssigkeit enthalten sind, eine wesentliche Rolle. Durch die bakterielle Zersetzung entsteht ferner Ammoniak, ein Stoff, der in wässeriger Lösung ebenfalls nicht ohne Einfluß auf Aluminium-Legierungen bleibt. Auch die verschiedensten Schutzüberzüge (Lack- und Farbanstriche, Herstellung einer natürlichen Oxydschicht zum Schutze der Metalloberfläche durch elektrolytische Oxydation wie beim Eloxal-Verfahren usw.) vermögen vor Korrosion auf die Dauer nicht zu bewahren. Die Tatsache, daß die ungünstige Wirkung des Schweißes auf Leichtmetalle von Mensch zu Mensch verschieden ist, deutet drauf hin, daß das Problem der Korrosion in diesen Fällen noch nicht in allen Teilen klar ist.

Auch sonst können wir die Herstellung von Leichtmetall-Prothesen nicht befürworten. Wohl ist das Material sehr leicht und läßt sich gut formen; nachträglich notwendig werdende Abänderungen stoßen aber auf größte Schwierigkeiten. Verbindungsarbeiten wie Löten, Schweißen und Nieten sind ebenfalls nicht einfach; gerade die beiden erstern Maßnahmen begünstigen die nachträglich in vermehrtem Maße einsetzende Zersetzung. Der bestehende Korrosionsschutz wird durch Löten und Schweißen geschädigt. Auch die Verwendung von Nieten aus Schwermetallen machen die Legierungen korrosionsempfindlich; es entsteht ein kleines galvanisches Element. Die Nieten lockern sich sehr rasch, halten sie doch an und für sich in Leichtmetall schon recht schlecht. Wer einmal Gelegenheit gehabt hat, soche gelockerte Nieten, welche beim Gehen ein unangenehmes metallisches Geräusch verursachen und den Amputierten bald in die Werkstätte zurückführen, an einer Leichtmetall-Prothese zu suchen, weiß, welche Sisyphus-Arbeit er unter Umständen zu leisten hat, bis er den Schaden findet.

Aus diesem Grunde können wir die Verwendung von Leichtmetall-Bestandteilen für Prothesen überhaupt nicht empfehlen. Auch das niedrige spezifische Gewicht kann unsere Meinung nicht ändern. Wohl kann ein Kunstbein aus Leichtmetall-Legierungen sehr leicht gebaut werden und nur etwa 2 kg schwer sein; aber das ist nicht einmal ein wesentlicher Vorteil, denn gerade die Bein-Prothese darf, wenn sie einen schönen Gang ermöglichen soll, auch nicht zu leicht sein. So haben wir schon von Patienten gehört, welche das niedrige Gewicht des Leichtmetall-Kunstbeins gar nicht zu schätzen wußten. Bei starkem Wind laufen sie Gefahr, daß ihnen die Prothese in der Schwungphase in eine unerwünschte Stellung gebracht wird. Schließlich ist zu bedenken, daß auch extrem hohe und niedrige Außentemperaturen von einem Stumpf, welcher in eine Metallhülse eingebettet ist, sehr unangenehm empfunden werden können.

In den letzten Jahren sind Gelenkachsen und dazu gehörige Bestandteile aus Leichtmetall in den Handel gekommen. Es hat sich sehr bald gezeigt, daß sich dieses Metall auch dazu nicht eignet. In kurzer Zeit haben wir eine beträchtliche Zahl von Ermüdungsbrüchen an solchen Stücken beobachten können, wie wir sie an Orthopädie-Stahl nur ausnahmsweise oder bei Materialfehlern beobachten können.

Nicht geeignet für Ober- und Unterschenkel-Trichter ist auch die Vulkan-Fiber, eine durch Quellung mit Chlorzink-Lösung entstandene Hydrat-Zellulose. Das aus mehreren Schichten bestehende Material ist bei einem Raumeinheitsgewicht von 1.3 bis 1.4 nicht allzu schwer und zeigt selbst bei einer Wandstärke von wenigen mm eine große Festigkeit gegen Druck und Zug. Durch Eintauchen in kaltes Wasser läßt sich die Fiber gut zu Trichtern und Hülsen formen. Als Modelle dienen Formblöcke aus Holz; Gips ist dazu nicht genügend fest. Die Herstellung von Modellen aus Holz stellt aber eine wesentliche Komplikation für die Anfertigung der Hülsen dar. Ein weiterer Nachteil besteht darin, daß die Fiber gegen Nässe beschränkt widerstandsfähig ist. Die Fiber läßt sich zwar ähnlich aber doch nicht so leicht wie Holz mit gut geschärften

Werkzeugen bearbeiten; später notwendig werdende Korrekturen, wie sie speziell an Kunstbeinen oft vorkommen, verursachen dann aber doch beträchtliche Schwierigkeiten, die der Orthopädie-Mechaniker ab und zu durch unbefriedigende Auspolsterungen zu erreichen versucht. Um diesen Schwierigkeiten von vornherein vorbeugen zu können, lehnen wir Kunstbeine aus Fiber grundsätzlich ab. Fibertrichter für einzelne Kunstarme kann man dagegen gelten lassen.

Die durch Kondensation und Polymerisation entstandenen synthetischen Kunststoffe und insbesondere die Kunstharze, welche in der Technik heute überall in allen möglichen Formen Eingang gefunden haben, spielen im Kunstgliedbau derzeit noch eine bescheidene Rolle. So bedarf der Orthopädie-Mechaniker ihrer z. B. neuerdings zur Herstellung der Gelenkflächen im Striede-Knie.

Ein viel gebrauchtes Material zum Bau hauptsächlich von Bein-Prothesen ist der Filz in seinen verschiedenen Herstellungsarten. Zur Anfertigung dieses Materials werden nicht versponnene Wolle oder tierische Haare heißem Wasser, das Säuren, Alkalien, Seifen oder andere Chemikalien enthält, ausgesetzt; die Wollfasern oder Haare quellen, ringeln, überkreuzen und verhaken sich; sie verfilzen und bilden eine gut gebundene Masse. Nachher wird der Filz getrocknet und unter mehr oder weniger kräftigem Walken zu einer gleichmäßig festen Substanz verarbeitet. Je nach Feinheit der verwendeten Fasern oder Haare und der Härte oder Festigkeit des Materials entstehen die verschiedensten Filzarten. Die feinsten Sorten sind die aus Schafwolle hergestellten Wollfilze. Aus tierischen Haaren entstehen die groben Haarfilze. Alle Arten können je nach dem Vorgehen beim Walken in verschiedenen Härtegraden hergestellt werden. Ein Maß für die Dichte oder Festigkeit ist das Raumeinheitsgewicht. Dieses schwankt zwischen 0.08—0.68. Feste Materialien mit einem spezifischen Gewicht von 0.50—0.60 kommen als sog. Blockfilze in Handel. Unter ihnen sind die aus Wolle hergestellten gelblich-weißen Merino-Blockfilze die besten Werkstoffe für den Kunstgliedbau. Vor allem benötigt man diesen Blockfilz für die Herstellung von Kunstfüßen, Anschlägen und sogar von Händen. Zum Auspolstern von Prothesen-Trichtern werden Polsterfilze verwendet; es sind dies weiche Wollhaar- oder Haarfilze mit einem spezifischen Gewicht von 0.14—0.20, denen zuweilen pflanzliche Fasern beigemengt sind; diese verleihen ihnen die graubraune oder dunkelbraune Farbe.

Gurten und Bänder, welche zur Herstellung von Aufhängevorrichtungen verwendet werden, müssen vor allem eine hohe Zugfestigkeit aufweisen; extra reißfeste Spinnstoffe werden nach besonderen Methoden (Doppelgewebe mit Einlage- und Bindungsfäden, meist aus Baumwolle bestehend) gewoben. Elastische Bänder enthalten Einlagefäden aus Gummi, welche während des Webens auf die dreifache Länge ausgedehnt werden. Traggurten für Bein-Prothesen sind in der Regel 4.5 cm breit und sollen eine Zugfestigkeit von etwa 200 kg aufweisen. Bänder für Kunstarme müssen nicht so kräftig sein; dementsprechend genügt eine Breite von 2.5 cm.

Wägen wir Vor- und Nachteile der einzelnen Werkstoffe gegeneinander ab, so ergibt sich leicht, welche Materialien sich für die Einbettung des Stumpfes d. h. zur **Herstellung des Prothesen-Trichters** am besten eignen. Daß die Zeit des Leder-Stahlschienenbeins vorüber ist, muß wohl nicht besonders betont werden. Dieses Kunstglied bleibt nur noch für einige wenige Ausnahmen reserviert. Nur derjenige wird heute in der Regel noch Bein-Prothesen mit Lederköchern herstellen wollen, welcher die Bearbeitung des Holzes nicht beherrscht.

Die Nachteile des Leder-Stahlschienenbeins sind folgende:

1. Sein Gewicht ist viel zu hoch; es wiegt durchschnittlich 4—5 kg, das Holzbein 2.5 kg. 2. Auch das beste Walkleder kann seine Form unter Druck-Einwirkung von seiten des Stumpfes auf die Dauer nicht beibehalten; langwierige Korrekturen und Auspolsterungen sind die Folgen. 3. Nachträgliche Korrekturen der Form, der Länge und im statischen Aufbau sind nicht oder nur in unbefriedigender Weise möglich. 4. Lederbeine sind unhygienisch; sie lassen sich nicht in befriedigender Weise reinigen; das Leder geht schließlich zugrunde; die Lebensdauer eines solchen Kunstgliedes beträgt durchschnittlich 3—5 Jahre, diejenige des Holzbeines mindestens 5 Jahre, oft auch 10 Jahre und mehr.

Warum wir Bein-Prothesen mit Trichtern aus Leichtmetall-Legierungen oder Fiber ablehnen, haben wir bereits auseinandergesetzt. Solche Kunstglieder mögen zu Kriegs- oder Nachkriegszeiten ihre Berechtigung haben, da in kurzer Zeit große Mengen von Prothesen hergestellt werden und die Anforderungen an Anpassung und statischem Aufbau den Umständen entsprechend stark herabgesetzt werden müssen. Tatsächlich erlauben diese Werkstoffe bei entsprechender Einrichtung eine Massenproduktion, welche bei Verwendung von Holz zum vornherein ausgeschlossen ist. Kommen ruhigere Zeiten, so können, wie dies heute mancherorts in den U.S.A. geschieht, die provisorisch angefertigten Fiber- und Leichtmetall-Prothesen durch definitive Kunstbeine aus Holz ersetzt werden. Für die meisten Kunstbein-Trichter stellt also Holz das Material der Wahl dar.

Zur Herstellung von Arm-Prothesen sind bis heute hauptsächlich Trichter aus Leder verwendet worden. Für Kunstarme wollen wir diesen Werkstoff nicht kurzweg als unzweckmäßig bezeichnen; zuweilen kommt man ohne Leder gar nicht aus, da der Köcher einer Schnürung bedarf. Trotzdem möchten wir vorschlagen, daß man in geeigneten Fällen etwas mehr wie bisher Holz verwendet. Die Gründe, die uns veranlassen, Leder gelegentlich durch Holz ersetzen zu lassen, stimmen mit denjenigen, welche wir bei Besprechung der Werkstoffe für Beinprothesen angeführt haben, weitgehend und mehrheitlich überein, haben aber lange nicht eine so sehr ins Gewicht fallende Bedeutung wie bei Kunstbeinen. Das gleiche gilt mutatis mutandis auch für den Leichtmetall-Kunstarm.

Literatur.

Hepp, O.: Chirurg. 19, 185 (1948). — Koelsch, F.: Lehrbuch der Arbeitshygiene. Stuttgart: F. Enke. 1947. — Priess, H.: Die Werkstoffe in der Orthopädie. Sammlung Arbeit und Gesundheit H. 31. Leipzig: G. Thieme. 1938. — Thomas, A. and Ch. C. Haddan: Amputation and Prosthesis. Philadelphia: I. B. Lippincott Company. 1945. — zur Verth, M.: Kunstglieder und orthopädische Hilfsmittel. Berlin: Springer. 1941.

B. Bein-Prothesen.

Die untern Extremitäten gewähren dem Menschen im Stehen und beim Gehen nur dann uneingeschränkte Sicherheit, wenn eine voll funktionstüchtige Muskulatur zur Verfügung steht. Das Kunstglied entbehrt dieser aktiven Sicherungen. Der Orthopädie-Mechaniker muß deshalb versuchen, nach den Gesetzen der angewandten Physik, ein Hilfsmittel herzustellen, das die verlorene Gliedmaße einigermaßen zu ersetzen vermag. Der Amputierte verlangt vor allem, daß sein Kunstglied dem verlorengegangenen Bein hinsichtlich Form ähnlich sieht und ihm ohne allzu große körperliche Anstrengung Stehen und Gehen ermöglicht. Wollen wir uns nicht mit einer primitiven Stelze begnügen, so stellt sich uns in erster Linie die Aufgabe, die Lage der Gelenke im Raum und in der Richtung ihrer Bewegungsachsen festzusetzen. Maßgebend dafür sind der Schwerpunkt und das aus ihm fallende Lot. Bei Ruhestellung des Körpers liegt der Schwerpunkt des einen Beins (Teilschwerpunkt) ungefähr in der Mitte des Hüftgelenks dieser Extremität. Es ist das unbestrittene Verdienst deutscher Ärzte — wir nennen hier bloß Gocht, Schede, Görlach und zur Verth —, nach den Gesetzen der Physik eine eigentliche Lehre vom Kunstbeinbau geschaffen zu haben, die sich heute für eine fruchtbringende Arbeit als unentbehrlich erweist. Die Besprechung der verschiedenen Prothesentypen gibt uns Einblick in den orthostatischen oder Lotaufbau des einzelnen Kunstgliedes.

1. Die Oberschenkel-Prothesen.

Ein fester unterstützter Körper kann sich nur dann im Gleichgewicht befinden, wenn das Lot aus seinem Schwerpunkt innerhalb der Unterstützungsfläche zu liegen kommt. Architekten und Baumeistern gereicht diese Tatsache Tag für Tag zum Nutzen. Die Möglichkeit, dies zu erreichen, wächst mit zunehmender Größe der Unterstützungsfläche. Den gleichen Zweck verfolgen wir, wenn wir einer Stelze mit kleiner Belastungsfläche einen Fuß ansetzen. Bei nicht allzu großen Verschiebungen des Körpers und damit auch des Schwerpunkts wandert das Lot aus diesem ständig innerhalb

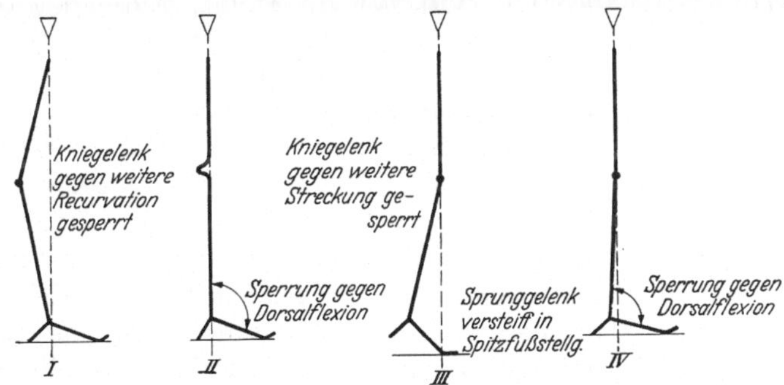

Abb. 33. Lotaufbau des Oberschenkel-Beins. I. Genu recurvatum; II. Idealer Aufbau für Standsicherheit; III. Bereitschaftsstellung nach ZUR VERTH; IV. Ideale Mittelstellung für geschickten Gang und gleichzeitig für hohe Sicherheit beim Stehen und Gehen.

der Unterstützungsfläche. Damit ist die Sicherheit beim Stehen schon gewährleistet. Sitzen und Gehen verlangen aber eine Unterbrechung des Stützstabes etwa in der Mitte, also ein Gelenk. Damit verliert die Apparatur aber ihre Sicherheit; sie droht einzuknicken, und nun beginnen die Schwierigkeiten. Wohl kann man dem neu geschaffenen Scharniergelenk ähnlich einem Genu recurvatum (Abb. 33, I) eine Überstreckung erlauben, eine weitere Bewegung in dieser Richtung aber sperren. Nun ist die Möglichkeit zu stehen erneut gesichert. Zum Gehen eignet sich aber ein solches Kunstbein nicht. Bevor es sich beugen kann, muß es bis 180° gestreckt werden und dabei erfährt es eine Verlängerung, die sich auf den Gang sehr ungünstig auswirkt. Diese Gangart kennen wir sehr wohl, beobachten wir sie doch beim Tabes-Kranken mit Genu recurvatum. Schon GOCHT hat auf das „schleudernde Ausstrecken des Beins zum Vorwärtsschreiten“ und das an eine Ataxie erinnernde Aufsetzen des Fußes bei möglichst stark durchgestrecktem Knie aufmerksam gemacht.

SCHEDE gelang es zu zeigen, daß das Kunstknie ohne Bildung eines Genu recurvatum durch Anbringen eines gegen Dorsalflexion gesperrten Fußes im Stehen gesichert werden kann. Solange das künstliche Kniegelenk nicht über die Gerade, die Hüftgelenk mit Fußspitze verbindet, nach vorn hinaus wandert, ist fester Stand möglich; erst nachher wird das System unstabil und fällt zusammen. Der Fuß wirkt solange streckend auf das Kniegelenk, als dieses innerhalb eines Dreiecks verläuft, das durch Verbindung des Hüftgelenkszentrums, der Ferse und der Fußspitze untereinander durch Gerade entsteht (Abb. 34), und Belastung erfolgt. Will man die Standsicherheit — zumal dann, wenn diese auch bei leichter Beugung im Kniegelenk noch vorhanden sein soll — weiter erhöhen, so kann man die Knieachse noch etwas nach rückwärts verlagern, wie dies beispielsweise auf Abb. 33 unter II zum Ausdruck kommt.

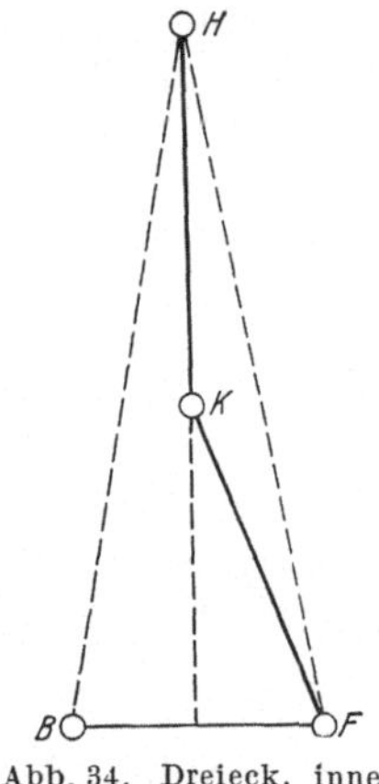

Abb. 34. Dreieck, innerhalb welchem das künstliche Kniegelenk bei einem gegen Dorsalflexion gesperrten Fuß gesichert ist; vgl. Text.

Wie bewährt sich nun diese Konstruktion beim Gehen? Dabei muß selbstverständlich nur das Verhalten des Kunstgliedes in der Standbeinphase diskutiert werden. Am Ende der Schwungbeinphase berührt die Ferse den Boden; in diesem Moment befindet sich das Lot aus dem Schwerpunkt noch weit hinter Ferse und Knie. Der Absatz des Fußes kann also in dieser Phase auf das Bein im Knie beugend wirken. Dieser Gefahr können wir auf verschiedene Weise begegnen; ein kurzer Schritt verringert die beugende Kraft. Wird der Fuß dazu in genügend starke Spitzfußstellung gebracht, so kann die Ferse ihren ungünstigen Einfluß überhaupt kaum mehr ausüben.

Erfolgt die Belastung in der Längsrichtung des Kunstgliedes, so besteht für den Rest der Standbeinphase keine Gefahr des Einknickens. Die Abwicklung geschieht vollständig sicher; die kniestreckende Kraft wird durch den Hebel des gesperrten Fußes gegen das Ende der Belastung noch verstärkt. Sie wird erst wirkungslos, wenn das Kniegelenk die Gerade, die Hüftgelenk mit Zehenballen verbindet, nach vorn überschritten hat. Da das Oberschenkelstück in diesem Augenblick in der Regel senkrecht steht, so fällt die Prothese in dem Moment zusammen, in welchem das Lot aus dem Kniegelenk nach vorn über den Zehenballen hinaus fällt.

Diese Feststellungen erklären uns, warum die Sicherheit des Ganges in der zweiten Hälfte der Belastungsphase bei Aufbau des Kunstgliedes in Bereitschaftsstellung zu wünschen übrig läßt. Zur Verth hat bekanntlich vorgeschlagen, zur Erreichung eines möglichst flüssigen Ganges den Kunstfuß in ziemlich starker Spitzfußstellung zu versteifen und so weit nach rückwärts zu bringen, daß das Lot aus dem Hüftgelenk knapp hinter den Zehenballen fällt (Abb. 33, III). Wohl ist bei einer solchen Konstruktion das Abrollen sehr gut möglich; es erfolgt aber nicht im Sprunggelenk, sondern auf dem Zehenballen. Vor allem sind aber dem gegenüberliegenden Bein bei einem derartigen Aufbau nur sehr kurze Schritte erlaubt, sonst sinkt das Kunstglied in der zweiten Hälfte der Belastungsphase zusammen. Abwicklung an unrichtiger Stelle und Verkürzung der Belastungsdauer sind die Gründe, die uns veranlaßt haben, auf die Bereitschaftsstellung nach zur Verth endgültig zu verzichten. Ein bewegliches Sprunggelenk, das eine ausgiebige Plantarflexion erlaubt, bei einem nach cranio-ventral offenen Winkel von etwas mehr als 90° gegen Dorsalflexion gesperrt ist und knapp hinter dem aus dem Hüftgelenk fallenden Lot liegt (Abb. 33, IV), darf als ideale Konstruktion für einen geschickten Gang und gleichzeitig für hohe Sicherheit beim Gehen angesehen werden. Dieser Aufbau hat sich uns seit Jahren bestens bewährt.

Weiter auf die theoretischen Grundlagen für den Bau der Oberschenkel-Prothese einzugehen, kann nicht die Aufgabe der vorliegenden Arbeit sein; wer sich diesbezüglich für Einzelheiten interessiert, sei auf die Veröffentlichungen von Schede, Görlach, zur Verth u. a. verwiesen. Nachfolgend beschreiben wir den Lotaufbau des Oberschenkel-Kunstbeins, wie wir ihn gestützt auf unsere eigenen Erfahrungen für zweckmäßig erachten.

Als Schwerpunkt ist, wie schon oben angeführt, die Mitte des Hüftgelenks bzw. des Femurkopfs maßgebend. Gemessen wird bei möglichst zwanglosem Stehen. Die festzusetzenden Punkte werden in drei senkrecht zueinander stehenden Ebenen, der Sagittal-, der Frontal- und der Horizontalebene aufgezeichnet. Die nötigen technischen Hilfsmittel sind das bereits mehrmals erwähnte Senklot und die Wasserwaage.

Der Lotaufbau des Kunstgliedes in der Sagittalebene ergibt uns folgendes Bild. Soll das Lot auf die Mitte des Hüftgelenks projiziert werden, so muß es am vordern Rande des Trochanter major angelegt werden. Gelegentlich beobachten wir bei kurzen Stümpfen Außenrotation des Femur; diese muß beim Anlegen des Lotes nur dann berücksichtigt werden, wenn sie wirklich stark ausgesprochen ist. Eine geringgradige Außenkreiselung kann ohne Nachteil vernachlässigt werden.

In der Sagittalebene betrachtet, soll das Lot aus dem Hüftgelenk mindestens 1 cm vor die künstliche Kniegelenksachse fallen. Bei kurzen oder muskelschwachen Stümpfen kommt gelegentlich eine noch stärkere Verlagerung des Kniegelenks nach rückwärts in

Frage, in der Regel allerdings nicht mehr als 3 bis maximal 4 cm. Der Fuß muß zum Lot so stehen, daß der Zehenballen vor, die künstliche Sprunggelenksachse hinter dasselbe zu liegen kommt. Am besten hat sich uns die Verlagerung der Sprunggelenksachse 1—3 cm hinter das aus der Hüftgelenksmitte fallende Lot bewährt; höchstens bei sehr langem Fuß läßt sich eine stärkere Verlagerung des Sprunggelenkes nach rückwärts verantworten, aber auch nicht mehr als um 3—5 cm (Abb. 35a).

Eine Beugekontraktur im Hüftgelenk oder die Verwendung besonderer Bestandteile zum Kunstgliedbau können den Orthopädie-Mechaniker unter bestimmten Umständen veranlassen, die Oberschenkelhülse in der Form eines mehr oder weniger regelmäßigen, nach ventral konvexen Bogens herzustellen. Schon verschiedentlich haben uns Prothesenbauer erklärt, eine solche Konstruktion wirke sich auf den Stand und das Gehen in keiner Weise ungünstig aus. Um Knie- und Sprunggelenk im Verhältnis zum Lot an richtige Stelle zu bringen, formen sie das Unterschenkelstück zu einem nach dorsal konvexen Bogen; das Kunstglied gleicht dann einem Fragezeichen. Eine solche Form ist denkbar unschön. Vor allem ist aber die Sicherheit bei einem derartigen Aufbau im Stehen und besonders im Gehen stark in Frage gestellt. Die Belastung erfolgt nicht mehr in der Längsrichtung der Prothese, sondern gegen die Fußspitze hin oder sogar über diese hinaus. Aus dieser Tatsache erklärt sich leicht, warum der Fuß seine streckende Wirkung bei normal langem Schritt auf das Knie nicht mehr bis ans Ende der Standbeinphase auszuüben vermag. Diese unglückliche Art des Kunstbein-Baues hat uns mitveranlaßt, jede Beugekontraktur im Hüftgelenk nach Möglichkeit zu beseitigen, und die Verwendung von Prothesenbestandteilen, die eine solche Konstruktion zur Folge haben könnten, abzulehnen. In Frage kommen vor allem das künstliche Kniegelenk nach Marks und serienmäßig hergestellte Unterschenkelstücke aus Holz oder Fiber, die zu einem stark nach dorsal konvexen Bogen geformt sind.

In der Frontalebene (Abb. 35 b) betrachtet, fällt das Lot aus der Hüftgelenksmitte bei günstigen statischen Verhältnissen am besten durch die Mitte der Kniegelenksachse und trifft die Sprunggelenksachse am Übergang vom medialen zum mittleren Drittel derselben. Das entspricht ungefähr den Verhältnissen bei noch erhaltenem Bein. In der Frontalebene entspricht dem Hüftgelenkszentrum ziemlich genau ein Punkt, der in der Mitte zwischen Symphyse und lateralem Rand des Trochanter major liegt.

Mit der Wasserwaage wird geprüft, ob das Becken beim Tragen der Prothese auch wirklich horizontal gehalten wird. Steht das

Becken auf der Seite der Amputation 1 cm tiefer als auf der Gegenseite, so ist dagegen nicht viel einzuwenden; größere Differenzen sind aber zu korrigieren. Auch die künstlichen Achsen des Knie- und Sprunggelenks müssen horizontal stehen. Ferner sollen sie in gleicher Höhe liegen wie die Gelenke des noch erhaltenen Beins. Das gilt ganz besonders für das Kniegelenk; liegt die künstliche Achse zu tief, so steht das Knie beim Sitzen unangenehm vor; der Fuß berührt zuweilen den Boden nicht; der Gang mit dem Kunstglied ist unnatürlich, trippelnd. Liegt die Achse dagegen zu hoch, so wird der Unterschenkel in der Schwungphase nur mühsam und zögernd nach vorn gebracht. Die Gelenkachse des menschlichen Knies wandert bei Bewegungen in demselben. Für einfache Konstruktionen verzichten wir auf diese Wanderung und wählen als Achse einen Punkt, der 1.5—2.0 cm oberhalb des medialen Gelenkspalts liegt. Sowohl Knie- wie Sprunggelenksachse werden um 7—12° nach außen verdreht, und zwar so, daß beide Achsen nachher in gleicher Ebene liegen. Um wie viele Grade die Gelenkachsen nach außen gedreht werden sollen, kann aus der Stellung des noch erhaltenen Fußes geschlossen werden. Liegen Knie- und Sprunggelenk nicht in gleicher Ebene, so kann es beim Gehen zu Drehbewegungen um die Längsachse des Kunstbeines kommen. Horncysten oder selbt Köcherrandknoten können als Folgeerscheinungen auftreten. Das letzte Wort über diese Achsenverdrehungen scheint im übrigen noch nicht gesprochen worden zu sein.

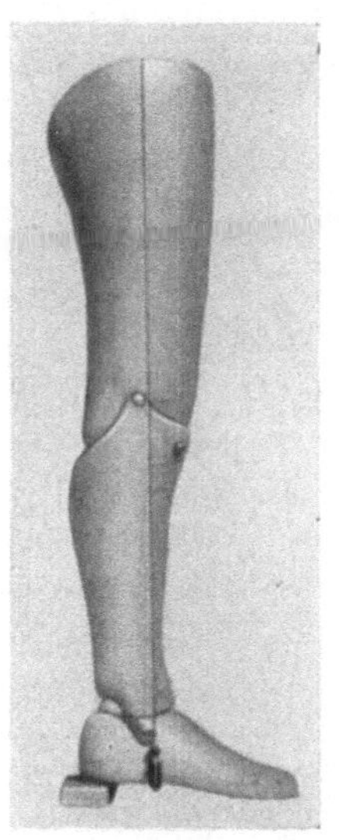
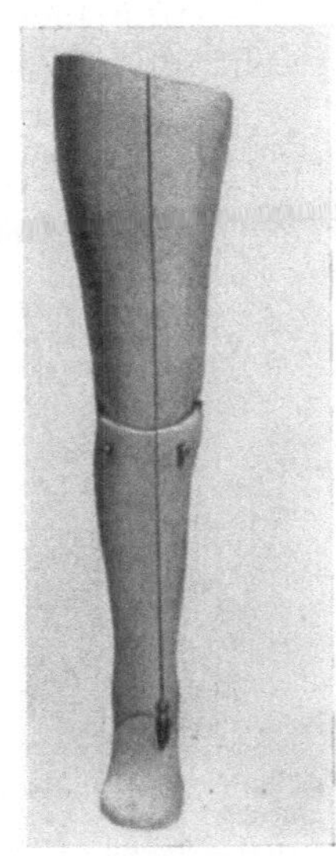

Abb. 35 a/b. Lotaufbau der Oberschenkel-Prothese in der Sagittal- und Frontalebene.

Für die Herstellung der Oberschenkel-Prothese eignet sich, wie bereits aus früheren Ausführungen hervorgeht, Holz in der Regel weitaus am besten. Ein Kunstbein bedarf nicht selten nachträglicher Abänderungen, die mit keinem Material so zuverlässig ausgeführt werden können wie mit Holz. Der wichtigste Teil ist der Oberschenkel-Trichter oder -Köcher. Dieser muß individuell nach der Stumpfform angefertigt werden. Bis vor kurzem haben wir die Meinung vertreten, es müsse vorher stets ein Gipsabguß hergestellt werden. Erfahrungen der letzten Jahre haben uns aber gezeigt, daß zur Herstellung des Köchers auch Schablonen (Abb. 37), wie speziell von ZUR VERTH vorgeschlagen, genügen. Gleichgültig, ob nach Gipsabguß oder nach Schablonen gearbeitet wird, muß daran gedacht werden, daß der Stumpf, währenddem er als Modell dient, zwar nicht maximal, aber doch gut gestreckt und fest zugespreizt werden soll. Eine mäßige Abduktionskontraktur kann meist vernachlässigt werden, indem noch genügende Zuspreizung möglich ist. Bei starker Kontraktur in Abspreizungs- oder Beugestellung soll immer zuerst geprüft werden, ob die bestehenden Funktionsausfälle im Hüftgelenk nicht behoben werden können, bevor mit dem Bau begonnen wird; in der Regel dürfte dies der Fall sein.

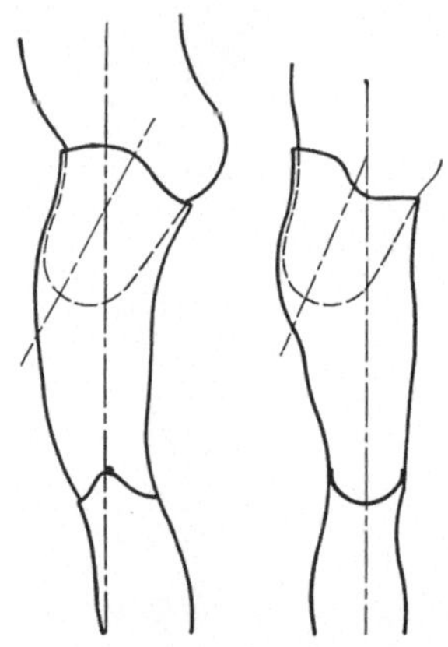

Abb. 36. Aufbau des Oberschenkel-Kunstbeins bei Beuge- und Abduktionskontraktur im Hüftgelenk.

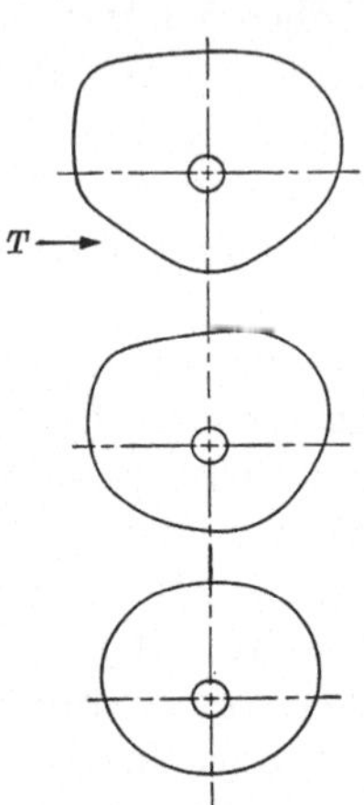

Abb. 37. Schablonen für einen Hafttrichter nach STRIEDE vom proximalen, mittleren und distalen Drittel des Köchers. T = Tubersitz.

Nur in seltenen Ausnahmefällen wird man sich dementsprechend zum Bau einer Oberschenkel-Prothese bei Abduktions- oder Beugekontraktur des Stumpfes im Hüftgelenk zu entschließen haben. Wohl kann der Orthopädie-Mechaniker solche Kunstglieder herstellen. Für den Amputierten stellen sie aber eine Plage dar, die ihn viele unnötige Kraftanstrengungen und manchen Tropfen Schweiß kostet. Abb. 36 zeigt den Aufbau bei Beuge- und Abduktionskontraktur im Hüftgelenk.

Die schwierigste Arbeit am Oberschenkel-Trichter ist die Formung des proximalen Endes. Der Reichtum der Stumpfbasis an Weichteilen gibt uns nicht ohne weiteres Aufschluß, wie der Trichter am vorteilhaftesten geformt wird. Die Angaben in der Literatur zeigen denn auch, wie verschieden gebaut wird. Es kann nicht unsere Aufgabe sein, die vielen Konstruktionsarten zu beschreiben und zu diskutieren. Uns hat sich am besten eine Gestalt bewährt, die etwa einem unregelmäßigen Fünfeck gleicht. Auf der Medialseite verläuft der obere Köcherrand oder Sitzring beinahe gerade. Er darf an dieser dem Damm gegenüber liegenden Stelle nicht zu hoch hinaufgeführt werden, da er sonst Druckerscheinungen verursacht. Die Wand ist hier besonders schmal. Da, wo der Rand auf der Ventralseite nach lateral umbiegt, ist er etwas eingedellt, damit die Adductorensehnen genügend Platz haben. Von da steigt der Sitzring langsam an; ventral über dem Schenkelhals biegt er gegen den Trochanter major hin nach dorsalwärts ab. Dorsolateral soll er möglichst satt den Weichteilen anliegen, ja er darf hier sogar etwas drücken. Dorsal über dem lateralen Rand des Schenkelhalses sinkt die Hülse wieder ab; weiter nach medial folgt der sog. Tubersitz. Bekanntlich trägt der Oberschenkel-Amputierte sein Körpergewicht mit dem Sitzbeinhöcker. Die Fläche, auf welcher dieser ruht, muß dementsprechend nach Möglichkeit horinzontal sein. Eine Neigung nach innen oder außen erlaubt dem Tuber nicht, sich aufzustützen; er rutscht auf der schiefen Ebene. Viel diskutiert worden ist über die Form des innern Randes des Tubersitzes. Einige Orthopädie-Mechaniker bauen den Sitz so, daß er nach innen tangential leicht vorspringt und nach unten ohne wesentliche Rundung fast senkrecht, ja manchmal sogar noch leicht nach außen abfällt. Andere wieder lassen die horizontale ganz langsam in eine senkrechte oder etwas nach innen geneigte Fläche übergehen. Beide Bauarten haben bei sonst gut passendem Trichter ihre Berechtigung. Bei einem Tubersitz, der nach innen stark abgerundet ist, muß der Trichter selbstverständlich möglichst eng sein, sonst rutscht das Tuber in den Köcher hinein ab. Umgekehrt kann ein ziemlich scharfkantiger Tubersitz bei knappem Sitzring Druckerscheinungen verursachen. Der Tubersitz wurde bis heute oft so gebaut, daß der Sitzbeinhöcker fast nur an einem Punkt belastet wurde. Diese „punktförmige“ Belastung wird aber lange nicht immer gut ertragen. Dies ist besonders bei Tendoperiostitiden im Bereich der am Os ischii entspringenden Sehnen des M. semitendinosus und des M. adductor magnus der Fall. Dieser Tatsache tragen moderne Bauarten, und unter ihnen vor allem diejenige von Habermann, besonders Rechnung. Der Tubersitz zeigt die Form eines nach lateral verlängerten Sitzbänkchens, welches entsprechend dem Bau des Os ischii nach dem Trochanter major hin mäßig ansteigt.

Eine besondere Form von Oberschenkel-Köcher stellt der von Striede konstruierte Hafttrichter dar (Abb. 38a—b). Dem Trichter dient nicht ein Stumpf mit schlaff herabhängenden Weichteilen als Modell, sondern ein solcher mit kräftig kontrahierten Muskeln. Der Trichter kann in groben Formen nach Schablonen hergestellt werden. Nachher muß aber der Amputierte bis zur Beendigung selbst zur Verfügung stehen. Die Form des obern Köcherrandes ist im wesentlichen folgende:

Auf der Ventralseite liegt der obere Trichterrand ähnlich einer schmalen aber langen Pelotte der Leistengegend auf. Am medialen Ende findet sich ein muldenförmiger Ausschnitt für die Adduktorensehnen. Auf der Medialseite reicht das obere Trichterende knapp bis an den Damm heran. Der Tubersitz wird weit nach lateral hin ausgedehnt. Diese Konstruktion ermöglicht dem Amputierten nicht bloß eine Belastung am Tuber, sondern auch im Bereich der Muskeln und Sehnen lateral vom Sitzbeinhöcker. Diese Weichteile dämpfen den beim Auftreten mit dem Kunstbein auf das Tuber übertragenen, oft als sehr unangenehm empfundenen Schlag und tragen so zu seinem schönen Gang bei. Am lateralen Ende der Sitzbank wird entsprechend dem dorsalen Rand des Tractus iliotibialis Maissiati eine kleine Mulde angebracht. Weiter seitlich steigt der obere Trichterrand unvermittelt stark an und steht in der Gegend des Trochanter major mindestens 5 cm über dem Niveau des Tubersitzes.

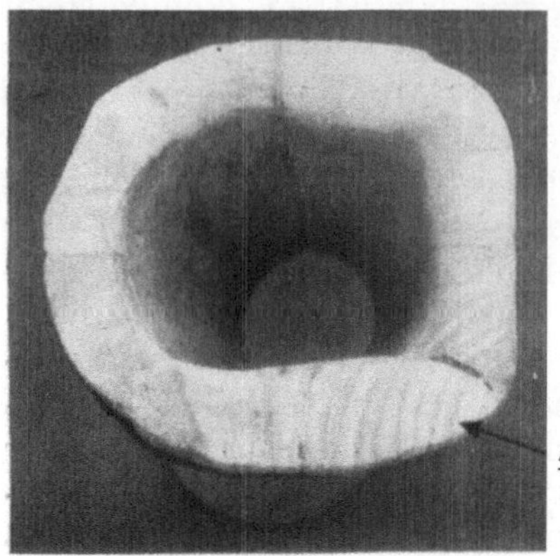

Abb. 38 a. Hafttrichter nach STRIEDE, im Rohbau. Ansicht von hinten-oben. T = Tubersitz.

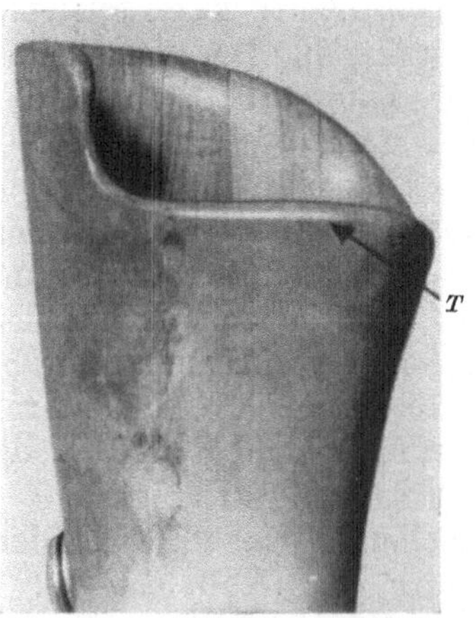

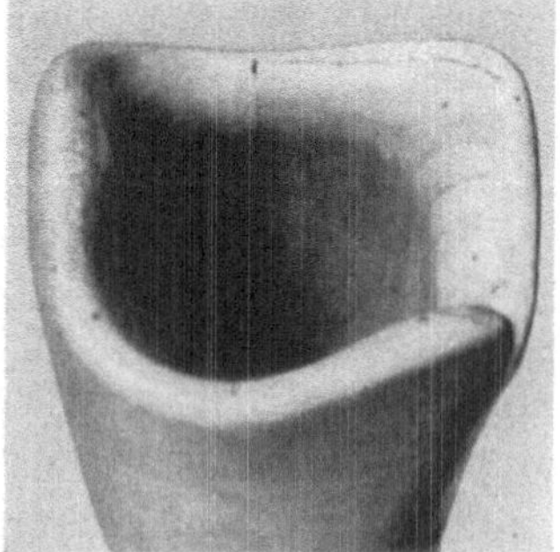

Abb. 38 b. Hafttrichter nach STRIEDE, fertiggestellt. Ansicht von hinten und von außen-oben. T = Tubersitz.

Im Gegensatz zu STRIEDE stellen heute manche Orthopädie-Mechaniker den Oberschenkel-Hafttrichter nicht nach Schablonen, sondern nach einem Gipsmodell her. Die so konstruierte obere Trichter-Öffnung ist weniger eckig als diejenige des STRIEDE-Köchers. Neuerdings wird mancherorts auf das Anlegen der Pelotte gegenüber dem Leistenband verzichtet; der Hafttrichter hält auch ohne diese. Der vordere obere Köcherrand schneidet beim Sitzen weniger tief in die Weichteile ein als derjenige des STRIEDE-Beins; dieser reicht viel weiter nach oben als jener. (Abb. 38c.)

Der Aufbau des übrigen Teils des Oberschenkel-Trichters bereitet im Gegensatz zu demjenigen des Sitzringes bei Oberschenkel-Prothesen keine nennenswerten Schwierigkeiten. Auf die Herstellung von Oberschenkel-Köchern für Saugprothesen gehen wir nicht ein. Die Verengerung des Trichters knapp distal vom Sitzring wird von den meisten Orthopädie-Mechanikern in mehr oder weniger starker Ausprägung zur Erzeugung eines Vacuums bzw.

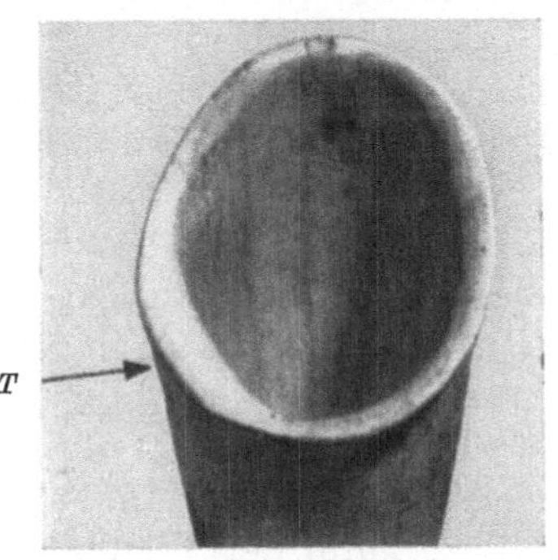

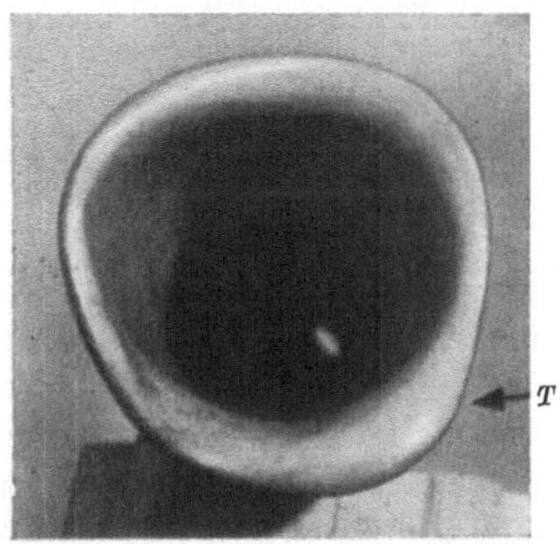

Abb. 38c. Nach Gipsabguß hergestellte Hafttrichter. Vgl. Text. Anblick von medial-oben und von hinten-oben. T = Tubersitz.

Unterdrucks im Köcher angebracht; man kann von der Bildung eines „Flaschenhalses" sprechen. Nur ein recht starker Unterdruck, der durch ein automatisches Ventil aufrecht erhalten wird, erlaubt es dem Amputierten, mit seiner Prothese ohne Aufhängevorrichtung zu gehen. Die ungünstigen Einwirkungen, die ein solches Kunstbein auf den Amputationsstumpf ausüben kann, haben wir bereits im Kapitel über die Patho-Physiologie erwähnt. Im Vordergrund stehen bekanntlich die Stauungserscheinungen. Von der cyanotisch oder bläulich verfärbten Stumpfkuppe bis zum torpiden Ulcus und zum Reibeisenstumpf sind alle Übergänge möglich. Gelegentlich wird auch eine sehr starke Schweißsekretion beobachtet. Es ist deshalb nicht verwunderlich, daß sich die Saugprothese trotz der seit mehr als 20 Jahren immer wieder gemachten Versuche nie durchgesetzt hat.

Die Haftprothese weist diese Nachteile nicht auf. In ihr herrscht nur ein geringer und bloß zeitweise vorhandener Unterdruck (in Schwungphase). An der Prothese werden ja auch keine automatischen Ventile mehr angebracht, sondern Vorrichtungen, die dem Amputierten erlauben, den Druck durch Bedienung eines federnden Knopfes nach Belieben einzustellen. Dadurch, daß der Stumpf mit einem Tricotschlauch in den Trichter hineingezogen wird, haftet die Prothese schon gut. Der so entstandene Seitendruck wird durch die willkürliche Kontraktion der Muskulatur noch verstärkt. Deshalb kann eine Prothese mit so gebautem Köcher dem Amputierten auch nicht abgezogen werden, sofern der Träger dies nicht wünscht. Fest haften muß die Prothese praktisch nur in der Schwungphase; die Kräfte, die dafür verantwortlich sind, bestehen, wie aus den obigen Ausführungen hervorgeht, aus dem hydrostatischen Druck, dem elastischen und muskulären Seitendruck (HEPP, ELLE). Die große Bedeutung der beiden letztern Momente geht schon daraus hervor, daß die Prothese beim Gehen auch ohne Mitwirken eines negativen hydrostatischen Druckes haften muß. STRIEDE und ELLE lassen deshalb ihre Amputierten auch ohne Ventil oder ähnliche Vorrichtungen marschieren. Die Haftbarkeit des Trichters, die uns indirekt wichtige Anhaltspunkte für den Grad der Wirksamkeit des elastischen Seitendruckes gibt, kann mit dem sog. Knöchelversuch geprüft werden. Die beiden zur Faust geschlossenen Hände werden so in den Trichter eingeführt, daß die Palmarseiten sich berühren. Die Haut dorsal über den Langfinger-Grundgelenken sieht gegen die Köcher-Innenwand. Werden die Fäuste an diese angepreßt, so kann der Trichter einer guten Haftprothese nicht von den Händen abgezogen werden. Ebenso haftet der Köcher am Stumpf.

Die Druckverhältnisse im Oberschenkel-Hafttrichter während der verschiedenen von HEPP beschriebenen Teilphasen des Schwungs und der Belastung haben dieser und ELLE eingehend untersucht. Unterdruck herrscht beim Abzug (Anheben des Kunstbeins zu Beginn der Schwungbeinphase), beim Vorschwung und beim Streckzug (Streckung des Knies bevor Prothese am Boden aufgesetzt wird). Überdruck besteht vom Aufstoß bis zum Abstoß in der Standbeinphase. Die einzelnen Teilphasen werden von 1—5 numeriert. Die mit einer besondern Apparatur hergestellten Druckdiagramme geben interessante Einblicke in den Gehakt des Oberschenkel-Amputierten, der mit einer Haftprothese ausgerüstet ist. Auch bei Patienten mit Saugprothesen können diese Untersuchungen ausgeführt werden; da in solchen Fällen dauernd Unterdruck besteht, schneidet die Kurve die Nullinie nie (Abb. 45).

Da wir verlangen, daß das Körpergewicht des Oberschenkel-Amputierten am Tuber und nicht an der Stumpfkuppe abgefangen wird, so findet sich im Trichter distal von der Stumpfkuppe ein mehr oder weniger großer leerer Raum. Bei gewöhnlichen Prothesen steht dieser durch eine große, der Ventilation dienende Öffnung mit der Außenwelt in Verbindung. Bei Saug- und Haftprothesen besteht nach außen ein hermetischer Abschluß. Wie der Saugköcher verfügt der Hafttrichter vorteilhaft nur über einen eher kleinen Raum distal von der Stumpfkuppe. Beim erstern ist ein möglichst wirksamer Unterdruck erwünscht, bei letzterem nicht. Nicht richtig ist es u. E., wenn der Stumpf im Trichter- und besonders im Bereich der Kuppe — zu viel Spielraum hat. Ihm obliegt die Aufgabe, die Prothese zu führen, und das muß er tun können, ohne vor jedem Schritt einen toten Weg ausführen zu müssen.

Manchenorts werden für Kniestück, Unterschenkel und Fuß serienmäßig hergestellte Paßteile und Halbfabrikate verwendet. Diese ermöglichen eine rasche Fertigstellung einer Prothese und ein leichtes Auswechseln beschädigter und verbrauchter Stücke. Solche Produkte bergen aber auch Nachteile in sich. Entsprechen sie in Form und Konstruktion nicht mehr den modernen Aufbauprinzipien, so bereiten sie, wenn trotzdem gebraucht, dem Orthopädie-Mechaniker große Schwierigkeiten. Viele schweizerische Kunstbeinbauer stellen heute alle diese Teile selbst her, und die Mühe lohnt sich.

Als künstliches Kniegelenk wird gewöhnlich eine durchgehende Hohlachse verwendet. Sie verläuft in einer besondern in den Oberteil eingebauten Buchse. Die seitlich angebrachten Schienen sind in das Wadenstück eingelassen und dort befestigt. Ein in der Mitte der Achse angebrachter Anschlagrahmen ermöglicht die Sperrung gegen Überstreckung (Abb. 39). Der harte Anschlag kann durch Hartfilzscheiben etwas gedämpft werden. Das Einfügen von federnden Streckvorrichtungen, wie sie das künstliche Kniegelenk des Marks-Beins enthält, sind vollständig überflüssig. Dagegen lassen wir in seltenen Fällen einen sog. Knie-Riegel anbringen. Besonders Amputierte, die in gebirgigen Gegenden wohnen und oft an steilen Hängen arbeiten müssen, möchten diesen sehr oft nicht missen. Auch das bei der täglichen Beschäftigung häufig vorkommende Stemmen im Stehen kann den Einbau eines Riegels wünschbar machen.

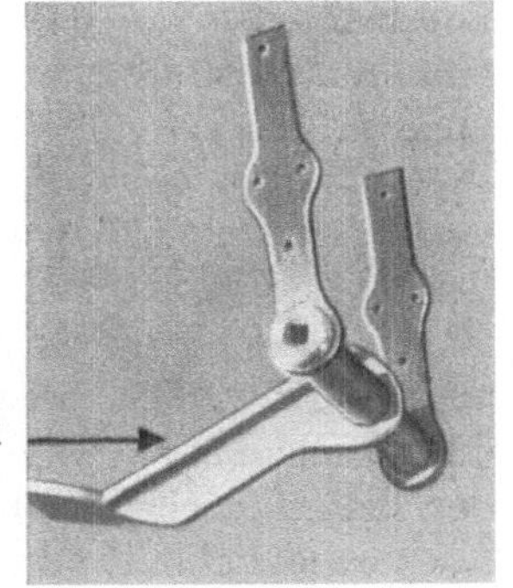

Abb. 39. Künstliches Kniegelenk mit durchgehender Hohlachse und mit Anschlagrahmen (A).

Sobald die heikle Arbeit beendet ist, kann der Amputierte die Sperrung wieder aufheben und mit beweglichem, künstlichem Knie gehen.

Eine verfeinerte Konstruktion stellt der sog. Genustop, der heute vor allem von italienischen Orthopädie-Mechanikern propagiert wird, dar. Diese Vorrichtung erlaubt dem Amputierten, mit einem Fuß zu gehen, der sogar um 15° über den rechten Winkel nach dorsal flektiert werden kann. Der bei einer solchen Stellung unvermeidliche Sturz infolge Einknickens des Kunstbeins wird vom Genustop verhindert. Sobald sich nämlich der Absatz vom Boden abhebt, bewegt sich eine kleine Pelotte plantarwärts und verursacht durch Zug an der im Wadenteil eingebauten Apparatur den sofortigen Stop. Das Knie kann nicht mehr weiter gebeugt werden. Die Arretierung löst sich, sobald der Hinterfuß auf der Unterlage wieder fest aufliegt. Die Bedienung der kleinen Schaltvorrichtung erlaubt es dem Amputierten, sein künstliches Knie auch in Streckstellung vollständig zu blockieren oder aber die Arretierung gänzlich auszuschalten.

Bei überlangen Oberschenkelstümpfen müssen an Stelle der als künstliches Knie dienenden Hohlachse seitliche Scharniergelenke verwendet werden. Dieser Ersatz ist der durchgehenden Achse nicht ohne weiteres ebenbürtig. Es ist aber zu bedenken, daß in derartigen Fällen sehr oft ein Oberschenkel-Trichter aus Leder hergestellt werden muß. Bei Verwendung von Holz käme die künstliche Kniegelenksachse zu weit nach distal zu liegen. Gerade beim Stahlschienen-Lederbein bleibt aber die Kongruenz der Seitengelenke auf die Dauer oft nicht erhalten. Die Gelenke beginnen zu klemmen, stören die normale und reibungslose Bewegung und nutzen sich vorzeitig ab.

Im Laufe der vergangenen Jahrzehnte ist eine ganze Anzahl verschiedener Kniegelenkstypen für Oberschenkel-Prothesen in den Handel gekommen. Meist handelt es sich dabei um Konstruktionen, welche die Funktionen des menschlichen Kniegelenks in mehr oder weniger ausgedehnter Form nachahmen sollen. Gerade die Beobachtung physiologischer Eigenarten und die Erhöhung der Kniesicherheit haben einzelnen Systemen bisher eine gewisse Lebensmöglichkeit geschaffen. Es kann nicht unsere Aufgabe sein, all die verschiedenen Konstruktionstypen, soweit sie uns bis heute bekannt sind, zu beschreiben. Einen vollständigen Überblick vermöchten wir in einer Zeit, da Neukonstruktionen wie Pilze aus dem Boden schießen, doch nicht zu geben. Welche Systeme sich schließlich bewähren und schlußendlich allgemein und nicht bloß regionär Verwendung finden werden, kann erst nach langjähriger

Überprüfung durch gemeinsan arbeitende Ärzte und Orthopädie-Mechaniker gesagt werden. Eine aufschlußreiche Darstellung über den heutigen Stand künstlicher Kniegelenke für Oberschenkel-Prothesen verdanken wir Brosche.

Neben dem Rollknie (ten Horn-Biedermann) sind hauptsächlich Konstruktionen bekannt, bei welchen die als Scharniergelenk wirkende Achse in ein sog. Gelenkviereck zerlegt ist. Je nach Anordnung der vier Gelenke zueinander kann eine mehr oder weniger starke Wanderung der ursprünglichen Achse bei Beugung des Knies erfolgen. Einer der bekanntesten Typen dieser Art ist das Schede-Habermann-Knie. Abb. 40 zeigt die Anordnung des Gelenkvierecks; diese ermöglicht die Kombination von Scharnier- und Gleitbewegung. Der Einbau eines derartigen physiologischen Kniegelenks in eine Ober-

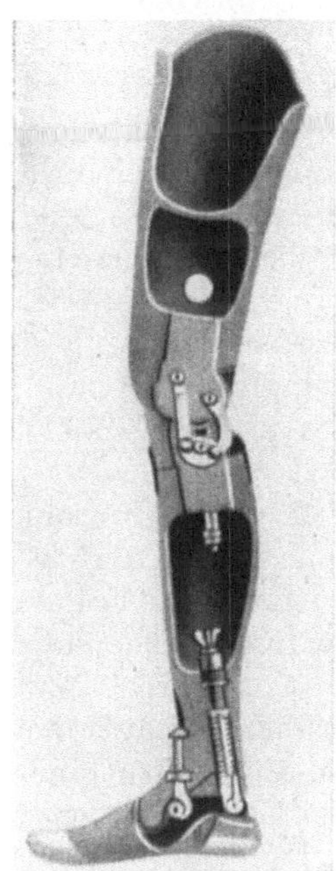

Abb. 40. Schede-Habermann-Bein mit sog. physiologischem Knie.

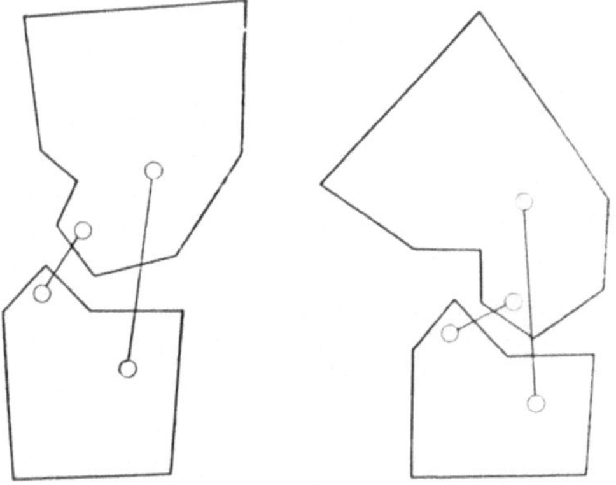

Abb. 41. Lammers-Knie (schematisch). a) gestreckt. b) leicht gebeugt.

schenkel-Prothese bedingt eine beträchtliche Gewichtszunahme des Kunstgliedes. Zahlreiche Versicherte lehnen diesen Gelenk-Typus aus diesem Grunde ab; andere wieder nehmen diesen Umstand gerne in Kauf. Da das Schede-Habermann-Knie während des zweiten Weltkrieges in der Schweiz nicht erhältlich war, mußte das physiologische Knie bei mehreren Oberschenkel-Amputierten durch Prothesen, die bloß eine Achse besitzen, ersetzt werden. Diese Umgewöhnung machte keine Schwierigkeiten. Diese Tatsache bestärkt uns in der schon früher vertretenen Auffassung, daß mit einem gewöhnlichen Scharniergelenk meist sehr wohl auszukommen ist. Mit dem aus Segmenten von Zahnrädern bestehenden physiologischen

Wälz-Kniegelenk nach HABERMANN haben wir keine persönliche Erfahrung.

In den letzten Jahren ist da und dort das Lammers-Knie (Abb. 41) wieder aufgetaucht. Auch dieses besteht aus einem Gelenkviereck. Damit die vier Achsen gut angebracht werden können, ist eine besondere Form, die ein beträchtliches Gewicht aufweist, notwendig. Die Vorteile eines Lammers-Kniegelenks möchten wir nicht verschweigen. Das Gleiten des Unterschenkels nach rückwärts bedingt eine vermehrte Sicherheit beim Gehen, weil die Gelenksachse auch bei schon recht starker Beugung im Knie immer noch hinter dem Lot aus dem Hüftgelenk und der Geraden, die Hüftgelenk und Zehenballen miteinander verbindet, liegt. Der Einbau eines Lammers-Gelenks bewirkt bei Beugung des Kunstbeins im Knie eine deutliche Verkürzung. Wenn wir die Vorteile, die das Lammers-Knie beim Gehen gewährt, bei theoretischer Betrachtung der Angelegenheit auch gerne gelten lassen, so müssen wir doch — ähnlich wie beim Schede-Habermann-Bein — feststellen, daß das viel leichtere und nicht so kompliziert gebaute Scharniergelenk an Stelle eines Vierachsenknies praktisch meist durchaus zu genügen vermag.

Wenn schon ein physiologisches Kniegelenk eingebaut werden soll, dann muß dieses nach Möglichkeit nur Vorteile bieten, und das scheint uns bei einigen Typen der modernen Bremsknie der Fall zu sein; wir nennen das OI-Kniegelenk der Optik und Orthopädie Königsee, das Kleinekathöfer-Knie, das Schubjé- und Striede-Kniegelenk. Diese Konstruktionen beruhen alle auf dem Prinzip der Flächenbremsung. Bei Belastung kommt es zu einer Bremswirkung auf möglichst großen Flächen; bei Entlastung wird diese aufgehoben. Die Steuerung übernehmen beim O I-Gelenk zwei Knieachsen, beim System Kleinekathöfer eine einzige Achse, welche in ein Schiebelager, das sog. Kulissenlager, eingebaut ist; dieses erlaubt eine Verschiebung der Achse je nach dem Grade der Belastung und damit eine dosierbare Bremsung. Bei beiden Typen ist eine Belastung des Kunstbeins bis zu einer Beugestellung von ungefähr 150° ohne Einknickungsgefahr möglich. Das geringe Mehrgewicht eines derartigen Gelenks (ca. 100 g) spielt praktisch kaum eine Rolle. Die beiden Systeme konnten wir bis heute nur an einigen wenigen Amputierten auf ihre Tauglichkeit prüfen. Wenn auch die erzielten Resultate als gut bezeichnet werden dürfen, so sind wir doch nicht berechtigt, ein bindendes Urteil abzugeben.

Neu in seiner Art ist das von SCHUBJÉ ausgearbeitete physiologische Kniegelenk (Abb. 42) für Oberschenkel-Prothesen. Nach diesem Autor gleichen die Rollen des Femur von der Seite betrachtet beim Menschen eher Ellipsen als Spiralen, wie bisher fast allgemein angenommen wurde. Der kurze Durchmesser der Ellipsen ist gegenüber der Schwerlinie um etwa 15° nach rückwärts geneigt. Auf diesen Feststellungen SCHUBJÉs beruht die Konstruktion des Gelenkes dieses Autors. Aus dem Holz des Oberschenkelstückes werden die beiden ellipsenförmigen Femurrollen geschnitzt; diese kommen auf kongurente Flächen des Unterschenkelteils zu liegen. Die Gelenkflächen neigen gegenüber der Horizontalen um etwa 15° nach hinten-unten. Die Gelenkstücke werden durch Lederriemen miteinander verbunden; diese ersetzen also Buchsen, Bolzen und Schrauben; das bisher gebräuchliche starre Gelenk wird dadurch verdrängt.

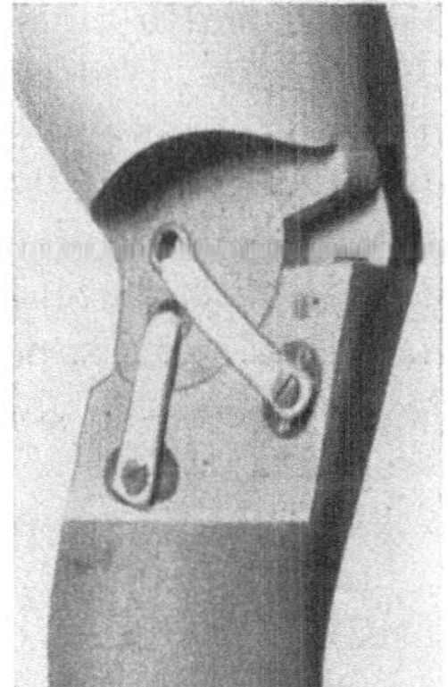

Abb. 42. Physiologisches Kniegelenk nach SCHUBJÉ.

Die großen, ellipsenähnlichen Femurrollen, deren langer Durchmesser zudem etwas nach hinten-unten geneigt ist, erhöhen bei Belastung infolge Bremswirkung die (passive) Sicherung des künstlichen Knies; dieses erlaubt noch in einer Beugestellung von 150° Belastung ohne Gefahr des Einknickens der Prothese. Ein mit einem derartigen physiologischen Gelenk ausgerüstetes Kunstbein weist nach SCHUBJÉ — wir verfügen bis heute nur über einige wenige eigene Erfahrungen — eine große Kniesicherheit während der ganzen Belastungsphase bei normaler Schrittlänge auf. Trotzdem ist ein natürlicher, kräftesparender Gang möglich; der Amputierte vermag das Bein in der Schwungbeinphase frei durchzuschwingen und den Unterschenkel aktiv nach vorn zu bringen.

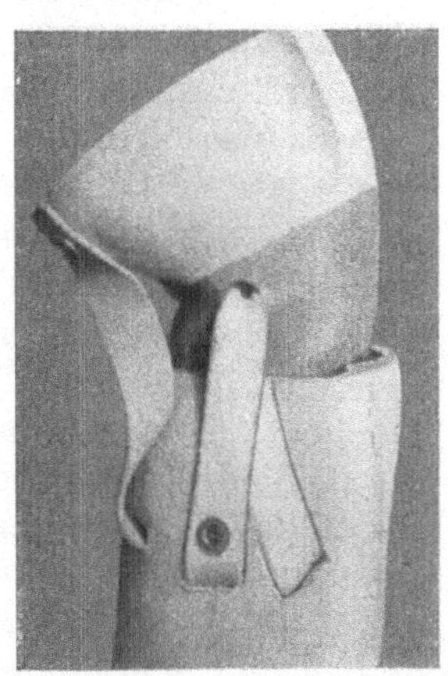

Abb. 43. Physiologisches Kniegelenk nach STRIEDE.

Neben den oben erwähnten Konstruktionen ist das beste uns bekannte physiologische Knie zweifellos das Striede-Gelenk (Abb. 43). Bei dieser Konstruktion ist ebenfalls keine fixe Achse vorhanden. Die Verbindung zwischen proximalem und distalem Gelenkkörper wird durch Lederriemen möglichst getreu nach dem Vorbild des menschlichen Knies bewerkstelligt. Die den Ligg. collateralia entsprechenden seitlich angebrachten Bänder sind derart angeordnet, daß in jeder

Stellung wenigstens einzelne Lederriemen straff gespannt sind. An Stelle der Ligg. cruciata finden sich auf der Dorsalseite Bänder, welche die Überstreckung im Knie verhindern (rückwärtige Kreuzbänder nach ERLACHER). Der proximale Gelenkkörper stellt eine auffallend exakte, bis in alle Einzelheiten gehende Kopie des distalen Femurendes dar. Auch der distale Gelenkkörper ist dem Tibiakopf genau nachgebildet. Diese Teile sind mit Kunstharz überzogen. Wie im menschlichen Knie, so wandert auch im Striedeschen Gelenk der Drehpunkt bei Beugung in einem nach distal konvexen Bogen nach rückwärts. Diese Drehgleitbewegung erlaubt es dem Träger einer Striede-Prothese, sein Bein auch bei mäßiger Beugestellung im Kniegelenk noch voll und ohne Gefahr zu belasten. Bei zunehmender Beugung verschiebt sich der Drehpunkt ferner so, daß die Radien der Kondylen immer kleiner werden. Das führt zu der auch beim menschlichen Knie resultierenden Beinverkürzung bei gebeugtem Gelenk.

In den distalen Gelenkkörper sind sogenannte Zwischengelenkscheiben nach Art der Menisken eingebaut. Die Beugung des unbelasteten Beins hemmen diese in keiner Weise; dagegen vermögen sie die Flexion bei Belastung ganz beträchtlich zu bremsen und so die Standsicherheit bei mäßiger Beugestellung beträchtlich zu erhöhen. Je nach Anspannung der den Ligg. collateralia nachgebildeten Riemen kann die Bremswirkung dosiert werden.

Da wir bis heute nur etwa 80 Oberschenkel-Amputierte mit Hafttrichter und Striede-Knien beobachten konnten, sind wir nicht ohne weiteres berechtigt, ein endgültiges Urteil abzugeben. Wir können also lediglich unsere Eindrücke anhand der bisher gesammelten Erfahrungen mitteilen. Anfänglich waren wir der Meinung, das Striede-Knie sei wenig wertvoll, also Nebensache. Tatsächlich gehen Amputierte mit Hafttrichter, aber ohne Striede-Knie schon recht schön. Vergleicht man aber den Gang dieser Versehrten mit demjenigen von Patienten mit Striede-Gelenk, so kann man bei genauer Beobachtung doch feststellen, daß ein deutlicher Unterschied besteht; letztere zeigen einen schöneren Gang. Beim Marschieren aufgenommene Kurven, welche die Bewegungen des Knies in der Sagittalebene zur Darstellung bringen, zeigen beim Amputierten mit Hafttrichter und Striede-Knie einen Verlauf, der sich von demjenigen anderer Kunstbein-Träger deutlich unterscheidet, aber dem vom gesunden Bein erhaltenen Diagramm recht ähnlich sieht (Abb. 44). Über Druckdiagramme, wie sie ELLE angefertigt hat, verfügen wir nicht. Mit Hilfe eines Manometers werden Unter- und Überdruck im Hafttrichter während des Gehens des Amputierten gemessen. Das Manometer steht mit einem Hebelsystem in Verbindung. Eine Tintenfeder an diesem schreibt die Druckschwankungen auf eine durch ein Uhrwerk getriebene Walze und so entsteht ein Diagramm (Abb. 45). Das Manometer ist mit einem Gummischlauch mit dem Hafttrichter verbunden. Der ganze Apparat hat ein niedriges Gewicht; er kann vom Amputierten auf dem Rücken getragen werden. Das Gerät wird von der Firma Carl Zeiss in Jena hergestellt.

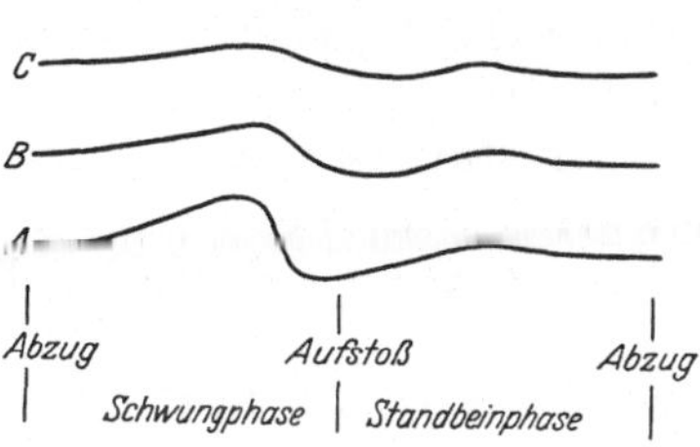

Abb. 44. Bewegung des Knies während des Gangs des Oberschenkel-Amputierten; A = Kurvenverlauf bei gewöhnlichem Kunstglied; B = bei Striede-Bein; C = Kurve bei Nicht-Amputiertem.

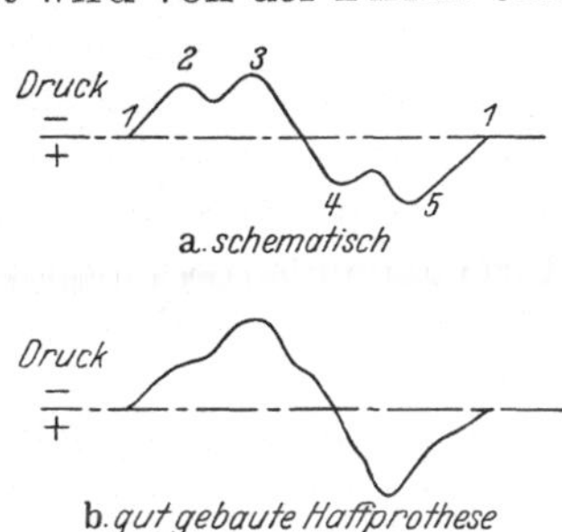

Abb. 45. Druckdiagramm bei Oberschenkel-Amputiertem mit Haftprothese nach ELLE. Bezeichnungen nach HEPP.

1—2: Abzug, Kunstbein wird angehoben; *2—3*: Vorschwung, Bein schwingt vor; *3*: Streckzug, Streckung des Kunstbeins im Knie; *3—4*: Übergang in die Belastungsphase; *4*: Aufstoß, Aufsetzen des Beins; *4—5*: Überschwung, Amputierter schwingt über gestrecktes Kunstbein hinweg; *5*: Abstoß, Abstoßen des Beins und damit Übergang in Schwungphase.

Der Amputierte, dessen Kunstbein einen Hafttrichter und ein Striede-Knie aufweist, gibt uns spontan an, daß der Gang mit diesen beiden Hilfsmitteln viel sicherer sei als mit einem gewöhnlichen Kunstbein. Der Versehrte hat das Gefühl, zwischen Stumpf und Prothese bestehe ein besonders eng verknüpftes Zusammenspiel. Dieses Empfinden ist darauf zurückzuführen, daß Bewegungs- und Lagegefühl von der Striede-Prothese Impulse erhalten, die ein gewöhnliches Kunstbein nur in sehr beschränktem Maße liefert. Sein Zustandekommen verdankt dieses Gefühl der Funktion von sämtlichen tiefen Rezeptoren in den Muskeln, Sehnen und Gelenken. Die Rezeptoren vermitteln die Empfindung von Stellungen einzelner Gliedmaßenabschnitte; sie geben Auskunft über Richtung und Geschwindigkeit passiver („geführter") Bewegungen sowie über die Intensität der Muskelspannung bei Kontraktion (Kraftsinn). Für den Bein-Amputierten spielt die Tiefensensibilität, wenn nach Möglichkeit ausgenützt eine sehr große Rolle.

Das vielbesprochene, in mancher Hinsicht noch ungeklärte Phantomgefühl scheint in diesem Zusammenhang von großer Bedeutung zu sein. Fast jeder Amputierte kann uns angeben, in welcher Stellung das verlorene Glied sich befindet; er kann seine fehlende Gliedmaße vermeintlich bewegen. Haltungs- und Bewegungsempfindung sind also, wenn auch teilweise bloß als Illusion, vorhanden. In Wirklichkeit treten dabei einzelne Muskeln und Muskelgruppen in Funktion. Diese Gegebenheiten nach Möglichkeit auszunützen, scheint uns eine der dankbarsten Aufgaben der Orthopädie zu sein.

Der Hafttrichter, der volle Funktion der Muskulatur des Stumpfes verlangt, ermöglicht eine besonders gute Entwicklung von Lage- und Bewegungsgefühl. Das Striede-Gelenk verstärkt dieses Empfinden noch dadurch, daß die Verbindung zwischen proximalem und distalem Gelenkkörper statt durch eine stabile durchgehende Gelenkachse durch Lederriemen, welche die Ligamente der menschlichen Artikulation nachahmen, bewerkstelligt wird.

Es ist selbstverständlich, daß auch eine Prothese mit Striede-Knie lotrecht aufgebaut werden muß. Besonders Rechnung zu tragen ist der Tatsache, daß der Träger einer Striede-Prothese das Kunstbein mit künstlichem Kniegelenk weder im Stehen noch im Gehen ganz durchstreckt; dementsprechend beugt er das Knie am Ende der Belastung, einer für die Gangsicherheit gefährlichen Phase, stärker als ein Amputierter mit gewöhnlicher Prothese. Dieser Tatsache trägt man am besten dadurch Rechnung, daß man den künstlichen Fuß im Sprunggelenk etwas stärker sperrt, den Fuß gegenüber dem Lot aus dem Hüftgelenk etwas mehr nach vorn versetzt oder beide Manipulationen kombiniert.

Die sonst von uns eher verpönte Spitzfußstellung läßt sich hier deshalb verantworten, weil beim Striede-Bein, das ja in der ersten Hälfte der Schwungphase noch gebeugt und deshalb verkürzt ist, eine Berührung der Fuß-Spitze beim Vorwärtsschlendern nicht zu befürchten ist.

Eine zu große Verlegung des Fußes gegenüber dem Lot aus dem Hüftgelenk nach vorn ist nicht ratsam. Wenn auch der Stand durch eine solche Verschiebung ungleich sicherer wird, so erschwert ein derartiger statischer Aufbau das Abwickeln beim Gehen ganz erheblich. Keinesfalls darf das Lot aus dem Hüftgelenk hinter die künstliche Sprunggelenksachse fallen.

Unterschenkel- und Knöchelstück aller Oberschenkel-Prothesen werden hinsichtlich Form und Größe dem noch erhaltenen Bein angepaßt; dasselbe gilt für den Fuß. Dieser darf den Gang nicht stören und „höckerig“ machen. Der Fuß wird deshalb nur bis zum Zehenballen aus festem Werkstoff gebaut. Um das Abrollen zu erleichtern und das Aufstoßen am Übergang aus der Schwungbein-

in die Standbeinphase zu dämpfen, wird eine Sohle aus einem mehr oder weniger stark elastischen Werkstoff angebracht. Der Fuß zeigt deshalb in der Regel einen Holzkern mit Sohle und Zehenteil aus einem guten Blockfilz (Merino-Filz). Während des zweiten Weltkrieges, da wir keinen hochwertigen Blockfilz erhalten konnten, mußten wir uns mit der Herstellung eines Sohlengelenks in der Zehenballengegend begnügen.

Ungelenkig verbundene Füße wurden früher auch bei uns recht häufig verwendet. Vorbedingung ist dann allerdings, daß elastische Werkstoffe zur Herstellung benützt werden. Hauptsächlich erfreut sich der Gummifuß großer Beliebtheit. Tatsächlich erlaubt er auch ein schönes Abrollen beim Gehen. Gelenklose Füße haben aber einen großen Nachteil: die Stellung, in welcher der Fuß am Knöchelstück fixiert ist, läßt sich nachträglich nur mühsam ändern. Welchen Einfluß der gelenklose Fuß auf die oben erwähnten Kurven beim Gehen und auf die sog. Druckdiagramme ausübt, konnten wir bisher nicht überprüfen.

Der Gelenkfuß enthält eine Artikulation, die wir in den bisherigen Erörterungen der Einfachheit halber immer als Sprunggelenk bezeichnet haben. Diese gelenkige Verbindung ermöglicht Bewegungen in der Sagittalebene und kopiert also das obere Sprunggelenk, des noch erhaltenen Beins. Die In- und Eversion des menschlichen Fußes wird nicht nachgeahmt. Es gibt zwar recht leistungsfähige künstliche Gelenke, die alle diese Bewegungen zusammen erlauben. Wenn man aber weiß, welch großem Verschleiß das künstliche Sprunggelenk ausgesetzt ist, so zieht man ein einfaches, aber dafür stabiles Scharniergelenk einer komplizierten Konstruktion vor. Geschickter Sohlenschnitt und Verwendung elastischer Werkstoffe erlauben in der Regel, auf eine der In- und Eversion dienende Artikulation zu verzichten.

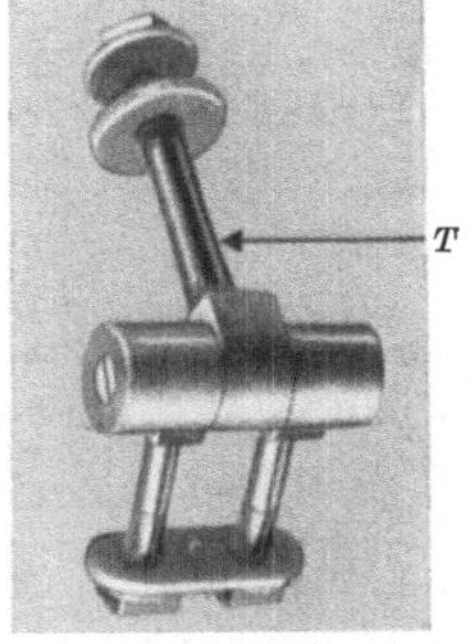

Abb. 46. Hänge-Knöchelgelenk mit T-Träger (T).

Am häufigsten findet das sog. Hänge-Knöchelgelenk Anwendung. Die Fixation am Unterschenkelstück erfolgt durch einen T-Träger, der mittels einer Schraubenmutter nachziehbar ist. Die aus zwei Teilen bestehende Buchse wird durch die hinzugehörenden Schrauben mit dem Fuß verbunden (Abb. 46).

Welche Möglichkeiten uns das ausgiebig bewegliche künstliche Sprunggelenk in die Hand gibt, weiß nur derjenige, der sich bemüht, den Gang des Amputierten bei verschiedenen Fußstellungen, Sperrungen und Exkursionen zu beobachten. Aus diesem Grunde möchten wir auf ein künstliches Sprunggelenk an der Oberschenkel-Prothese keinesfalls verzichten, erlaubt dieses doch, wie kein anderer Bestandteil des Kunstgliedes, den individuellen Eigenheiten der Stümpfe und der Amputierten Rechnung zu tragen. Angesichts der von Fall zu Fall verschiedenen Stellungen und Sperrungen ist es nicht möglich, zahlenmäßig anzugeben, wie der Fuß stehen muß und welche Bewegungs-Exkursionen er erlauben darf. Der Amputierte soll im übrigen darauf aufmerksam gemacht werden, daß die Absätze an seinen Schuhen eine konstante Höhe aufweisen müssen.

Interessante Einblicke in den Gang der Oberschenkel-Amputierten mit Haftprothesen je nach Stellung und Sperrung des Fußes geben die von ELLE aufgenommenen Druckdiagramme. Auch das Wandern eines oder mehrerer Punkte an der Prothese beim Gehen gibt wichtige Aufschlüsse; die Darstellung der Kurven erfolgt am besten auf photographischem Wege.

Die gewöhnliche Oberschenkel-Prothese bedarf einer Befestigung am Körper. Die Aufhängevorrichtung muß den Kontakt zwischen Stumpf und Köcher beim Stehen und Gehen sicherstellen. Für den Amputierten, welcher zum ersten Mal ein Kunstbein trägt, eignet sich am besten die „aktive Aufhängung“ nach FITTWELL, HASCHKE und DAEHNE; diese erlaubt „Knieführung und Vorbringung“ (ZUR VERTH) des Unterschenkelstückes beim Gehen. Die Traggurten verlaufen ähnlich Hosenträgern über beide Schultern; auf der Ventralseite gehen sie in zwei Zügel über, welche am proximalen Drittel des Unterschenkelstückes ansetzen. Damit diese bei Beugung der Prothese im Knie nicht nach der Seite ausweichen können, sind sie an 2 Stellen durch quere Riemen untereinander verbunden. Etwas oberhalb der Mitte des Oberschenkel-Trichters gehen zwei Strippen — von jedem Längszügel eine — nach der Dorsalseite ab; sie werden auf der Rückseite miteinander vereinigt und außerdem mit der dorsalen Traggurte der Aufhängevorrichtung verbunden (Abb. 47).

Die aktive Aufhängevorrichtung nach FITTWELL, HASCHKE und DAEHNE gibt dem Amputierten, welcher das Gehen lernt, eine große Sicherheit, und zwar ganz besonders am Anfang und am Ende der Standbeinphase. Durch ein auch nur leichtes Heben der Schultern kann eine unerwünschte Beugung im Kniegelenk verhindert werden. Die Bandage hat aber auch Nachteile; da sie keine Möglichkeit hat, sich an der Prothese zu verschieben, so tut sie dies über den beiden Schultern; bei dieser Gelegenheit stößt sie dem Amputierten die Unterwäsche schulterwärts.

Nicht mit diesem Nachteil behaftet sind die in den U. S. A. hergestellten und gewöhnlich verwendeten aktiven Aufhängevorrichtungen. Bei diesen treten die Zügel durch das distale Drittel des Oberschenkel-Trichters hindurch und verlaufen über Rollen, welche an einem mit der Dorsalseite des Unterschenkelstücks verbundenen Bügel fixiert sind. Ein Heben der Schultern bewirkt eine Streckung des Kunstbeins im Kniegelenk. Alle Bewegungen der Prothese lassen sich von den Schultern aus kontrollieren. Bis heute verfügen wir nur über einzelne Erfahrungen mit solchen Bandagen, und diese sind nicht schlecht. Einzig bei kurzen und muskelschwachen Stümpfen genügen sie allein nicht immer, weil sie der Prothese keinen Halt in der Frontalebene gewähren; aber dem kann durch Anbringen eines Trochanterriemens abgeholfen werden.

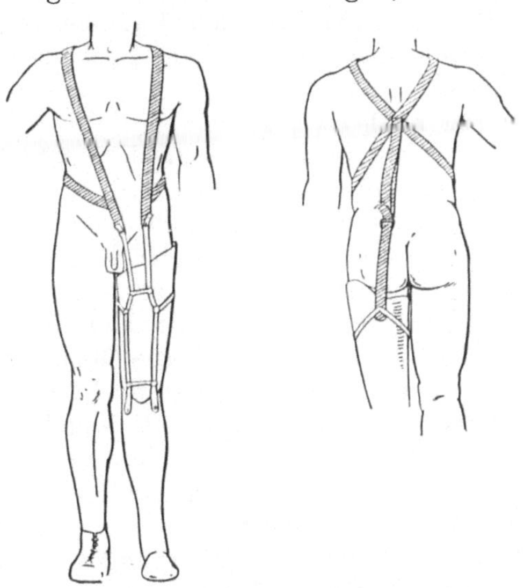

Abb. 47. Aktive Aufhängevorrichtung nach FITTWELL, HASCHKE und DAEHNE.

Beherrscht der Amputierte sein Kunstglied, so bedarf er der aktiven Aufhängevorrichtung meist nicht mehr, es sei denn, es handle sich um einen kurzen und muskelschwachen Stumpf. Die Führung der Prothese von den Schultern her trägt zudem auch nicht zu einem besonders schönen und freien Gang bei. Die aktive Aufhängung kann dann durch eine hosenträger-ähnliche Bandage oder durch einen Westengurt ersetzt werden; Lederriemen, welche lateral und medial am Oberschenkel-Trichter über Rollen verlaufen, fixieren die Prothese an der Tragweste. Zuweilen wird an Stelle des äußeren Rollriemens ein Trochanterzügel angebracht.

Für Frauen wird als Befestigungsvorrichtung mit Vorliebe ein Mieder verwendet. Sehr kurze Oberschenkel-Amputationsstümpfe lassen neben der üblichen Aufhängevorrichtung das Anbringen eines Beckengurts wünschenswert erscheinen. Der Gurt ist in der Regel mindestens 5—10 cm breit und mit Stahlspangen armiert. Die Verbindung mit dem Köcher erfolgt mittels einer gelenkig unterbrochenen Stahlschiene. Das eingefügte Gelenk muß zum mindesten Bewegungen in der Sagittalebene erlauben; noch besser ist ein in allen Richtungen bewegliches Gelenk. Der Beckengurt leistet tatsächlich Gutes bei kurzen, schlechten Stümpfen und bei Doppel-Amputierten. Bei mindestens mittellangen Stümpfen sollte er dagegen nicht Verwendung finden; er ist nicht sehr angenehm zu tragen und erfordert sehr häufig Reparaturen.

Der Oberschenkel-Amputierte, welcher im Besitze einer Haft- oder Saugprothese ist, kommt ohne Befestigungsvorrichtung aus; höchstens muß, wenn das Kunstbein vorübergehend nicht genau paßt, für einige Tage eine Bandage (Schlesier-Bandage), welche über die gegenüberliegende Beckenschaufel verläuft, angebracht werden.

Das Hüftexartikulationsbein bekommen wir selten zu Gesicht. Unter den 703 von uns beobachteten Amputierten findet sich bloß ein einziger, welchem ein Bein im Hüftgelenk exartikuliert wurde. Unter Kriegsverhältnissen mag dieser Schaden sehr viel häufiger vorkommen. Der Hüftgelenks-Exartikulierte entbehrt der Kräfte, welche eine Prothese zu führen vermögen. Das Hüftauslösungsbein ist also ein vom Körper in nur reduziertem Maße abhängiger Apparat. Die für die Oberschenkel-Prothese gültigen Aufbau-Gesetze haben hier also noch größere Bedeutung. Das Kunstglied besteht aus einem individuell angepaßten Beckenkorb und einem nach den üblichen Konstruktions-Prinzipien hergestellten Kunstbein. Die beiden verbindet man durch ein künstliches Hüftgelenk, das Bewegungen in der Sagittalebene erlaubt. Auf der Außenseite wird ein Scharniergelenk angebracht; innen läßt man einen am Beckenkorb befestigten halbkreisförmigen Bügel auf einer am Oberschenkelstück fixierten Rolle gleiten. Es ist dies die einzige Konstruktion, welche es dem Amputierten erlaubt, bequem zu sitzen. Wohl ginge es auch ohne Rolle; das lateral angebrachte Scharniergelenk würde dann aber auf seitliche Abknickung und Verwringung viel zu stark beansprucht und rasch zerstört sein. Um dem Amputierten das Gehen zu ermöglichen, muß entweder das Hüft- oder das Kniegelenk gesperrt werden. Die gebräuchlichste Konstruktionsform der künstlichen Gelenkkette ist das Kunstbein mit gesperrtem Hüftgelenk, freiem Knie und gegen Dorsalflexion etwas verstärkt gesperrtem Sprunggelenk. Da das Hüftauslösungsbein der Führung durch einen Amputationsstumpf entbehrt, muß es möglichst leicht gebaut werden.

Einen beachtlichen Fortschritt stellt unseres Erachtens das Beckenbein mit dem Schede-Bügel dar; dieser ersetzt den schweren und voluminösen Beckenkorb.

In letzter Zeit wurde versucht, Hüftgelenks-Exartikulierte mit Haftprothesen zu versorgen; diese sind viel leichter als die bisher üblichen Kunstglieder. Beim Sitzen kann die vordere Schaftwand, die im Interesse einer zuverlässigen Haftung besonders weit nach proximal reichen muß, gegen die Leistengegend drücken und den Stumpf aus dem Schaft herausheben. Kurzstumpf-Haftschäfte werden deshalb mit Vorteil kippbar gebaut. Bei dieser Kippschaft-Konstruktion ist die Stumpfschale mit der übrigen Prothese gelenkig verbunden. Beim Sitzen wird das Gelenk freigegeben, beim Stehen und Gehen blockiert.

Der Doppel-Oberschenkel-Amputierte ist ungleich schwieriger prothetisch zu versorgen als der Einbeiner. Dieser verfügt über eine größere Gleichgewichtskontrolle als der Doppel-Beinamputierte. Verkürzte Ersatzglieder gewähren dem Versehrten bald eine recht beachtliche Sicherheit; mit zunehmender Geschicklichkeit können die Prothesen allmählich verlängert werden. Wir verfügen über einige derartige Beobachtungen, bei welchen sich dieses allerdings etwas mühsame Vorgehen bezahlt hat. Im Interesse einer vermehrten Sicherheit pflegen wir die künstlichen Kniegelenksachsen meist etwa um einen cm weiter nach rückwärts zu verlegen als gewöhnlich. An beiden Kunstgliedern wird ein Knieriegel angebracht. Beim Gehen wird vor allem im Anfang dasjenige Kniegelenk gesperrt, dessen Prothese zum kürzeren und muskelschwächeren Stumpf gehört. Der Knieriegel ist ein Hilfsmittel, das wir beim Doppel-Oberschenkel-Amputierten zur Erlernung des Gehens und zur Erlangung der Gleichgewichtshaltung nicht missen möchten.

2. Die Unterschenkel-Prothesen.

Auch das Unterschenkel-Kunstbein muß nach orthostatischen Gesetzen aufgebaut werden. Die Verhältnisse sind aber hier insofern wesentlich einfacher als die Lage des Kniegelenkes bereits gegeben ist; es muß also bloß festgestellt werden, wo das Sprunggelenk hingehört. Dieses wird im Verhältnis zum künstlichen Kniegelenk genau gleich plaziert wie bei der Oberschenkel-Prothese. Dementsprechend fällt das Lot aus dem künstlichen Kniegelenk in der Sagittalebene betrachtet, etwa 1—2 cm vor die Sprunggelenksachse. Eigentlich müßten wir in diesem Zusammenhang bereits angeben, an welche Stelle wir die künstliche Kniegelenksachse bringen; wir werden aber auf diese recht heikle Frage ohnehin noch genauer eingehen müssen. In der Frontalebene gesehen, fällt das Lot aus der Mitte des Kniegelenkes an den Übergang vom medialen zum mittleren Drittel der künstlichen Sprunggelenksachse. Wo bei Betrachtung in der Frontalebene die Mitte des Kniegelenkes zu suchen ist, haben wir bei der Besprechung der provisorischen prothetischen Ausrüstung auseinandergesetzt. Da, wie bereits an jener Stelle erwähnt, die Patella nicht selten auffallend stark lateral liegt, kann deren Zentrum oft nicht der Mitte des Kniegelenks gleichgesetzt werden. Wie bei der Oberschenkel-Prothese, so wird auch beim Unterschenkel-Kunstbein die Sprunggelenksachse in der Horizontalebene um 7—12° nach außen verdreht. Parallel zu dieser stellen wir auch die künstliche Kniegelenksachse. Nicht in einer Ebene liegende Achsen verfallen bald dem Verschleiß.

Der wichtigste Bestandteil der Unterschenkel-Prothese ist der Trichter. Holz ist das gegebene Material für diesen. Walkleder wird nur ausnahmsweise verwendet, und zwar höchstens für lange, weichteilarme Stümpfe mit atrophischer und empfindlicher Haut. Zur Herstellung des Unterschenkel-Trichters aus Holz benötigen wir ein Gipsmodell, an welchem die Hilfstragflächen besonders genau ausgearbeitet worden sind. Da die Kuppe des Stumpfes keinesfalls belastet werden soll, so müssen die Hilfstragflächen im Bereich des Tibiakopfes das Körpergewicht tragen; als solche funktionieren der mediale und laterale Condylus tibiae; auch der Gegend des Lig. patellae kann eine geringe Belastung zugemutet werden. Nicht dem Druck ausgesetzt werden dürfen das Fibulaköpfchen und die Schienbeinnase. Für diese Stellen müssen genügend große Aussparungen geschaffen werden. Da der Amputierte mit seinem Stumpf nicht immer gleich tief in den Trichter einsinkt, sind die angebrachten Dellen genügend weit nach oben und unten auszudehnen. Soll der Stumpf auf den nach innen geneigten Ebenen des Trichters Tragflächen finden, so muß er auf der Dorsalseite einen genügenden Gegenhalt finden. Diese Forderung stößt insofern auf Schwierigkeiten, als beidseits seitlich an der Kniekehle Sehnen verlaufen, welche für den Unterschenkel-Amputierten beim Gehen von großer Bedeutung sind und deshalb in ihrer Funktion keine Behinderung erlauben. Wir empfehlen deshalb, den obern Köcherrand über der Mitte der Kniekehle gleich hoch hinauf zu führen wie auf der Ventralseite und lateral und medial davon Ausbuchtungen anzubringen. Die Wade leistet gerade in der Mitte einen ausgezeichneten Gegenhalt. Reicht der obere Trichterrand in der Mitte der Kniekehle nicht hoch genug hinauf, so fallen die Weichteile leicht über den Köcher hinaus; die auf diese Weise entstehenden Wülste verursachen dem Amputierten Beschwerden.

Fehlstellungen des Stumpfes, wie Beugekontrakturen im Kniegelenk, Genua valga müssen bei der Herstellung des Trichters und beim orthostatischen Aufbau berücksichtigt werden. Es geht also, um ein Beispiel anzuführen, nicht an, den Fuß bei einem Streckausfall im Knie so zu stellen, als ob diese Funktions-Behinderung gar nicht bestehen würde. In einem solchen Falle muß der proximale Teil des Trichters entsprechend der Länge des Stumpfes nach dorsalunten verlaufen; der distale Teil ist nach ventral-unten gerichtet, so daß das künstliche Sprunggelenk bei Betrachtung in der Sagittalebene knapp hinter das aus dem Kniegelenk fallende Lot zu liegen kommt. Besteht keine Bewegungseinschränkung im Kniegelenk, so erfolgt die Einbettung des Stumpfes in Streckstellung.

Das einfachste und idealste Kunstglied für den Unterschenkel-Amputierten würde, wenn es sich allgemein bewährte, das Kurzbein (Abb. 48) darstellen. Dieses besteht einzig aus Unterschenkelstück und Fuß. Die Fixation erfolgt mit Hilfe der nicht starren Görlach-Bandage. Da weder ein künstliches Kniegelenk, noch eine Oberschenkel-Lederhülse mit Stahlschienen notwendig sind, welche die Form der Prothese entstellen und dem Amputierten lästig fallen, sind es hauptsächlich weibliche Patienten, die es immer wieder versuchen, mit dem Kurzbein auszukommen. Sehr lange Stümpfe eignen sich dazu allerdings von vornherein nicht; die Stumpfkuppe ist unter derartigen Bedingungen so sehr dem Druck und der Reibung ausgesetzt, daß die entstehenden Beschwerden das Tragen des Kurzbeines bald unmöglich machen. Noch weniger gestatten kurze Stümpfe die Versorgung mit diesem Bein. Mittellange und gut geformte Stümpfe erlauben nicht selten das Tragen eines Kurzbeines über Monate und gelegentlich sogar über Jahre; aber nachher geht es oft nicht mehr. Unter unsern Amputierten haben denn auch nur wenige ein solches Bein länger als 3 Jahre getragen; nachher mußte dieses nicht selten durch eine gewöhnliche Unterschenkel-Prothese ersetzt werden.

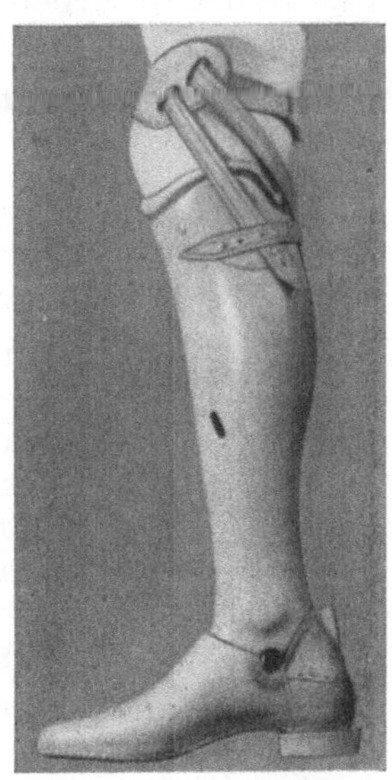

Abb. 48. Unterschenkel-Kurzbein mit Görlach-Bandage.

Auf die Dauer läßt sich der Oberschenkel zum Halten des Kunstbeines nicht ausschalten; meist genügt eine kurze schnürbare Hülse aus Blankleder, die auf der Ventralseite geschlossen werden kann. Medial und lateral ist sie an einer Stahlschiene fixiert; diese starre Verbindung zwischen Oberschenkel-Hülse und Unterschenkel-Trichter sind durch Scharniergelenke in Höhe des Knies unterbrochen. Meist genügt es, wenn die Lederhülse wenige cm oberhalb der Femurkondylen beginnt und am Übergang vom proximalen zum mittleren Oberschenkeldrittel endet. Sind die Hilfstragflächen im Bereich des Tibiakopfes auch bei Anbringen eines Schwebetrichters nicht imstande, die Belastung beim Stehen und Gehen auszuhalten, so bleibt nichts anderes übrig, als am proximalen Ende der nach oben verlängerten Oberschenkel-Hülse einen armierten Sitzring aus Leder anzubringen; diese Ergänzung ist glücklicherweise nur sehr selten notwendig. Eine wertvolle Ergänzung der Oberschenkelhülse stellt der Knieriemen dar; auf der Ventralseite knapp oberhalb der Patella in querer Richtung verlaufend und ähnlich einer Neumann-Bindung auf der Dorsalseite des Unterschenkel-Trichters oder an den seitlichen Schienen inserierend, gibt er dem Kunstbein einen guten Halt und verhindert das unerwünschte Pumpen.

Über das künstliche Kniegelenk der Unterschenkel-Prothese ist in den letzten Jahren ziemlich viel geschrieben worden. Die Achse des menschlichen Knies geht etwa durch die Mitte des Femurknorrens. Bei Beugung des Beins im Kniegelenk verharrt sie aber nicht am gleichen Ort; sie wandert in einem nach oben konkaven Bogen um einige cm nach der Dorsalseite hin (Abb. 49). Je stärker die Beugung im Kniegelenk erfolgt, um so kürzer wird zudem der zugehörige Radius; eine Flexion um 60° bedingt dementsprechend eine Verkürzung um mindestens 5 mm (Paschold).

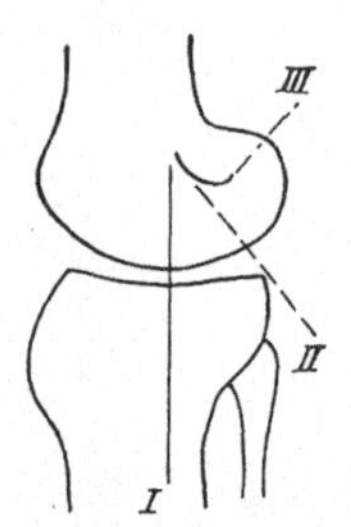

Abb. 49. Wanderung der Achse im menschlichen Kniegelenk bei zunehmender Beugung (I-III); vgl. Text.

Der Orthopädie-Mechaniker hat die Aufgabe, das künstliche Gelenk so anzubringen, daß es sich trotz denkbar einfacher Konstruktion der Funktion des menschlichen Knies so gut als möglich anpaßt. Da das künstliche Gelenk nur wenig Raum zur Verfügung hat und doppelt, d. h. sowohl in die laterale als auch in die mediale Stahlschiene, eingebaut werden muß, fallen komplizierte Apparaturen von vornherein außer Betracht. Die praktischen Erfahrungen zeigen, daß die Nachahmung der Gelenkwanderung nicht unbedingt notwendig ist; gewöhnliche Scharniergelenke genügen also. Die bei Verwendung solcher Scharniere auftretende Verschiebung zwischen Stumpf und Prothese während des Gehens ist ohne allzu große praktische Bedeutung und kann deshalb vernachlässigt werden.

Wo soll nun die künstliche Kniegelenksachse liegen? In der Literatur findet man auf diese Frage die verschiedensten Antworten. Einzelne Autoren bestimmen die Lage am Trichter; dieses Vorgehen, das auch noch bei uns zum Teil üblich ist, halten wir nicht für richtig. wäre der Weichteilgehalt jedes Stumpfes gleich und wären Fett- und Muskelgewebe stets gleichmäßig verteilt, so könnte man vielleicht ohne allzu große Nachteile angeben, an welcher Stelle des Trichters die Gelenke anzubringen sind. Bei der unterschiedlichen

Beschaffenheit der Stümpfe ist ein solches Vorgehen aber ausgeschlossen. Mehrmals konnten wir beobachten, daß bei Konstruktion nach den oben erwähnten Angaben die Achse bei starkem Weichteilgehalt der Kniekehle am hintern Rand des Femur-Condylus oder sogar dorsal von diesem lag.

Es bleibt uns nichts anderes übrig als die künstliche Achse nach dem Knie des Stumpfes zu bestimmen. Nach unseren jahrelangen Erfahrungen in dieser uns speziell interessierenden Frage konnten wir feststellen, daß die Gelenksachse am besten etwa 1.5—2 cm oberhalb des lateralen oder ca. 2 cm cranial des medialen Gelenkspalts gelegt wird. In der Horizontalebene betrachtet, steht die Achse 2·5—3 cm ventral von dem am meisten dorsal gelegenen Punkt des Condylus femoris lateralis. Diese Feststellungen basieren auf über hundert Untersuchungen an Unterschenkel-Amputierten; die Achse mußte oft mehrmals versetzt werden, bis sich ihre Lage als richtig erwies. Soll die im Rohbau fertige Prothese daraufhin geprüft werden, ob die künstliche Kniegelenksachse gut liegt, so kann dies bei üblichen Scharniergelenken mit einem Außendurchmesser von 2.5 cm am besten wie folgt geschehen: Mit dem Daumen der einen Hand wird der hintere Rand des Condylus femoris lateralis abgetastet; der Zeigefinger der andern Hand wird nun so auf den lateralen Femurknorren aufgelegt, daß der radiale Rand des Endgliedes den zuerst plazierten Finger knapp berührt. Liegt die äußere Artikulation richtig, so tangiert die ulnare Seite des zweiten Fingers den dorsalen Rand des lateralen Scharniergelenks (Abb. 50). Wo muß nun das mediale Scharniergelenk liegen? Um dessen Lage am innern Köcherrand bestimmen zu können, müssen wir wissen, daß die Zentren der Scharniergelenke in einer Geraden liegen, welche horizontal verläuft und wie die Sprunggelenksachse gegenüber der Frontalebene außen um 7—12° nach der Dorsalseite hin verdreht ist. Beide Achsen müssen, wie bereits früher erwähnt, in einer gemeinsamen Ebene liegen und in dieser parallel verlaufen.

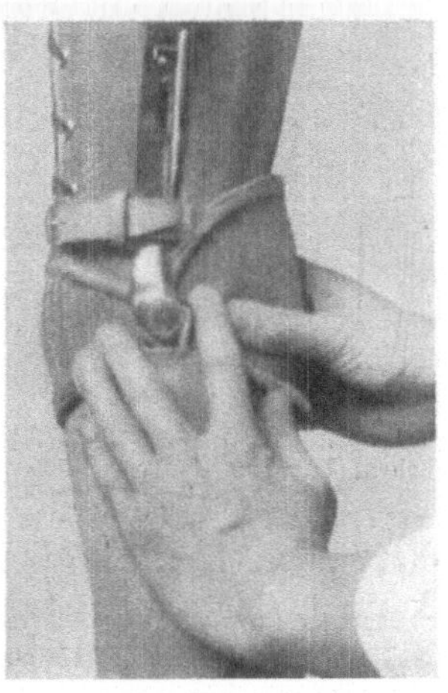

Abb. 50. Für die Praxis verwertbare Prüfung, ob die künstliche Kniegelenksachse richtig liegt.

Befindet sich die künstliche Gelenksachse an einem falschen Ort, so treten beim Beugen des Stumpfes im Knie des Amputierten unangenehme Nebenerscheinungen auf. Liegt die künstliche Knieachse zu tief oder zu weit vorn, so erhält die Wade heftigen Druck; es entsteht ein Weichteilwulst in der Kniekehle. In einzelnen Fällen haben wir als Folge dieser unrichtigen Lagerung der Achse eine Drosselung der arteriellen Durchblutung beobachtet. Am untern Rand des Weichteilwulstes vermag der hintere obere Unterschenkel-Trichterrand so stark einzuschneiden, daß das Lumen der A. poplitea stark eingeengt wird. Der Schienbeinknorren wird vom vordern Köcherrand abgelüftet und nach hinten gezogen. Die vordere Tibiakante wird an der Stumpfkuppe gegen die vordere Köcherwand gepreßt. Liegt die künstliche Knieachse zu hoch oder zu weit hinten, so drückt der vordere Köcherrand auf das Schienbein unter gleichzeitiger Ablüftung der Wade (Abb. 51).

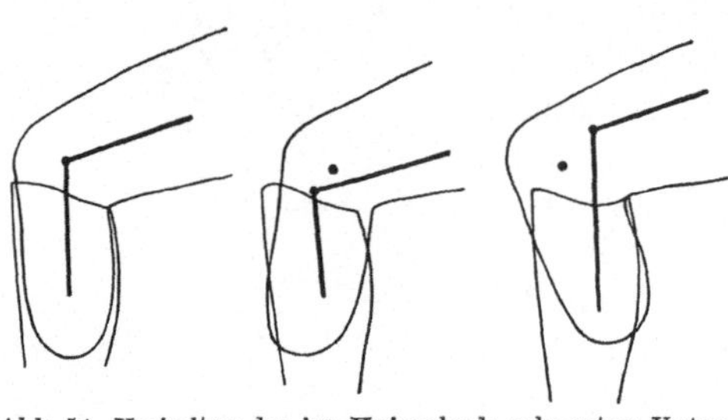

Abb. 51. Verhalten des im Kniegelenk gebeugten Unterschenkelstumpfes bei verschiedener Lage der künstlichen Gelenksachse. Vgl. Erklärungen im Text.

Trotz richtiger Lage der künstlichen Kniegelenksachse kann der Orthopädie-Mechaniker bei der ersten Anprobe Überraschungen erleben. Führt er nämlich die Schienen vom Kniegelenk her senkrecht nach oben über die Mitte der Oberschenkelhülse, so kann er schon bei Betrachtung der Prothese allein feststellen, daß da etwas nicht stimmen kann. Die Hülse liegt im Verhältnis zum Unterschenkel-Trichter zu weit hinten. Diese Feststellung haben offenbar auch Thomas und Haddan gemacht. Sie empfehlen, die Stahlschienen am Oberschenkel nicht in das Lot aus dem Hüftgelenk in der Sagittalebene zu legen, sondern dorsal davon. Damit ist die Unstimmigkeit im Bau behoben. Die Oberschenkelhülse drückt die Weichteile in der Kniekehle bei Beugung im Kniegelenk nicht oder kaum mehr nach hinten hinaus, und eine Ablüftung des Stumpfes vom obern vordern Trichterrand findet auch nicht mehr statt. Trotzdem befriedigt diese Lösung noch nicht. Bei Bewegungen im Kniegelenk während des Gehens treten zwischen Stumpf und Prothese beträchtliche Verschiebungen auf, welche mit der Zeit die bekannten Folgen von Reibungserscheinungen nach sich ziehen. Vor allem sind aber die Scharniergelenke im Bereich des Knies oft einem ungewöhnlich großen Verschleiß ausgesetzt. Wohl können die Schienen der Oberschenkelhülse so angepaßt werden, daß eine Verkantung in den Scharniergelenken unmöglich ist; nimmt aber das Volumen des Stumpfes ab, so läuft der Gelenkteil der Oberschenkel-Schiene bald nicht mehr parallel zu demjenigen des Unterschenkelstücks. Die Gelenke lockern sich und gehen schließlich gänzlich zugrunde.

Gestützt auf diese Überlegungen lassen wir die Oberschenkel-Schienen stets in der Richtung des Lots aus dem Hüftgelenk (Betrachtung in der Sagittalebene) verlaufen. Dies kann man aber nur dann tun, wenn die von oben nach unten laufende Schiene knapp oberhalb des künstlichen Kniegelenks nach hinten abgekerbt wird, denn das Knie liegt ja hinter dem erwähnten Lot. Mit dieser Konstruktionsart verfolgen wir aber noch einen weitern Zweck; wir imitieren nämlich die Form des Femur, eine Feststellung, welche, wie wir erst nachträglich entdeckt haben, schon ROEDERER gemacht hat. Tatsächlich konnten wir nachweisen, daß ein Wandern des Stumpfes in der Prothese bei Beugung im Knie fast nicht mehr beobachtet wird, wenn all die oben erwähnten Punkte — Formung und Lage der Oberschenkel-Schienen, Lokalisation des künstlichen Gelenks — berücksichtigt werden. Leider benützen noch sehr viele Orthopädie-Mechaniker als Stahlschienen und Gelenke Paßteile, welche ihnen fertig in die Werkstatt geliefert werden. Diese sind mehrheitlich nicht nach unsern Anforderungen gebaut; nachträgliche Abänderungen an solchen Stücken sind nicht einfach. Abb. 52 zeigt die von einem Orthopädie-Mechaniker eigens hergestellten Schienen mit dem zugehörigen Gelenk. Mit derartigen Bestandteilen haben wir, wenn sie richtig eingebaut worden sind, nie Unannehmlichkeiten erlebt.

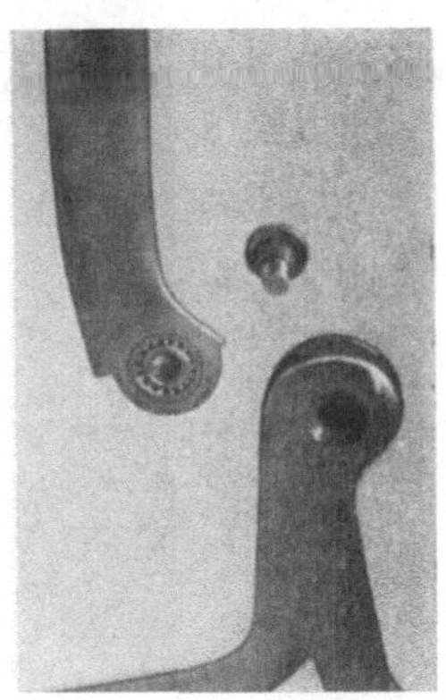

Abb. 52. Schienen mit Scharniergelenk für Unterschenkel-Kunstbein.

In den Scharniergelenken sind Anschläge angebracht, welche eine zu starke Streckung verhindern. Die Anschlagsflächen müssen in der Ebene eines Durchmessers liegen, sonst nutzen sie sich viel zu stark und zu rasch ab. Falls die starren Anschläge beim Gehen Geräusche verursachen, so empfiehlt sich das Anbringen eines Hemmstrangs in der Kniekehle. Dieser wirkt als Bremse gegen die Streckung oder Überstreckung, so daß die starren Anschläge nur knapp und bloß am Schluß in Funktion treten.

Nicht selten wird uns mitgeteilt, eine Prothese habe anfänglich gut gesessen; seitdem sie nun aber wegen Volumen-Abnahme des Stumpfes ausgepolstert werden mußte, passe sie nicht mehr. Leider wird immer und immer wieder der Fehler gemacht, daß der Unterschenkel-Trichter nicht gleichmäßig, sondern oft nur auf der Ventralseite ausgepolstert wird. Dadurch wird der Stumpf in der Prothese nach rückwärts verdrängt; das künstliche Kniegelenk kommt im Verhältnis zum Stumpf betrachtet weiter nach vorn zu liegen und das ganze Kunstbein paßt wegen dieser Achsenverschiebung nicht mehr.

Statt des gewöhnlichen Scharniergelenks wird hauptsächlich in England für die Herstellung des Unterschenkel-Kunstbeins häufig ein sog. physiologisches Kniegelenk (polycentric knee) verwendet. Wir haben ein solches Gelenk in seiner Wirkung und Haltbarkeit nur in wenigen Fällen verfolgen können; dabei haben wir uns überzeugen können, daß dieses physiologische Knie Gutes zu leisten vermag. Bei Beugung in diesem künstlichen Gelenk erfolgt zwar keine Verkürzung wie im menschlichen Knie, wohl aber gleitet die distale, am Unterschenkel-Trichter zu fixierende Schiene nach rückwärts (Abb. 53). Da wir bisher mit einfachen Scharniergelenken ausgekommen sind, haben wir auf die Verwendung des physiologischen Knies für die Herstellung von Unterschenkel-Prothesen meist verzichtet; wir geben zu, daß ein derartiges Gelenk gerade bei schlechten und empfindlichen Stümpfen Gutes zu leisten vermag.

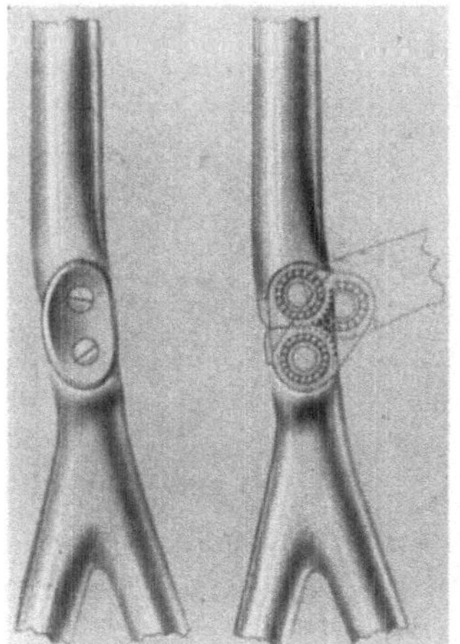

Abb. 53. Sogenanntes englisches physiologisches Knie für Unterschenkel-Prothesen. System Hanger.

Keine eigenen Erfahrungen konnten wir bisher mit dem neuen physiologischen Schienengelenk nach SCHUBJÉ sammeln. Es handelt sich um ein dreiteiliges, zweiachsiges Gleitgelenk, das im Prinzip ähnlich gebaut ist wie das von diesem Autor konstruierte Knie für Oberschenkel-Prothesen.

Der Kunstfuß der Unterschenkel-Prothese sollte nach unserem Dafürhalten stets durch ein Gelenk mit dem Unterschenkelteil verbunden sein. Die gelenklose Verbindung bedeutet für den Stumpf eine außerordentlich große Belastung. Der lange Stumpf wird im Bereich der Kuppe beim Gehen mit einem Kunstglied ohne Sprunggelenk viel zu stark beansprucht. Kurze und mittellange Stümpfe winkeln bei jedem Schritt gegen die Trichter-Längsachse im Bereich des oberen Köcherrandes viel zu stark ab. Selbst ein gut geformter beschwerdefreier Stumpf kann in einer gelenklosen Unterschenkel-Prothese allmählich schmerzempfindlich werden und schließlich Druck- und Reibungserscheinungen aufweisen.

Der Bau des Fußes stimmt mit demjenigen am Oberschenkel-Kunstbein überein. Gewöhnlich wird er mittels eines nachziehbaren

Hängegelenks mit dem Unterschenkel-Trichter verbunden. Nur bei sehr langen Unterschenkelstümpfen findet das nicht anziehbare Knöchelgelenk, das mit seitlichen Stahlschienen an Stelle des T-Stücks mit dem künstlichen Unterschenkel verbunden ist, Verwendung.

Die Sperrung im Sprunggelenk gegen Dorsalflexion wird sehr individuell durchgeführt und erst nach längerer Beobachtung endgültig vorgenommen. Bei muskelschwachen und kurzen Stümpfen muß die Sperrung mindestens bei einem nach ventral-oben offenen Winkel von 90 Grad erfolgen; bei kräftigen, genügend langen Stümpfen kann dieser Winkel kleiner sein. Die Sperrung gegen Dorsalflexion muß ziemlich hart, aber doch noch leicht elastisch konstruiert werden; größere Elastizität kommt bei schlechten Stümpfen in Frage. Weich darf dagegen die Sperrung gegen die Plantarflexion sein. Am besten werden zu diesem Zweck Metallfedern oder Gummizapfen verwendet. Auch die Anschläge dürfen nicht allzu hart erfolgen; zu diesem Zwecke werden ins Holz kleine Hartfilzstücke eingelassen. Die Anschläge sollen, wenn immer möglich, in der Ebene eines Halbmessers des Sprunggelenks liegen. Die Ferse des Fußes und das gegenüber liegende distale Ende des Unterschenkelstücks müssen „im Zirkelschlag“ gebaut sein, wenn reibungslose Bewegung mit schöner Form vereinigt sein sollen.

Die Prüfung, ob der Fuß einer Unterschenkel-Prothese richtig steht, ist für den Geübten nicht allzu schwierig. Ist der Fuß gegen Dorsalflexion zu stark gesperrt, so klagt der Amputierte über einen schmerzhaften Druck im Bereich des vordern obern Köcherrandes. Ist Dorsalflexion zu ausgiebig möglich, so beobachten wir beim Gehen ein eigenartiges Schnappen oder Zucken des Kunstgliedes in der zweiten Hälfte der Standbeinphase. Dieses kann allerdings auch durch ein mangelhaft gegen Streckung oder Überstreckung gesperrtes Knie verursacht werden. Vor allem konnten wir das Schnappen im Knie an Amputierten mit Beugekontrakturen bei mangelhafter Streckhemmung im künstlichen Kniegelenk nachweisen.

Finden wir eine zu starke Sperrung des Fußes gegen Dorsalflexion, können wir dem Amputierten am Absatz seines Schuhs nacheinander Holzbrettchen von verschiedener Dicke unterlegen und prüfen, wie sich der Gang nunmehr gestaltet. Stellen wir dagegen eine zu wenig starke Sperrung fest, so bringen wir die gleichen Brettchen unter die Sohle im Niveau der distalen Hälfte des Mittelfußes. Auf diese Weise fällt es nicht schwer, die erwünschte Gangart zu erzielen und anschließend die richtige Sperrung gegen Dorsalflexion einzubauen. Durch unzweckmäßige Fußstellung entstandene Beschwerden und Störungen beim Gehen können so leicht festgestellt und behoben werden. Wie für das künstliche Kniegelenk so sind auch für den Kunstfuß im Laufe der Jahre zahlreiche physiologische Artikulationen bekannt geworden; von ihrem Wert konnte man sich aber meist nicht überzeugen. Das von SCHUBJÉ beschriebene Gleitfußgelenk kennen wir nicht aus eigener Anschauung.

Wie bei der Oberschenkel-Prothese, so verzichten wir auch beim Unterschenkel-Kunstbein auf den Einbau eines Gelenks, das In- und Eversion nachahmt. Wir wollen nicht so weit gehen wie ZUR VERTH und behaupten ein solches Gelenk sei unzweckmäßig; wir haben Amputierte gesehen, welche damit während Jahren sehr gut gegangen sind; aber man kommt auch ohne diese zusätzliche Konstruktion aus. Der einfachste Aufbau erweist sich im Kunstgliedbau auf die Dauer in der Regel als der beste.

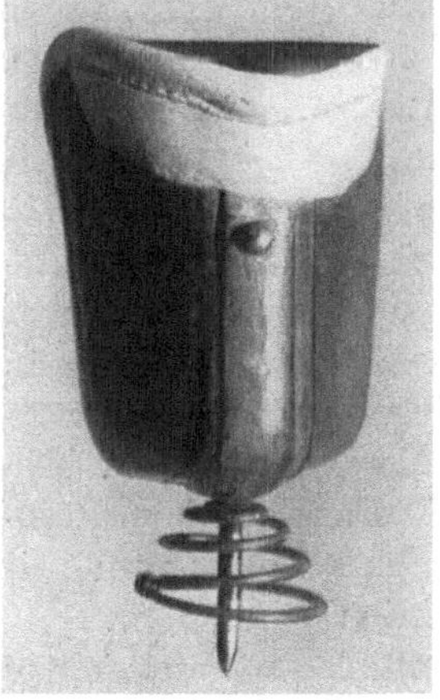

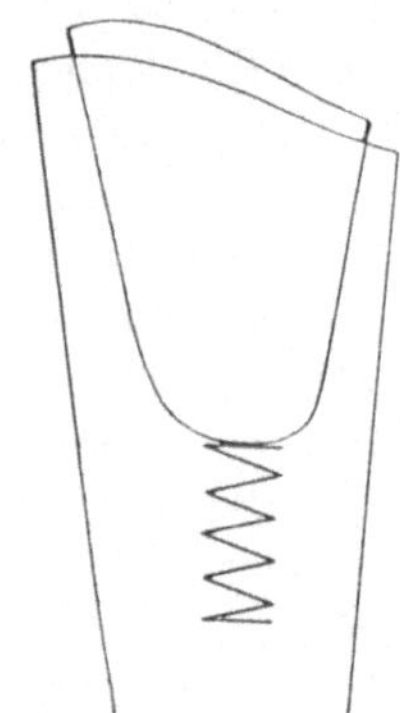

Abb. 54a u. b. Schwebetrichter für Unterschenkel-Bein.

Der Unterschenkel-Amputierte bedarf meist mindestens in den ersten 1—2 Jahren, während der er die Prothese trägt, einer Aufhängevorrichtung. Nachher kann diese besonders bei jugendlichen beweglichen Versehrten mit gutem Stumpf weggelassen werden. Am besten eignet sich die Tragweste; von dieser gehen ähnlich wie beim Oberschenkelbein Riemen ab, welche entweder seitlich an Rollen oder aber ventral und dorsal an der Oberschenkelhülse befestigt werden. Traggurten, welche nur über eine Schulter verlaufen, halten wir nicht für zweckmäßig; das Gewicht soll auf beide Schultern gleichmäßig verteilt werden, sonst laufen wir Gefahr, daß der Amputierte sich allmählich eine fehlerhafte Haltung aneignet.

Unsere Unterschenkel-Amputierten besitzen leider nicht immer ideal lange und gut geformte Stümpfe. Sind diese kurz, so kommt man mit der Versorgung durch eine gewöhnliche Prothese oft nicht ans Ziel. Das gleiche gilt für Stümpfe mit empfindlichen Hilfstragflächen im Bereich des Tibiakopfes. Eine gewisse Reibung zwischen Stumpf und Trichter ist bei Verwendung von gewöhnlichen Scharnieren als künstliche Kniegelenke nicht zu vermeiden, weil die Achse im menschlichen Knie bei Beugung wandert und sich das Bein dabei verkürzt.

Ist zu befürchten, daß dem Amputierten wegen dieser Reibungen Unannehmlichkeiten erwachsen und daß Stumpfbeschwerden und -krankheiten auftreten, so lassen wir eine Prothese mit Schwebetrichter herstellen. Der Unterschenkelstumpf wird nicht direkt in einen Holzköcher, sondern in einen soliden Ledertrichter eingebettet. Diese Hülse, welche wir Schwebe- oder Schlupftrichter nennen, ist in den hölzernen Unterschenkel-Köcher eingebaut; sie ist mit Hilfe von Führungsstiften so in den Holztrichter eingebaut, daß sie hauptsächlich in vertikaler Richtung etwelche Bewegungsmöglichkeit hat (Abb. 54). Eine an der Hülsenkuppe angebrachte Feder sorgt dafür, daß der Schwebetrichter bei Entlastung des Beins nach oben wandert; bei Belastung wird er nach unten gedrängt. Bei der gewöhnlichen Prothese folgen die beim Gehen stattfindenden Verschiebungen zwischen Stumpf und Holzköcher, beim Schlupfhülsenbein zwischen Schwebe- und Holztrichter. Dieses Aufbauprinzip, das nach unserem Dafürhalten am besten im Dörflinger-Unterschenkelbein nach Fischer (Abb. 55) gelöst ist, hat sich uns in den letzten Jahren bestens bewährt; selbst sehr kurze, empfindliche und durch Narben verunstaltete Stümpfe konnten mit einem solchen Kunstglied einwandfrei und ohne den früher in solchen Fällen üblichen Tubersitz versorgt werden. Verschiedene von unsern Unterschenkel-Amputierten vollbringen mit dem Schlupfhülsenbein ganz beträchtliche sportliche Leistungen; finden wir unter ihnen doch gewandte Hochtouristen und Skiläufer. Den Kunstgliedern wird von solchen Amputierten allerdings sehr viel zugemutet; die Erfahrungen haben uns aber gezeigt, daß Unterschenkel-Prothesen mit Schwebetrichtern anderen Kunstgliedern hinsichtlich Haltbarkeit nicht nachstehen. Häufiger Reparaturen bedürfen dagegen Prothesen mit Schlupftrichtern, die frei im Unterschenkel-Holzköcher schweben und mit Hilfe von elastischen

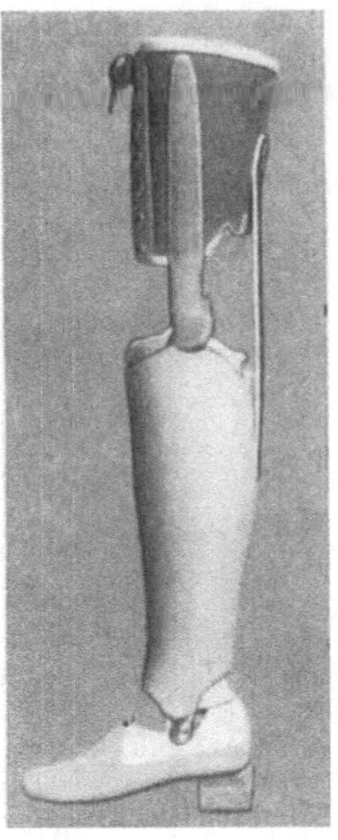
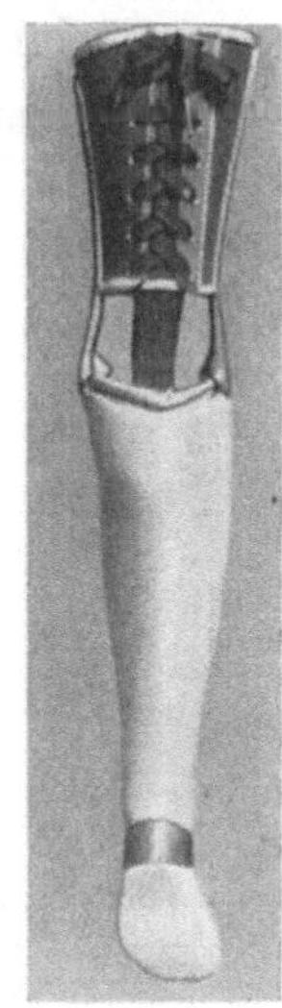

Abb. 55a u. b. Unterschenkel-Bein mit eingebautem Schwebetrichter.

Zügeln seitlich an den Stahlschienen im Bereich des Oberschenkels aufgehängt sind.

Der kurze kontrakte Unterschenkelstumpf kann, wenn er noch genügend beweglich ist und die Prothese zu führen vermag, wie folgt versorgt werden. Das Kunstbein besteht aus drei Teilen, der Oberschenkelhülse, dem Stumpfköcher und dem Unterschenkelteil mit Fuß. Die Oberschenkelhülse ist meist mit einem Sitzring versehen. Zwischen dieser und dem Unterschenkelköcher ist an den seitlichen Stahlschienen ein Scharniergelenk angebracht; ein zweites Gelenk findet sich in Höhe des anatomischen Knies. An den zwischen den beiden Gelenken liegenden kurzen Stahlschienen ist die Unterschenkel-Hülse entsprechend der Beugekontraktur des Stumpfes angebracht. Eine solche nach den Angaben von GOCHT hergestellte Prothese erlaubt dem Versehrten, die dem Stumpf noch möglichen Bewegungen auszunützen und zu gehen wie ein Unterschenkel-Amputierter (Abb. 57). Das Körpergewicht wird zu einem recht großen Teil ventral über dem proximalen Tibia-Drittel, einer gut belastungsfähigen Stelle getragen. Ein Riegel erlaubt die Arretierung des als Kippschaft gebauten Köchers beim Stehen und Gehen; beim Sitzen wird die Blockierung ausgeschaltet, so daß eine genügend starke Beugung des Beins im Knie möglich ist. Haben sich die Amputierten einmal an eine solche Prothese gewöhnt, und liegt das distale Gelenk weit genug dorsal, so können sie später bei richtig angebrachten Anschlägen evtl. sogar auch ohne Arretierung gehen.

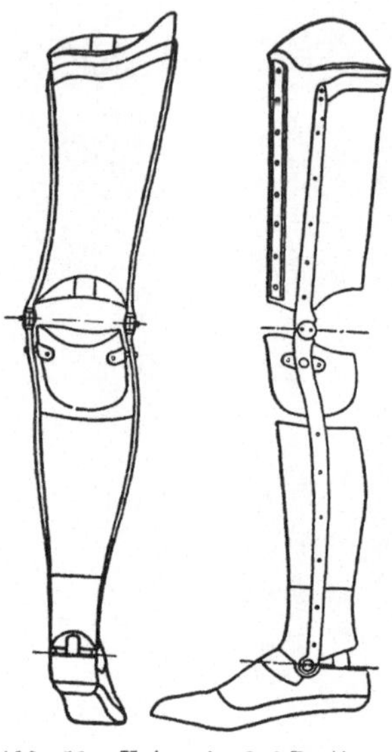

Abb. 56. Unterschenkel-Prothese mit Schaukeltrichter.

Eine ähnliche, dem gleichen Zwecke dienende Konstruktion stammt von HOFER. Der Stumpf wird in einen Trichter eingebettet, welcher gleich gebaut ist wie derjenige von GOCHT. Ventral und dorsal an diesen Trichter setzt je ein Spanngurt an; diese Züge stehen mit einer im Unterschenkel-Stück eingebauten Exzentersperre in Verbindung. Die Anpassung des vordern Gurts bewirkt Streckung, Zug an der hintern Verbindung Beugung des künstlichen Unterschenkels. Beim Sitzen kann die Konstruktion durch Zug an einem seitlichen Riemen außer Funktion gesetzt werden; sobald der Versehrte aufsteht, erfolgt automatische Einschaltung.

Für die Prothese nach GOCHT wie die für HOFERsche Konstruktion eignen sich Unterschenkelstümpfe von höchstens 10 bis 12 cm Länge; im Kniegelenk muß Streckung noch um einige Grade über den rechten Winkel hinaus möglich sein. Kann der Stumpf im Knie höchstens bis 90° gestreckt werden, so reicht die Bewegungsexkursion in diesem Gelenk nicht mehr aus, um eine genügend große aktiv bewerkstelligte Schrittlänge des künstlichen Fußes zu erzielen.

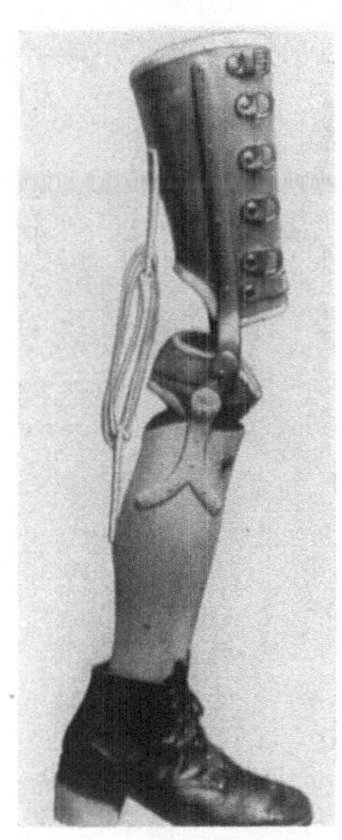

Abb. 57. Unterschenkel-Prothese mit Trichter nach GOCHT für kurze, kontrakte Stümpfe, welche das Kunstglied noch zu führen vermögen. Vgl. Text.

Hat der Orthopädie-Mechaniker einen kurzen Unterschenkelstumpf zu versorgen, welcher einen starken Streckausfall im Kniegelenk aufweist und die Führung des Kunstbeins nicht mehr erlaubt, so kann die Prothese mit Schaukeltrichter gute Dienste leisten. Da einem solchen Unterschenkelstumpf im Schaukeltrichter keine funktionelle Bedeutung zukommt, so ist auch das zugehörige Kunstglied nicht mehr wert als eine Oberschenkel-Prothese; höchstens kann ein Teil des Körpergewichts vom Schaukeltrichter abgefangen werden, so daß der Amputierte nicht allein am Tuber ischii tragen muß. Dagegen ist eine Holzkonstruktion wie beim gewöhnlichen Oberschenkel-Bein nicht möglich. Der statische Aufbau des Kunstgliedes mit Schaukeltrichter ist aber bereits derjenige einer Oberschenkel-Prothese. Beim Trichter handelt es sich um eine Hülse, die wenige Zentimeter unterhalb der künstlichen Kniegelenksachse an den Unterschenkel-Stahlschienen so fixiert ist, daß sie um die von den beiden Fixationspunkten gebildete Achse leicht gedreht werden kann (Abb. 56).

Ein auf die Dauer für voll bewegliche Stümpfe nicht befriedigendes Kunstglied stellt nach unseren Erfahrungen die sog. Knieläufer-Prothese oder das Knieruhbein dar; der kurze Unterschenkelstumpf wird bei Rechtwinkelstellung des Kniegelenks in die Prothese eingebettet. Das Körpergewicht wird dabei vorwiegend, wenn nicht ausschließlich, vom gebeugten Knie getragen. Gelegentlich konnten wir beobachten wie der Stumpf im Laufe der Jahre seine Tragfähigkeit verlor; eine nachträgliche prothetische Versorgung in Streckstellung war meist nicht mehr möglich, weil der Amputierte nun nicht mehr imstande war, seinen Stumpf zu extendieren. In einzelnen Fällen wurde der in Beugestellung versorgte Stumpf noch zur aktiven Bewegung des künstlichen Unterschenkels herangezogen (Abb. 58); trotz dieser funktionellen Beanspruchung des Stumpfes resultierte auch in diesen Fällen mit der Zeit oft ein beträchtlicher Streckausfall im Knie, der eine spätere Ausrüstung mit einer gewöhnlichen Unterschenkel-Prothese oder einer solchen mit Schwebetrichter nicht mehr erlaubte. Ein Knieruhbein sollten höchstens Unterschenkel-Amputierte mit einer Versteifung im Kniegelenk in Beugestellung erhalten.

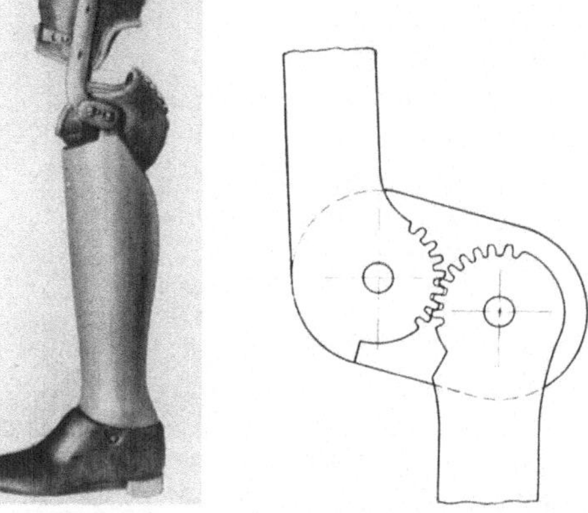

Abb. 58a u. b. Unterschenkel-Prothese mit Ledertrichter und Doppelgelenk, das ähnlich gebaut ist wie das Hanger-Knie, aber als Übersetzung funktionieren kann; eine Bewegung des Stumpfes verursacht bei der vorliegenden Konstruktion eine doppelt so große Exkursion des künstlichen Unterschenkels.

Zu keinem Ziel haben die von uns bisher verfolgten Versuche mit Unterschenkel Haftprothesen geführt. Die Gründe dafür sind einmal die gleichen, welche wir bei Besprechung des Kurzbeines angeführt haben; dann ist es aber vor allem die Form des Unterschenkelstumpfs, welche — wenigstens nach den bisherigen Erfahrungen — das Haften verunmöglicht. Besonders das Fibula-Köpfchen beansprucht genügend Raum; ein dichter Abschluß am oberen Köcherrand, wie wir ihn vom Oberschenkel-Hafttrichter her kennen, läßt sich am Unterschenkel-Köcher gar nicht herstellen. Das Wadenbein scheint überhaupt als ganzes hinderlich; vielleicht wäre nach Entfernung der ganzen Fibula der Bau einer Haft-Prothese eher möglich. Zur Prüfung dieser Frage könnten aber wohl nur Stümpfe verwendet werden, bei denen der Chirurg die Muskeln bzw. Sehnen der Agonisten mit denjenigen ihrer Antagonisten über der Kuppe der Tibia vereinigt hat.

Neu ist die von Dümmer beschriebene Säulen-Prothese. Ein V2A-Stahlbolzen wird durch die Haut der Stumpfkuppe in die Markhöhle eingeschlagen und dort fest verschraubt. An dem nach außen hervorragenden Metallstück wird das Kunstglied fixiert. Elle berichtete vor kurzem über zwei derartige Beobachtungen, die sich auf die Zeit von zwei Jahren erstrecken. Die bisher gemachten einzelnen Erfahrungen sollen gut sein; die Gefahr der aufsteigenden Infektion ist angeblich gering. Schwierigkeiten bereitet vor allem die Verankerung des Bolzens in der Markhöhle. Persönliche Erfahrungen besitzen wir keine.

3. Die Fuß-Kunstglieder.

Die prothetische Versorgung eines Fußstumpfes besteht in erster Linie im Ersatz des verloren gegangenen Teils des Fußes. Versehrte mit Absetzungen im Bereich des Vor- oder Mittelfußes benötigen meist kein Kunstglied; sie werden am besten mit einem orthopädischen Schuh versorgt. Auch beim guten Lisfranc-Stumpf kommt man in der Regel noch ohne Prothese aus. An den Schuh stellen wir mit zur Verth folgende Anforderungen: 1. Er muß die Abwicklung des Fußes ermöglichen; 2. soll er das Vorwärtsrutschen des Fußes im Schuh verhindern, und 3. muß die Form des Schuhes auch nach längerem Gebrauch erhalten bleiben. Diese Bedingungen können erfüllt werden durch einen in den Außenschuh einsetzbaren Walklederschuh; vorn bringt man eine ausfüllende Masse, welche den verlorenen Fußteil ersetzt, an. Statt des Einsatzstückes kann auch ein Schuh mit Stahlsohle verwendet werden.

Bei den nach Absetzung im Bereich der Fußwurzel entstandenen Stümpfen läßt sich der orthopädische Schuh nicht mehr verwenden. Wohl wird er hie und da noch für den Chopart-Stumpf vorgeschlagen; dieser ist aber nicht mehr imstande, den Schuh zu führen und die normale Abwicklung zu leiten. Der Stumpf kann im Schuh verrutschen und sich verdrehen. Auch nicht ideale Lisfranc-Stümpfe sind sehr oft nicht mehr imstande, einen orthopädischen Schuh richtig zu führen und mit ihm eine „technische Einheit" (zur Verth) zu bilden.

Der orthostatische Aufbau eines Fußwurzel-Kunstgliedes bereitet keine allzu großen Schwierigkeiten; es bleibt nur die Lage des Fußes zu bestimmen. Man möchte meinen, man könne den Kunstfuß einfach so anbringen, daß er ungefähr symmetrisch zum erhaltenen Fuß stehe. Dieses Vorgehen bewährt sich jedoch nicht; der Amputierte neigt über seine Prothese hinaus und schwankt nach der Seite der Amputation. Die größte Sicherheit besteht, wenn die Belastungslinie des Stumpfes den künstlichen Fuß am Übergang vom mittleren zum medialen Drittel der queren Fußachse schneidet. Diese Forderung läßt sich aber nur bei Syme- und kurzen Pirogoff-Amputationsstümpfen realisieren. Eine so beträchtliche Verschiebung des Fußes nach lateral ist besonders beim Chopart-Stumpf nicht möglich; dieser würde stark abgeknickt; die Abwicklung wäre erschwert. Leichter läßt sich die im Interesse eines möglichst schönen Gangs erwünschte Verlagerung des Fußes gegenüber dem Stumpf nach rückwärts durchführen. Auch der Verdrehung des Fußes um wenige Grade nach außen steht nichts im Wege; diese wird so weit ausgeführt bis die durch Sprunggelenkmitte und Großzehenballen verlaufende Gerade in die Sagittalebene zu liegen kommt.

Wenn immer möglich lassen wir die Fußwurzel-Prothesen mit einem künstlichen Sprunggelenk versehen. Bei Syme- und kurzen Pirogoff-Stümpfen können Gelenke vom Typus der nicht nachziehbaren Knöchelgelenke, bei

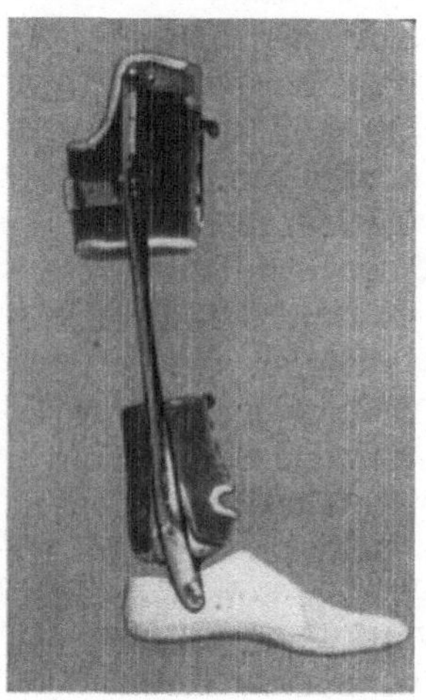

Abb. 59. Prothese für nicht oder nicht voll tragfähigen Pirogoff-Stumpf aus Leder.

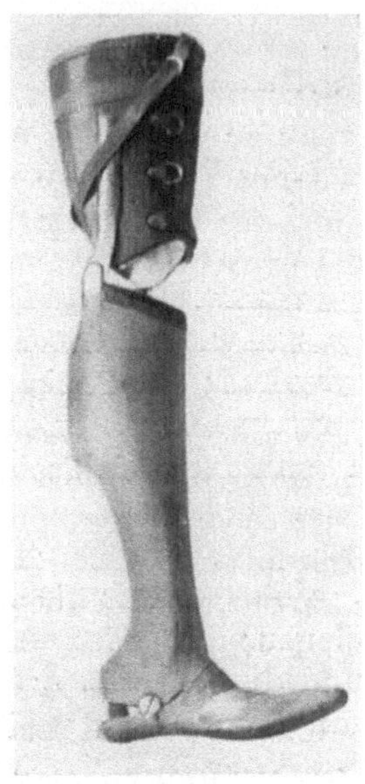

Abb. 60. Kunstbein für nicht tragfähigen Pirogoff-Stumpf mit schnürbarer Oberschenkel-Lederhülse.

den übrigen Fußwurzelstümpfen seitlich anzulegende Scharniergelenke angebracht werden. Diese Artikulationen haben sich uns durchaus bewährt. Prothesen mit Gelenken haben sich sogar als haltbarer erwiesen als gelenklose Kunstglieder; in diesen haben wir sehr oft — und immer an typischer Stelle — Schäden beobachten können, welche wir als Material-Ermüdungsbrüche auffassen. Ferner ist zu beachten, daß Reibungserscheinungen zwischen Stumpf und Prothese viel kleiner sind, wenn ein Gelenk vorhanden ist, als wenn ein solches fehlt.

Von den Fußwurzelstümpfen lassen sich nur der Syme und der Pirogoff mit einer Prothese aus Holz versorgen. Da wir früher nicht selten Versehrte sehen konnten, bei welchen der Pirogoff-Stumpf nach Jahren tragunfähig wurde, haben wir diese Amputierten in den letzten Jahren ihr Körpergewicht nicht nur an der Kuppe sondern auch zum Teil an den Hilfstragflächen im Bereich des Tibiakopfes abfangen lassen. Deshalb wurde für unsere Versehrten auch nur noch selten ein typisches Pirogoff-Kunstbein mit vorderer Holzschale und hinterer Walkleder-Lasche hergestellt. Dagegen erfreuen sich bei uns die Pirogoff-Prothesen aus Holz, welche ZUR VERTH für nicht oder beschränkt tragfähige Stümpfe empfohlen hat, noch großer Beliebtheit. Ist der Stumpf nicht tragfähig, so scheuen wir uns nicht, auf dieses Kunstglied noch eine schnürbare Oberschenkel-Lederhülse an seitlichen Stahlschienen aufzubauen (Abb. 60). So wie das Unterschenkel-Kurzbein nur von wenigen Amputierten auf die Dauer getragen werden kann, so ist auch das Holz-Pirogoff-Kunstbein für nicht tragfähige Stümpfe meist keine glückliche Dauerlösung, Wir ziehen es deshalb vor, solche Kurzbeine aus Leder herstellen zu lassen (Abb. 59); die damit gemachten Erfahrungen hinsichtlich Leistungsfähigkeit und Lebensdauer sind gut. An den am Sprunggelenk befestigten seitlichen Stahlschienen ist im Bereich der Stumpfkuppe ein Lederköcher, in Höhe des proximalen Unterschenkel-Drittels eine Lederhülse angebracht; beide sind vorn schnürbar.

Literatur.

v. BAYER, H.: Grundlagen der orthopädischen Mechanik. Berlin: Springer 1935. — BOCK, O.: Gelenkverbindungen für Kunstglieder und Stützapparate. In Lehrbuch für Bandagisten und Orthopädiemechaniker von H. Pfau, O. Engelke und W. Thomsen. Berlin: O. Elsener 295 (1943). — Ders.: Kunstbeine. In obig. Buch 340. — BORCHARDT, M., M. K. HARTMANN, u. a.: Ersatzglieder und Arbeitshilfen für Kriegsgeschädigte und Unfallverletzte. Berlin: Springer 1919. — BROSCHE, R.: Med. Technik **3**, 235 (1949). — Ders.: Med. Technik **3**, 82 (1949). — DITTERT, R. u. F. KIRSCHNER: Z. Orthop. **77**, 319 (1948). — DUBOIS, M.: Helv. med. Acta **6**, 781 (1939/40). — DÜLLMANN: Chirurg **19**, 185 (1948). — DÜMMER: zit. Elle. — ELLE, R.: Chirurg **19**, 233 (1948). — Ders.: Med. Technik **2**, 6 1948). — Ders.: Med. Technik **2**, 59 (1948). — ENGELKE, O.: Wichtige Gesetze der Mechanik und ihre Anwendung im Kunstglieder- und Apparatebau. In Lehrbuch für Bandagisten und Orthopädiemechaniker von H. PFAU, O. ENGELKE und W. THOMSEN. Berlin: O. Elsener. 284 (1943). — ERLACHER, PH.: Wien. klin. Wschr. **59**, 521 (1947). — GOCHT, H.: Die Verhütung von Stumpfkontrakturen und Ankylosen an der untern Extremität und ihre Versorgung mit Ersatzgliedern. In M. BORCHARDT, K. HARTMANN u. a., Ersatzglieder und Arbeitshilfen. Berlin: Springer 299 (1919). — GÖRLACH, R.: Arch. orthop. Chir. **24** (1926). — Ders.: Arch. orthop. Chir. **26**, 229 (1928). — HEPP, O.: Z. Orthop. **77**, 219 (1948). — HOFER, H.: Med. Technik **2**, **3/4**, 32 (1948). — TEN HORN, P.: Zbl. Chir. **50**, 213 (1923). — HUARD, P.: Etudes sur les amputations et desarticulations des membres. Paris: Masson & Cie. 1940. — JENNY, F.: Praxis **32**, 689 (1943). — JORNS, G.: Dtsch. med. Wschr. **67**, 29 (1942). — KESSLER, H. H.: Amer. J. Surg. **74**, 307 (1947). — LANGE, M.: Unfallorthopädie. Stuttgart: F. Enke. 1949. — NICOD, L.: Praxis **36**, 82 (1947). — PASCHOLD, K.: Med. Technik **2**, 14

(1948). — Roederer, C.: Appareillage, rééducation fonctionelle et réadaption professionelle des blessés et accidentés. Paris: E. Ballière. 1923. — Pfau, H. u. Engelke O.: Kunstglieder und Stützapparate. In Lehrbuch für Bandagisten und Orthopädiemechaniker von H. Pfau, O. Engelke und W. Thomsen. Berlin: O. Elsener 302 (1943). — Römer, K. u. W. Willen: Med. Technik **2**, 86 (1948). — Schede, F.: Med. Technik **70**, 616 (1923). Ders.: Theoretische Grundlagen für den Bau von Kunstbeinen. Stuttgart: F. Enke. 1941. — Scholder, M. J. C.: Rev. méd. **67**, 65 (1947). — Ders.: Helv. med. Acta **6**, 865 (1939/40). — Schubjé, H.: Med. Technik **1**, 136 (1947). — Ders.: Med. Technik **1**, 63 (1947). — Ders.: Z. Orthop. **77**, 330 (1948). — Schüler, E.: Med. Technik **2**, 30 (1948). — Ders.: Med. Techn. **1**, 138 (1947). — Strange, F. G. St. Cl.: Brit. J. Surg. **33**, 31 (1945). — Thomas, A. and Ch. C. Haddan: Amputation and Prosthesis. Philadelphia: J. B. Lippincott. 1945. — Thomsen, W.: Med. Technik **2**, 84 (1948). — zur Verth. Erg. Chir. u. Orthop. **27**, 191 (1934). — Ders.: Kunstglieder und orthopädische Hilfsmittel. Berlin: Springer. 1941. Hier Angaben über die früheren Arbeiten von zur Verth über dieses Thema. — Walter, H.: Arch. orthop. Chir. **30**, 105 (1931). — Zepernick, H.: Med. Technik **2**, 15 (1948). — Zollinger, F.: Helv. med. Acta **6** 818 (1939/40).

C. Arm-Prothesen.

Die obere Extremität vollführt eine große Zahl fein differenzierter Funktionen; die Hand muß Gegenstände ergreifen und festhalten. Der Arm bewegt sich in den einzelnen Gelenken auf recht vielseitige Weise und mit großer Geschicklichkeit. Ein Kunstglied herzustellen, das alle diese Funktionen voll nachzuahmen vermag, ist unmöglich. Die Übertragung von Impulsen auf das Erfolgsorgan, die Prothese, geschieht beim Arm-Amputierten in sehr rudimentärer Art; die Verbindung zwischen Zentrum und Peripherie ist eben eine sehr lockere und mangelhafte. Auch die größten prothetischen Kunstwerke stellen, verglichen mit dem voll leistungsfähigen Arm, nur recht stümperhafte Apparate dar.

Vor allem dient die Hand aber auch den verschiedensten Wahrnehmungen; sie ist in erster Linie ein feines Tastorgan. Diese Leistungen kann ein Kunstglied überhaupt nicht verrichten. Einzig der unbewaffnete Stumpf kann einen großen Teil der Wahrnehmungsfunktionen übernehmen. Man darf sich deshalb nicht wundern, wenn viele Arm-Amputierte ihre Prothese nicht oder nur zeitweise tragen. Die Versorgung dieser Versehrten mit Kunstgliedern ist deshalb eine recht unerfreuliche Angelegenheit. Die Hoffnungen, die man nach den beiden Weltkriegen hegte, sind bisher nicht in Erfüllung gegangen. Die Vervollkommnung ist verglichen mit den erfreulichen Errungenschaften im Kunstbeinbau praktisch seit Jahrzehnten fast in vollem Umfang auf der gleichen unbefriedigenden Stufe stecken geblieben.

Die prothetische Versorgung des Arm-Amputierten muß in erster Linie auf den Beruf und die dabei vorkommenden besonderen Bedürfnisse Rücksicht nehmen. Die Erfahrung lehrt uns, daß die einfachsten Kunstglieder mit möglichst unkomplizierten Hilfsgeräten dem Versehrten meist die besten Dienste leisten. Immer wieder erleben wir es, daß Ärzte die Herstellung von raffiniert ausgedachten Prothesen vorschlagen. Wird der Apparat einmal nach diesem Vorschlag ausgeführt, so erfreut sich das komplizierte Kunstglied, das ein Wunderwerk der Technik darstellen mag, oft nicht lange seiner Beliebtheit. Der Amputierte kommt gestützt auf eigene Erfahrungen in der Regel bald einmal zur Überzeugung, daß ihm die einfachste Prothese die besten Dienste leistet. An diese Tatsachen wird man bei der Herstellung vor allem einer Arbeitsprothese denken müssen.

Den Verlust eines Armes oder eines Teils desselben einigermaßen kosmetisch auszugleichen, stellt dagegen eine sehr einfache Aufgabe dar. Das Kunstglied muß in erster Linie dem verlorenen Arm ähnlich sehen; der funktionelle Wert eines solchen Schmuck- oder Ausgangsarms tritt dabei oft stark in den Hintergrund. Angesichts der sehr verschiedenen Aufgaben, die Arbeits- und Ausgangsprothesen zu erfüllen haben, empfiehlt es sich, die beiden Kunstglieder in der Regel getrennt zu bauen und nicht zu kombinieren.

1. Die prothetische Versorgung von Teilverlusten der Hand.

Versehrte, die im Bereich der Handwurzel, der Mittelhand oder der Fingergrundgelenke einer Hand amputiert worden sind, lassen sich nur schwer mit einem einigermaßen befriedigenden Kunstglied ausrüsten. Viele Patienten verzichten von vornherein auf eine Arbeits-Prothese und lassen sich höchstens eine Schmuckhand machen; später legen sie sehr oft auch diese gänzlich beiseite. Manche Amputierte zeigen sich mit ihren Handstümpfen derart geschickt, daß eine Arbeits-Prothese im Vergleich dazu nur plumpe und rudimentäre Verrichtungen ausüben kann. In jedem Falle wird man, bevor ein Kunstglied gebaut wird, eingehend prüfen, womit sich der Versehrte später beschäftigen wird.

Die Arbeits-Prothese des Handamputierten erhält entsprechend der Stumpfform meist eine nicht sehr schöne Gestalt. Das Kunstglied besteht in der Regel aus einer mit Metallbändern verstärkten Lederhülse (Abb. 61); an dieser kann je nach Bedarf irgend ein einfaches Werkzeug wie beispielsweise ein Haken oder ein Ring angebracht werden. Eine Ansatzdüse ermöglicht die Verwendung mehrerer Instrumente und das Auswechseln je nach Beschäftigung. Ist ein einzelner Finger, insbesondere der Daumen, noch erhalten, so wird für diesen eine Öffnung in der Lederhülse hergestellt, so daß er vollständig herausragen und sich frei bewegen kann. Am Kunstglied kann gegenüber dem Finger eine Metallplatte angebracht werden. So vermag der Versehrte besonders feine Gegenstände wie z. B. ein Blatt Papier oder einen Nagel gut zu fassen und festzuhalten.

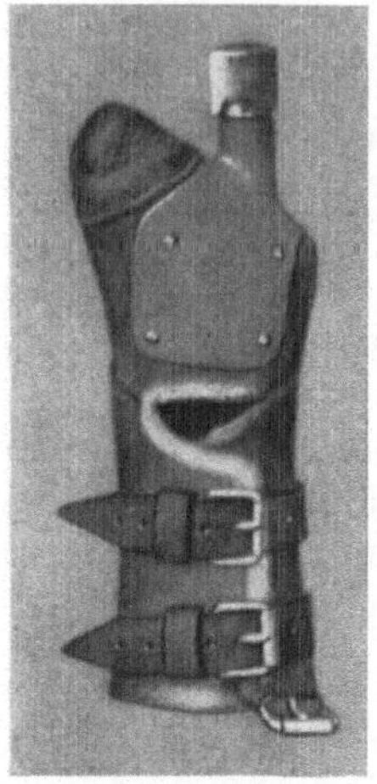

Abb. 61. Arbeits-Prothese für Versehrten mit Amputation im Bereich der Mittelhand.

Die Schmuck-Prothese des Hand-Amputierten spielt, wie bereits angedeutet, keine wichtige Rolle. Das einfachste Hilfsmittel ist der Handschuh, in welchem die leeren Fingerlinge mit künstlichen, starren oder elastischen Fingern ausgestopft werden. In den USA. werden statt der gewöhnlichen Handschuhe aus Leder gelegentlich solche aus Gummi hergestellt; diese sind so gefärbt, daß sie dem Hautcolorit einer menschlichen Hand auffallend ähnlich sehen. Diese als „synthetic skin gloves" bezeichneten Handschuhe können über jeder künstlichen Hand einer Arm-Prothese getragen werden. Gewiß sind die Kunsthände, die heute in Italien für Handwurzel-Amputierte hergestellt werden, bewundernswerte Leistungen der Orthopädie-Mechaniker. Nach unserem Dafürhalten lohnen sich aber so fein ausgearbeitete Werkzeuge für derartige Fälle oft nicht. Diese Kunstglieder dienen ausschließlich dem Schmuck und leisten im übrigen nicht viel.

2. Die Vorderarm-Prothesen.

Bei keiner Arm-Amputation läßt sich die Forderung, den Verlust des verloren gegangenen Körperteils je nach Ansprüchen so gut als möglich zu mildern, in so befriedigender Weise erfüllen, als bei Absetzungen am Vorderarm. Arbeits- und Schmuck-Arm können deshalb auch hier nicht oder nur ausnahmsweise zu einem einzigen Kunstglied vereinigt werden.

Die Arbeits-Prothese muß einfach und möglichst stabil gebaut sein. Sie setzt sich im wesentlichen aus vier Bestandteilen zusammen, der Stumpfhülse, dem künstlichen Handgelenk mit der Ansatzdüse, den Arbeitsgeräten und der Fixationsvorrichtung am Oberarm. Das Kunstglied darf nicht länger sein als die ursprüngliche, intakte Hand. Daran muß beim Bau der Prothese gedacht werden. Der ideal lange Vorderarm-Amputationsstumpf ensteht, wenn, wie bereits früher erwähnt, die Absetzung 5—7 cm proximal vom Handgelenk erfolgt. Unter diesen Bedingungen kann der Orthopädie-Mechaniker das künstliche Gelenk in richtiger Höhe anbringen. Der vom Stumpf gebildete Hebelarm ist so lang, daß er die Prothese leicht zu halten und zu führen vermag. Pro- und Supination spielen gerade für die einfache Arbeitsprothese keine wesentliche Rolle. Ganz abgesehen davon sind diese Drehbewegungen auch bei fehlendem, distalem Radioulnargelenk noch weitgehend möglich, und nicht aufgehoben wie von einzelnen Autoren immer wieder behauptet wird.

Die Stumpfhülse wird gewöhnlich aus Leder hergestellt. Bei großer Beanspruchung der Prothese empfiehlt sich die Verwendung von Walkleder; in den übrigen Fällen genügt eventuell auch ein kräftiges Blankleder. Der Köcher wird an einer zu einem U geformten Stahlschiene fixiert. Die von der Kuppe herkommenden Schenkel verlaufen auf der Radial- und Ulnarseite und reichen bis zum Ellbogengelenk. Auf der Dorsal- oder Volarseite angebrachte, in halbkreisförmigem Bogen von Schiene zu Schiene in querer Richtung über die Hülse verlaufende Metallbänder dienen der Verstärkung und verhüten eine Formveränderung des Trichters.

Zur Verth hat die Verwendung von Holz als Werkstoff für Vorderarm-Hülsen nicht gutgeheißen. Mit Holztrichtern haben wir aber schon oft recht gute Erfahrungen gemacht. Stümpfe mit starker Schweißsekretion lassen sich besonders vorteilhaft mit Holzhülsen versorgen. Lederköcher werden durch Schweißabsonderung frühzeitig zerstört. Holztrichter lassen sich dagegen gut reinigen und sind lange haltbar. Ansatzdüsen und Aufhängevorrichtungen können ohne Schwierigkeiten angebracht werden.

Hülsen aus Holz lassen sich aber nur für mittellange, gut gepolsterte Stümpfe herstellen, die ihre Form nicht mehr nennenswert ändern. Sehr lange und besonders Handgelenks-Exartikulationsstümpfe können nicht mit Holzköchern versorgt werden. Bald treten Druckerscheinungen auf, die das Tragen der Prothese verunmöglichen. Auch für kurze Vorderarmstümpfe eignen sich Holzhülsen aus ähnlichen Gründen nicht.

Leder wird also nach wie vor bei kurzen und bei nicht schön geformten Stümpfen zur Herstellung des Trichters das Werkmaterial der Wahl sein. Ist im Lauf der Zeit noch mit einer beträchtlichen Volumen-Abnahme des Stumpfes zu rechnen, so wird der Leder-Trichter vorteilhaft als schnürbare Hülse gebaut.

Fiber hat als Werkstoff für Köcher ungefähr die gleichen Vor- und Nachteile wie Holz; nachträgliche Korrekturen lassen sich aber an diesem Material lange nicht so leicht wie an Holz ausführen. Mit den in Italien derzeit sehr beliebten Celluloid-Trichtern haben wir keine eigenen Erfahrungen. Leichtmetall soll zur Herstellung von Hülsen, wie schon früher betont, nicht gebraucht werden; vor allem verbieten die große Korrosionsempfindlichkeit und das hohe Wärmeleitungsvermögen dessen Verwendung.

Die Ansatzdüse der Arbeits-Prothese ist mit einem künstlichen Handgelenk zu einem Stück vereinigt oder steht mit einem solchen Gelenk in Verbindung. Das Kunstglied ist nur dann leistungsfähig, wenn der vom künstlichen Vorderarm gebildete Hebel nicht zu lang ist. Jedenfalls soll das Kunstglied nicht länger sein als der noch erhaltene Arm. Handgelenk und Ansatzdüse dürfen wohl weiter proximal liegen als das ursprüngliche Radiocarpalgelenk, niemals aber weiter distal. Dementsprechend ist darauf zu achten, daß die Absetzung am Vorderarm nie im Handgelenk, sondern, wie bereits mehrmals erwähnt, mindestens 5—7 cm proximal davon erfolgt. Je kürzer der von der Prothese gebildete Hebelarm, desto stärker wirksam ist die vom Stumpf auf das Kunstglied übertragene Kraft.

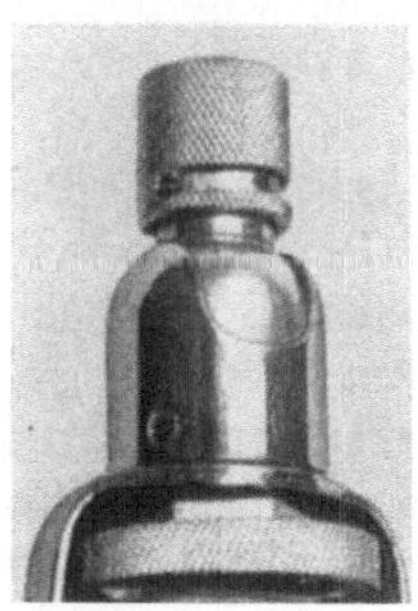

Abb. 62. Rota-Gelenk.

Das künstliche Handgelenk der Arbeits-Prothese ist über der Stumpfkuppe an einem U-Bügel fixiert; es wird während der Arbeit nicht als bewegliche Artikulation verwendet; wohl ist oft je nach der zu verrichtenden Betätigung eine verschiedene Stellung der Arbeitsgeräte notwendig; während der Arbeit wird das Gelenk aber steif gehalten. Dreh- und Beugebewegungen in allen möglichen Kombinationen erlauben nur die Reibungsgelenke, und unter ihnen vor allem das kugelförmige Rota-Gelenk (Abb. 62). So leicht und einfach es sich betätigen läßt, so mangelhaft kann es in einzelnen Stellungen fixiert werden. Das Gelenk hält also einer intensiven mechanischen Beanspruchung nicht stand. Befestigt man an der Düse des Rota-Gelenks einen Hammer und fordert den Amputierten auf, mit diesem Instrument einige leichte Schläge auszuführen, so stellt man fest, daß der Stiel gegenüber der Vorderarm-Hülse rasch abknickt. Für schwer arbeitende Vorderarm-Amputierte eignet sich das Rota-Gelenk deshalb nicht. Für Verrichtungen, welche keine große Kraft erfordern, läßt sich das Gelenk dagegen sehr wohl verwenden; so leistet es zum Beispiel dem technischen Zeichner oder dem Feinmechaniker gute Dienste.

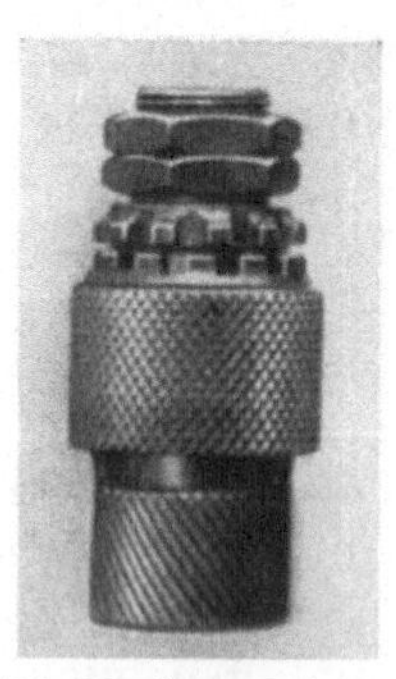

Abb. 63. Sema-Gelenk.

Ideale Vorrichtungen für den Schwerarbeiter stellen die Rastengelenke dar. Die Tragfähigkeit eines solchen Gelenks hängt einzig von der Festigkeit des verwendeten Materials und der Güte der Stifte oder Zähne ab. Die dem Reibungsgelenk anhaftenden unsicheren Faktoren sind also von vornherein ausgeschaltet. Eine häufig verwendete Rastenartikulation stellt das Sema-Gelenk (Abb. 63) dar. Es läßt sich leicht herstellen und hat ein geringes Gewicht; das Gelenk ist aber so klein, daß es zu dessen Bedienung einer recht geschickten und feinen Hand bedarf. In der Schweiz ist das Sema-Gelenk weitgehend durch das mechanische Handgelenk nach NIEDERMOSER verdrängt worden (Abb. 64). Dieses besteht aus zwei ineinander passenden Hülsen; die innere besitzt einen Zahnkranz und proximal davon zwei ringsherum laufende Einkerbungen. Die äußere Hülse zeigt eine Zahnkrone; proximal von derselben sind auf der Innenseite in gleichmäßigen Abständen Kugeln eingesetzt. Der die Hülse einfassende Ring mit aufgerauhter Oberfläche drängt, wenn nach oben geschoben, die Kugeln gegen die Lichtung des Hohlzylinders hin. So kann die innere Hülse in einer der beiden Rillen fixiert werden; wird die Hülse in der proximalen Kerbe festgehalten, so ist Drehung um Längsachse möglich, weil Zahnkranz und Krone nebeneinander liegen. Bei Fixation in der distalen Rinne greifen die Zähne fest ineinander ein und erlauben keine Bewegung mehr. Der äußere Hohlzylinder wird am Vorderarm-Stahlbügel angeschraubt, die innere Hülse über den Stiel des Arbeitsgerätes geschoben und mit diesem solid verbunden; werden mehrere Instrumente benötigt, muß jedes in gleicher Weise ausgestattet werden. Im mechanischen Handgelenk nach NIEDERMOSER sind Werkzeuge ungleich besser fixiert als in einer gewöhnlichen Ansatzdüse; diese hält einer schweren Belastung oft nicht lange stand.

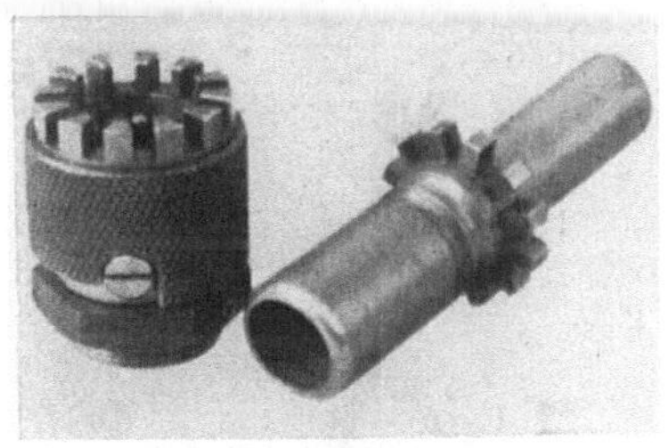

Abb. 64. Mechanisches Handgelenk nach NIEDERMOSER.

Die Zahl der Arbeitsgeräte für Arm-Amputierte ist heute in die Hunderte gewachsen; unter diesen finden sich einige wenige, welche für die einfachsten Verrichtungen immer wieder verwendet werden, an und für sich recht verschiedenen Zwecken dienen können und bei der Arbeit nicht dauernd ausgewechselt werden müssen; wir sprechen deshalb von Universalinstrumenten. Es sind dies Haken, Ring, Klaue und einige Kombinationen wie Hakenring, Ring mit Doppelhaken und vielleicht noch der Schaukelring (Abb. 65). Gute

Dienste leistet ferner die Arbeitshand nach FLÜTSCH (Abb. 66); sie wird vom Amputierten wegen ihres Aussehens zuweilen lieber getragen als ein anderes Arbeitsgerät; die Hand ist im übrigen leicht, recht dauerhaft und für manche einfache Arbeitsverrichtung brauchbar. Noch nicht über genügende Erfahrungen verfügen wir mit den hauptsächlich in den USA. häufig verwendeten aktiv beweglichen Haken und Klauen.

Amputierte, welche besondern Beschäftigungen obliegen, müssen oft Spezialinstrumente ha-

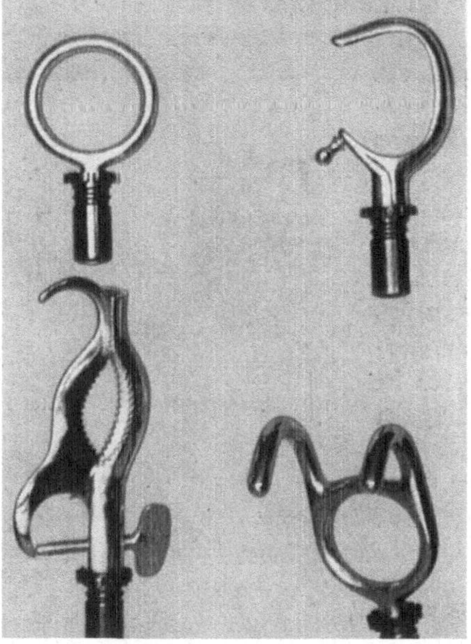

Abb. 65. Universalinstrumente für Arbeits-Arme.

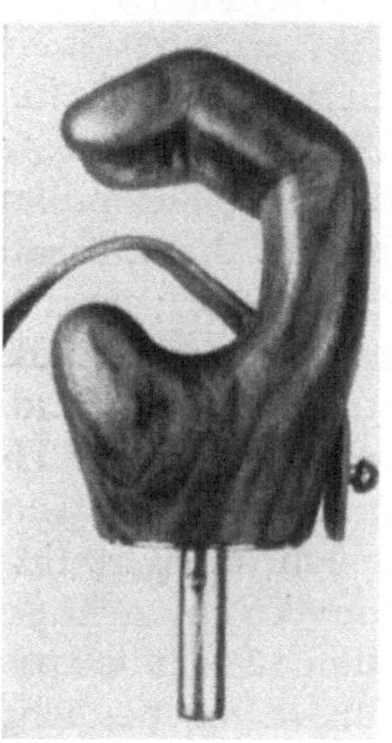

Abb. 66. Arbeitshand nach FLÜTSCH.

ben; es ist eine der interessantesten Aufgaben des Arztes und des Orthopädie-Mechanikers am Arbeitsplatz des Amputierten zu prüfen, was für Instrumente am besten hergestellt werden. Oft bringt der Versehrte selbst wertvolle Vorschläge oder baut sehr wohl durchdachte Werkzeuge. Auf alle Fälle muß es unsere erste Pflicht sein, den Amputierten in seinem Bestreben, am ursprünglichen Arbeitsplatz weiter beschäftigt werden zu können, zu unterstützen. Für uns gibt es keine größere Enttäuschung als Amputierte zu finden, welche sich als Hausierer, Zeitungsverkäufer oder Hotelportiers betätigen; in diese Beschäftigungen gleiten manche Versehrte nur allzu leicht ab, wenn wir nicht alles tun, um sie ihrem ursprünglichen oder einem andern Berufe zu erhalten.

Die Fixationsvorrichtung der Arbeits-Prothese des Vorderarm-Amputierten bereitet dem Orthopädie-Mechaniker keine allzu großen Schwierigkeiten. Bei wenigstens mittellangen Stümpfen kommt man meist mit der NEUMANN-Bindung aus (Abb. 67, 68). Nicht verwendet werden sollten dagegen schmale Manchetten, welche knapp proximal vom Ellbogengelenk den Oberarm umschnüren und Stauungserscheinungen verursachen können. Mehrmals mußten wir feststellen, daß es auch bei langen Vorderarm-Stümpfen nicht immer gelingt, die Prothese mit einer NEUMANN-Bindung zu fixieren. Dies ist dann der Fall, wenn die Weichteile im distalen Drittel des Oberarms so kräftig entwickelt sind, daß die darunter liegenden Epicondylen in keiner Weise vorspringen und damit der Bindung auch keinen oder keinen genügenden Halt bieten. Gelegentlich genügt die Fixation nach NEUMANN für die Schmuckprothese, nicht aber für den Arbeitsarm.

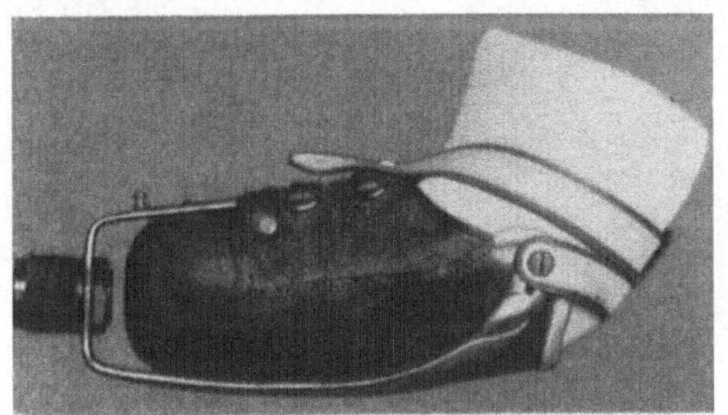

Abb. 67. Vorderarm-Prothese mit schnürbarem Trichter aus Leder und mit Neumann-Bindung.

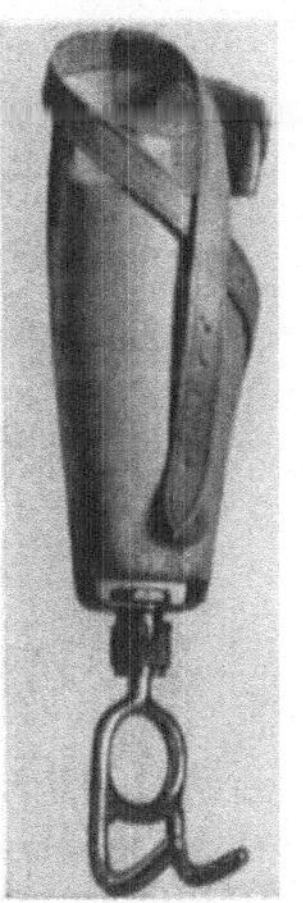

Abb. 68. Arbeits-Prothese für Vorderarm-Amputierten; Trichter aus Holz.

Im Zweifelsfalle wird man eben während des Baues des Kunstgliedes prüfen müssen, ob eine NEUMANN-Bindung ausreicht oder nicht. Nicht genügen kann eine solche Bandage, wenn der Vorderarmstumpf sehr kurz ist. In der Regel befriedigt die Bindung dann noch, wenn der rechtwinklig gebeugte Stumpf, gemessen von der Ellenbeuge-Falte bis zur Kuppe, eine Länge hat, die größer ist als der sagittale Durchmesser des Vorderarms in Rechtwinkelstellung an dessen proximalem Ende. In Fällen, in welchen die NEUMANN-Bandage nicht mehr ausreicht, muß eine schnürbare Oberarmhülse angebracht werden; diese zeigt auf der Volarseite eine ovaläre Öffnung, in welcher der Biceps-Muskelwulst Platz findet. Eine Oberarm-Hülse verlangt eine Fixation. Die seitlich am Vorderarm angebrachten Stahlschienen müssen also bis zum proximalen Hülsenrand am Oberarm geführt und durch je ein Scharniergelenk in Höhe des Ellbogens unterbrochen werden. Die Lagerung des künstlichen Ellbogengelenks spielt für die Vorderarm-Prothese schon allein aus anatomischen

Gründen nicht die wichtige Rolle wie beim Kunstknie des Unterschenkel-Beins; trotzdem wird man im Interesse einer geringen Reibung zwischen Trichter und Stumpf das Gelenk an einer möglichst günstigen Stelle anbringen. Am besten wird die künstliche Artikulation in Höhe des Radiohumeralgelenks und genügend weit volar, aber immer noch über den Gelenkflächen, angebracht.

Im Laufe der letzten Jahrzehnte sind zahlreiche Spezialkonstruktionen von Arbeits-Armen für Vorderarm-Amputierte bekannt geworden. Vor allem wurde versucht, die Drehbarkeit des langen Vorderarmstumpfes um seine Längsachse auszunützen. Zu diesem Zwecke muß der Unterarm-Trichter zweiteilig gebaut werden. Die beiden Teile werden durch zwei zu einem Kugelgelenk vereinigte Ringe verbunden. Es ist nicht zu bestreiten, daß eine solche Prothese gut sitzt und auch schwerster Arbeit standhält; das Kunstglied ist aber recht schwer und die Reibung im Drehgelenk ist derart groß, daß der Versehrte mit dem Stumpf ohne größte Kraftanstrengung keine aktive Bewegung zu bewerkstelligen vermag. Die beiden Hülsen werden gelegentlich auch bloß radial und ulnar durch einen Lederriemen miteinander verbunden. Dadurch können die noch möglichen Drehbewegungen aktiv leicht und voll ausgeführt werden. Eine starke Beanspruchung auf Zug hält diese Konstruktion aber nicht aus; die distal gelegene Kappe löst sich dann leicht vom Stumpf und erlaubt keine sichere Führung der Arbeitsgeräte.

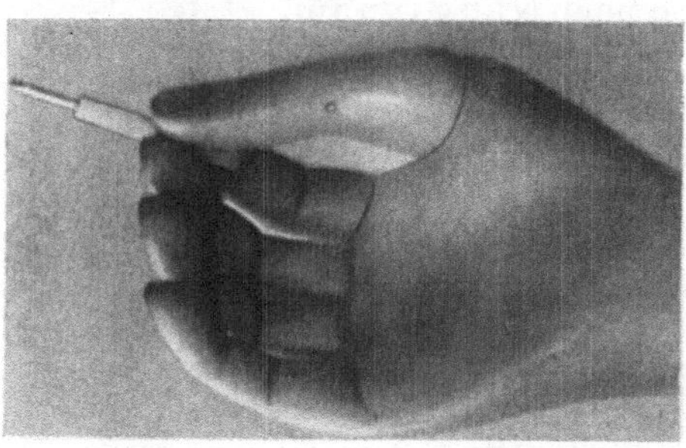

Abb. 69. Kunsthand aus Holz mit passiv beweglichem, gegen federnden Widerstand abspreizbarem Daumen

Der Schmuck-Arm des Vorderarm-Amputierten besteht aus Stumpfhülse, künstlicher Hand und Fixationsvorrichtung am Oberarm. Das Kunstglied darf, wenn es nicht unnatürlich wirken soll, nicht zu lang sein. Die Stumpfhülse wird gleich gebaut wie diejenige für die Arbeits-Prothese; sie und die zugehörige U-förmige Schiene müssen aber nicht so massiv konstruiert sein wie beim Arbeits-Arm. Auch die Aufhängevorrichtung ist für beide Prothesen die gleiche.

Meist begnügt man sich mit dem Einbau einer gewöhnlichen Traghand (Abb. 69). Bringt man diese von vornherein in eine natürliche Stellung, so kann man eventuell auf ein künstliches Handgelenk verzichten; als Artikulationen werden hauptsächlich Holz-

Kugelgelenke verwendet. Bei hängendem Arm soll sich die Hand in leichter Pronationsstellung befinden. Beweglich ist an der Hand einzig der Daumen; dieser kann passiv und gegen einen federnden Widerstand abgespreizt werden. Läßt man den Daumen wieder los, so bildet er mit Zeige- und Mittelfinger eine Zange, bzw. einen Ring. Die künstlichen Langfinger befinden sich in einer mäßigen Beugestellung. Gelenke enthalten sie meist gar nicht; höchstens verfügen der Ring- und Kleinfinger über passiv bewegliche Gelenke.

3. Die Oberarm-Prothesen.

Die prothetische Versorgung des Oberarm-Amputierten ist ein wenig erfreuliches Kapitel; der vom Stumpf gebildete Hebelarm ist recht kurz, derjenige der Prothese ziemlich lang. Die Übertragung der Kraft von Stumpf auf Kunstglied ist demnach ungünstig. Da dem Stumpf als einzige Artikulation nur noch das Schultergelenk zur Verfügung steht, sind die aktiven Bewegungsmöglichkeiten der Prothese ebenfalls beschränkt. Auch für den Oberarm-Amputierten bauen wir Arbeits- und Schmuck-Arm am besten in zwei vollständig voneinander getrennten Prothesen.

Die Arbeits-Prothese des Oberarm-Amputierten setzt sich zusammen aus der Oberarmhülse mit Verstärkungsschienen, dem künstlichen Ellbogengelenk, der Vorderarm-Stange mit Handgelenk und Ansatzdüse, den Arbeitsgeräten und der Bandage, welche das Kunstglied festhält.

Die Oberarm-Hülse wird am besten aus Leder, verstärkt durch seitlich oder dorsal und ventral angelegte Stahlschienen, hergestellt; dieses Material ist am ehesten geeignet, sich den mannigfaltigen und gelegentlich recht inkonstanten Formen des Oberarmstumpfes anzupassen. Das will selbstverständlich nicht heißen, daß bei ziemlich langen, gut geformten und muskelreichen Stümpfen gelegentlich nicht auch Köcher aus Holz oder eventuell aus Fiber gute Dienste leisten können.

Über der Hülsenkuppe wird das zum künstlichen Ellbogengelenk übergehende Ansatzstück befestigt. Das geschieht meist an einer zu einem U geformten Stahlschiene. Ist der Stumpf sehr lang, so werden statt einer zentralen Artikulation zwei seitliche Scharniergelenke angebracht.

Das künstliche Ellbogengelenk muß in erster Linie Beugung und Streckung des Kunstgliedes erlauben; ferner muß die Prothese in verschiedenen Stellungen fest arretiert werden können. Dies geschieht entweder mit Hilfe von Rasten- oder Reibungsgelenken. Beide Arten vermögen Gutes zu leisten. Der Zahneingriff bei den Rastengelenken, wie wir ihn hauptsächlich vom Brandenburg- und

Tannenberg-Arm her kennen, wirken absolut zuverlässig und sind sehr haltbar. Die Apparatur muß allerdings stets sauber gehalten werden, sonst kann sie nicht zuverlässig arbeiten. Auch die modernen als künstliche Ellbogengelenke verwendeten, beim Flugzeugbau seit Jahren gebrauchten Reibungsgelenke leisten gute Dienste. An Stelle von zwei zusammengeschraubten, gegeneinandergepreßten Scheiben sind es deren zehn oder mehr. Ein geringer Anpreßdruck genügt, um einen recht hohen, für unsere Ansprüche genügend hohen Reibungswert und damit eine ausreichend stabile Arretierung

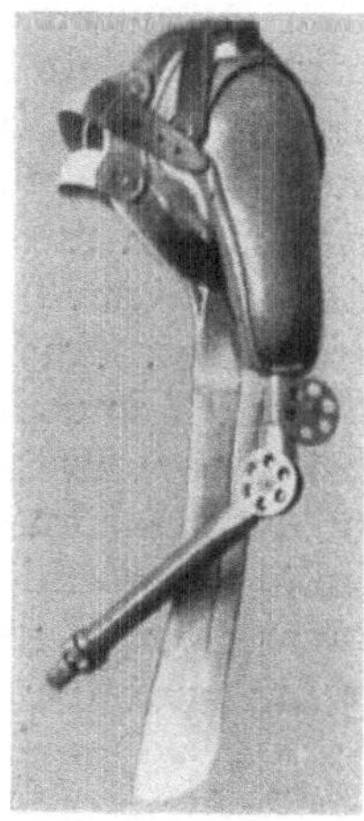

Abb. 70a.

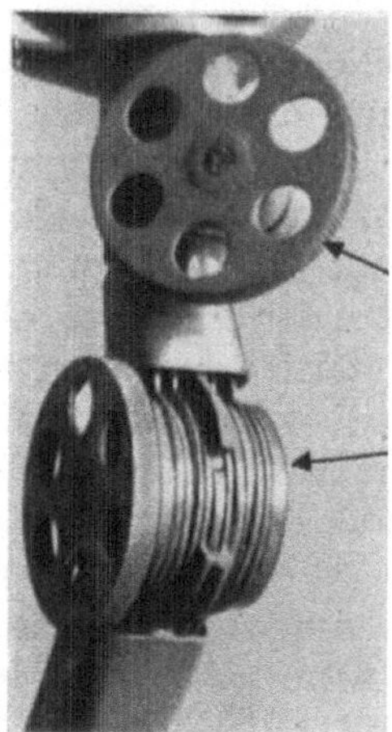

Abb. 70b.

Arbeits-Prothese für Oberarm-Amputierten; Arretierung des künstlichen Ellbogens durch Reibungsgelenk.

zu erreichen. Das Gelenk ist nicht schwer und doch sehr dauerhaft (Abb. 70). Seitlich angebrachte Gelenke können mit Hilfe eines am Vorderarm-Stück befestigten Stiftes, welcher in Löcher der aus einer metallenen Halbkugel geformten Oberarmtrichter-Kuppe eingreift, arretiert werden (Abb. 71). Eine solche Feststellung kommt in ihrer Wirkung derjenigen eines Rastengelenkes gleich.

Sind außerdem Drehbewegungen des Oberarms um seine Längsachse erwünscht, so sind technisch folgende zwei Konstruktionen möglich: Die Oberarm-Hülse kann in ihrem distalen Drittel durchtrennt und durch zwei zu einem Kugelgelenk verbundene Ringe wieder vereinigt werden; leider läßt sich dieses Gelenk wegen seiner großen Reibung nur mühsam bewegen. Viel besser kann man das Sema-Gelenk und das mechanische Handgelenk nach Niedermoser für Sichelbewegungen verwenden. Dies ist aber nur bei nicht allzu langen Oberarm-Amputationsstümpfen möglich. Derartige

Vorrichtungen lassen sich mit der erhaltenen Hand leicht bewegen und ohne Mühe arretieren.

Auch die Vorderarm-Stange kann mit einem künstlichen Gelenk, das Drehbewegungen um die Längsachse erlaubt, versehen werden; bei den modernen Konstruktionen wird dieses gleichzeitig mit der Ansatzdüse zur Fixation der Arbeitsgeräte kombiniert. Künstliches Handgelenk und Instrumente sind die gleichen wie bei der Vorderarm-Arbeitsprothese.

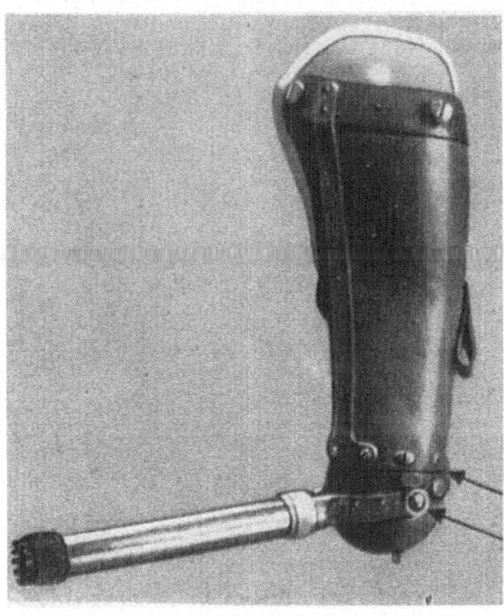

Abb. 71. Arbeits-Prothese für Oberarm-Amputierten; Arretierung des Ellbogengelenks mit Hilfe eines Stifts; vgl. Text.

Ein besonders heikles Problem stellt sich dem Orthopädie-Mechaniker im Anbringen der Bandage, welche die Oberarm-Prothese festhält. Beim Anlegen derselben sind nach SCHLESINGER folgende wichtige Forderungen zu berücksichtigen:

1. Die Bandage darf die noch erhaltenen Bewegungsmöglichkeiten im Schultergelenk nicht hindern.
2. Die Vorrichtung soll den Körper möglichst wenig einengen.
3. Die Bandage soll die Übertragung von Bewegungen des Stumpfes auf die Prothese unterstützen: keinesfalls darf sie dabei hindernd wirken.
4. Auf die Armgeräte einwirkende Beanspruchungen wie Zug, Druck, Drehung usw. müssen auf Stumpf bzw. Schulter und Oberkörper übertragen werden; bei dieser Übermittlung von Impulsen muß die Bandage wesentlich mithelfen.
5. Bei der Herstellung der Fixationsvorrichtung muß der Beruf des Versehrten berücksichtigt werden.

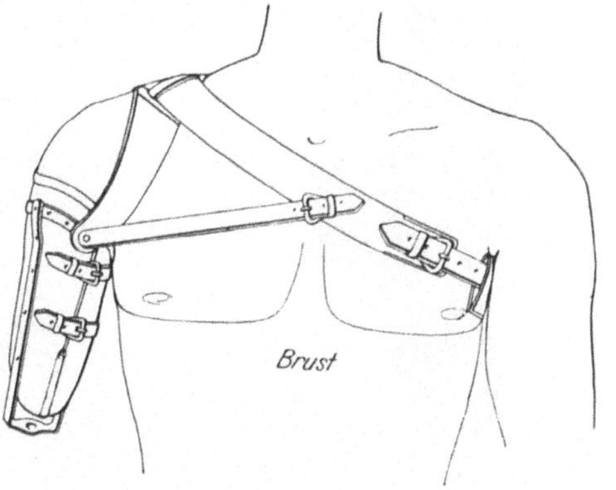

Abb. 72. Bandage mit Gurten, welche sich über der Schulter kreuzen und übergegenüberliegende Achselhöhle bzw. knapp distal davon verlaufen.

Die Befestigung der Oberarm-Prothese nur am Stumpf ist auf die Dauer sozusagen nie möglich. Sie ist vor allem für Ellbogen-Exartikulationsstümpfe vorgeschlagen worden, hat sich aber auf die Dauer nicht bewährt; auch Hafttrichter haben (wie übrigens auch beim Vorderarm-Amputierten) nach bisherigen Versuchen nicht befriedigt.

Kunstglieder, deren Stümpfe nach Absetzung des Oberarms im distalen Drittel entstanden sind, werden mit Gurten, welche sich

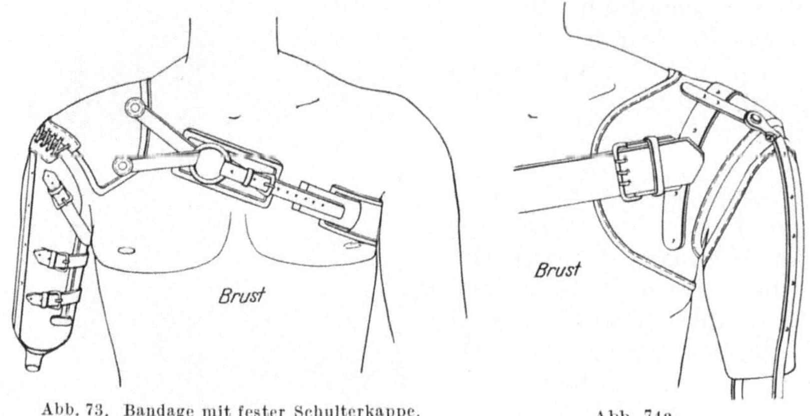

Abb. 73. Bandage mit fester Schulterkappe.

Abb. 74a.

auf der Schulter kreuzen und durch die gegenüberliegende Axilla verlaufen, fixiert. Eine solche Bandage ist auf Abb. 72 zu sehen.

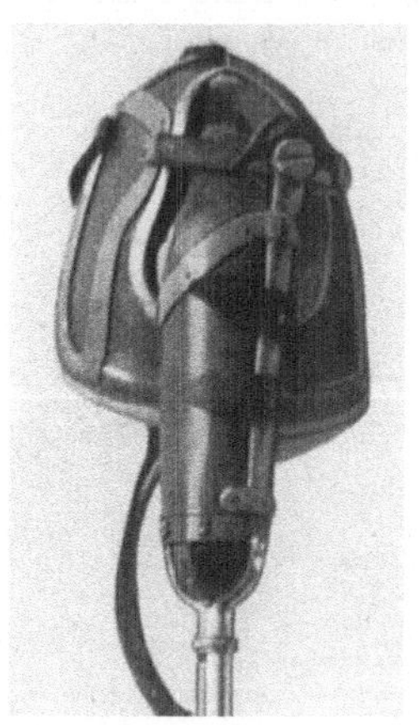

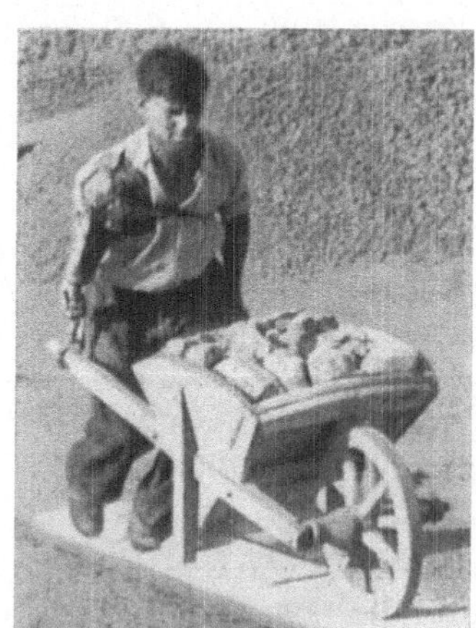

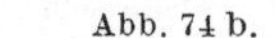

Abb. 74 b. Abb. 74 c.

Schulterkummet; Verbindung mit Oberarmhülse durch Zapfengelenke.

Haben wir einen Stumpf vor uns, bei welchem die Amputation im mittleren Drittel des Oberarms erfolgt, so muß sich die Art der Bandage nach der beruflichen Beanspruchung richten. Bei leichter Arbeit wird man mit einer Aufhängevorrichtung auskommen, wie sie für lange Stümpfe gebraucht wird; auch Schmuck-Arme werden so fixiert. Muß der Versehrte aber schwere Arbeit leisten, ist der Stumpf unschön geformt und eher kurz, so wird man sehr oft nicht ohne Schulterkappe (Abb. 73) auskommen. Diese übernimmt dann die Sicherung gegen Zugbeanspruchung. Aber auch diese genügt in solchen Fällen nicht immer, und dann muß eine Bandage mit Kummet angebracht werden. Dieses kann je nach Beanspruchung durch Gurten, Schnüre oder aber durch metallische Gelenke mit der Prothese verbunden werden (Abb. 74). Letztere haben fast immer eine Beschränkung der Stumpfbeweglichkeit zur Folge, erlauben aber eine ungleich bessere Fixation als Lederriemen und dergleichen. Bandagen mit je einem Kummet an jeder Schulter haben wir nie anbringen lassen; solche Vorrichtungen stellen u. E. eine zu große Belästigung für den Oberkörper dar.

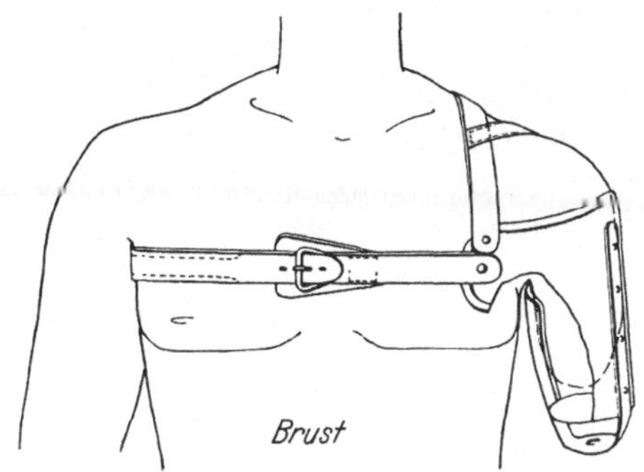

Abb. 75. Oberarmhülse mit zungenförmigen Klappen; Bandage mit Gurten, die sich auf Schulter kreuzen.

Sehr kurze Stümpfe sind insofern schwierig prothetisch zu versorgen, als sie leicht aus dem Köcher herausrutschen. Der Orthopädie-Mechaniker arbeitet deshalb den obern vordern und hintern Rand der Hülse zu einer breiten, zungenförmigen Klappe aus (Abb. 75); dadurch wird der Schultergürtel fest umfaßt, und ein Herausgleiten des Stumpfes ist so gut wie unmöglich. Eine einfache Bandage mit Gurten, die sich über der Schulter kreuzen und durch die gegenüberliegende Achselhöhle verlaufen, kann eventuell genügen. Soll ein höchstens 10 cm langer Rest des Oberarms noch schwere Arbeiten verrichten, so wird man auch in diesem Fall ein Kummet anbringen.

Bei den im Schultergelenk Exartikulierten muß das Kunstglied fest mit einer Schulterkappe oder einem Kummet verbunden sein. Nur ein so angefertigtes Kunstglied ist imstande, die einwirkenden Zug- und Druckkräfte zu übernehmen. Der Oberkörper wird dabei allerdings eingeengt und in seinen Bewegungen behindert. Schwere Arbeiten, welche geringe Beweglichkeit erfordern, können aber mit derart fixierten Prothesen sehr wohl noch verrichtet werden.

Für die nach Amputation im mittleren oder distalen Drittel des Oberarms entstandenen Stümpfe werden gerne Bandagen verwendet, welche die Brust vollständig frei lassen und bloß den Nacken belasten (Abb. 76); ein solches Vorgehen hat gewiß beachtliche Vorteile, stört es den Versehrten bei der Atmung doch in keiner Weise. Dagegen verursacht die Bandage nach unsern Erfahrungen gelegentlich in der gegenüberliegenden Axilla Reibungserscheinungen, welche zuweilen durch Infektionen kompliziert sind und dem Versehrten nicht selten langwierige Beschwerden erzeugen.

Die Schmuck-Prothese des Oberarm-Amputierten besteht aus Oberarm-Hülse, künstlichem Ellbogengelenk, Vorderarmstück mit Kunsthand und aus der fixierenden Bandage. Da die Ausgangs-Prothese in erster Linie den Verlust des Armes kosmetisch auszugleichen hat, muß sie das verloren gegangene Glied nach Möglichkeit nachahmen. Das Kunstglied muß leicht gebaut sein. Sind keine

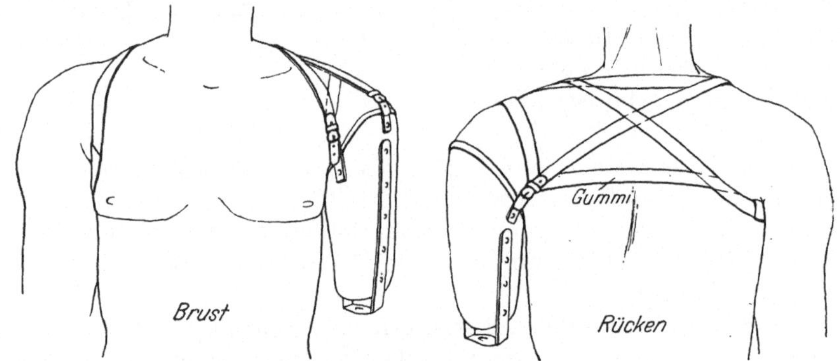

Abb. 76. Brustfreie Bandage nach CARNES.

nennenswerten Veränderungen eines an und für sich gut geformten und mindestens mittellangen Stumpfes mehr zu erwarten, so kann der Oberarm-Trichter statt aus Leder sehr wohl aus Holz oder Fiber gebaut werden. Wahrscheinlich eignet sich auch das zur Zeit hauptsächlich in Italien verwendete Celluloid zum Bau des Köchers. Auch die Vorderarm-Hülse kann aus den gleichen Werkstoffen hergestellt werden. Das künstliche Ellbogengelenk wird am besten in Form von seitlichen Scharnieren gebaut. Die Hand ist gleich konstruiert wie diejenige des Schmuck-Arms des Vorderarm-Amputierten. Als Aufhängevorrichtung genügt meist eine Bandage mit Gurten, welche sich auf der Schulter kreuzen und durch die gegenüberliegende Axilla verlaufen. Nur selten ist eine Schulterkappe oder gar ein Kummet notwendig.

4. Die willkürlich beweglichen Prothesen.

Das Kapitel über die Arm-Prothesen wäre unvollständig, würden nicht noch einige Bemerkungen über den willkürlich beweglichen Arm folgen. Gerade auf diesem Gebiet sind zahlreiche geniale Erfindungen und technische Wunderleistungen geschaffen worden. Um den willkürlich beweglichen Arm in Funktion zu setzen, bedarf es einer Kraftquelle; diese hat die Aufgabe, die Getriebe des künstlichen Arms in Bewegung zu setzen. In erster Linie sind es die Öffnung und Schließung der Finger, welche bewerkstelligt werden sollen. Damit ist das Greifen, Festhalten und Ablegen von verschiedenen Gegenständen möglich. Die Bewegungen müssen sicher und schnell ausgeführt werden können; ferner sollen sie genau „dosierbar" sein. Bei Oberarm-Amputierten sind auch Beugung und Streckung im künstlichen Ellbogengelenk recht wertvoll. Eine Kombination von allzuvielen Einzelbewegungen ist dagegen nicht wünschenswert; der Amputierte nützt sie später doch nicht alle aus und empfindet eine zu komplizierte Konstruktion höchstens als störend. Wir kennen eine ganze Anzahl von Arm-Amputierten, welche anfangs von einer bis in alle Details verfeinerten Konstruktion begeistert waren, später aber ein möglichst einfaches Kunstglied einer willkürlich beweglichen Prothese vorzogen. Mindestens so bedeutungsvoll, ja meist viel wichtiger als das Kunstglied ist die Persönlichkeit des Amputierten für sein späteres Leistungsvermögen und seine Verwertung der Prothese.

Als Kraftquellen, welche das Getriebe des Kunstarms in Bewegung setzen, kommen in Frage:

A. die Muskeln des Stumpfes, der Schultergürtel und des Stamms (äußere Muskelquellen);

B. auf operativem Wege zu diesem Zweck vorbereitete Stumpfmuskeln wie Kanalisierung nach SAUERBRUCH (innere Muskelquellen);

C. künstliche Energiequellen (Druckluft, Elektrizität).

Die Muskeln des Stumpfes, der Schultergürtel und des Stamms vermögen, wenn sinngemäß ausgenützt, sehr schöne Leistungen zu verbringen. Es kann nicht unsere Aufgabe sein, all die in der Literatur angeführten Möglichkeiten anzuführen; wir beschränken uns auf das Wesentliche. Größere Zusammenstellungen finden sich bei BIESALSKI, SCHLESINGER u. a.

Am Vorderarmstumpf lassen sich vor allem folgende Kraftquellen ausnützen:

a) Beugung des Stumpfes im Ellbogengelenk. Ein an der Streckseite der Oberarmhülse entspringender Riemen ist an einer beweglichen Hand so fixiert, daß diese sich bei Beugung des Arms im Ellbogengelenk zur Zange schließt (LANGE). Diese Konstruktion wird noch ab und zu gebaut; sie ist gut und zuverlässig. Eine ähnliche Wirkung hat die mit Excenter und Gestänge versehene Prothese nach CHARRIÈRE.

b) Streckung des Vorderarmes im Ellbogengelenk. Diese kann ebenfalls zum aktiven Schließen der Finger zur Faust verwendet werden, wird aber heute nur noch selten ausgenützt, weil sie sich meist als nicht zweckmäßig erweist.

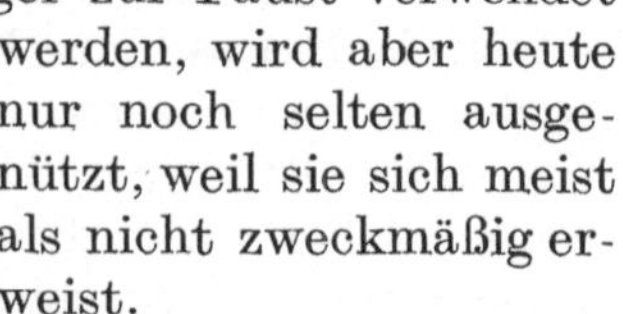

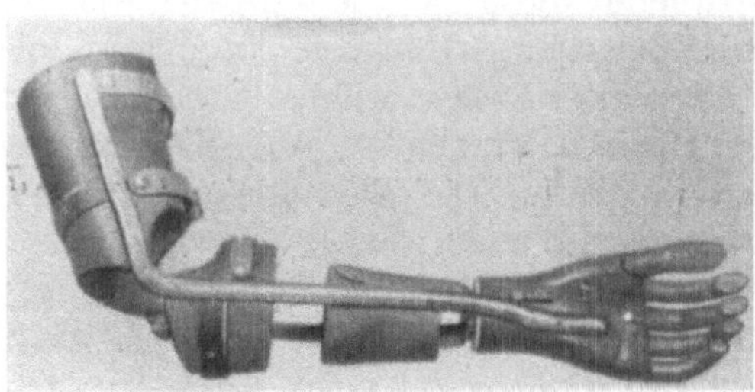

Abb. 77. Willkürlich bewegliche Rotationsprothese mit Hüfner-Hand für langen Vorderarm-Stumpf.

c) Lange Vorderarmstümpfe können den Faustschluß durch Pro- oder Supination bewerkstelligen (DALLISCH). Abb. 77 zeigt eine solche Prothese. Die damit gemachten Erfahrungen sind mehrheitlich gut.

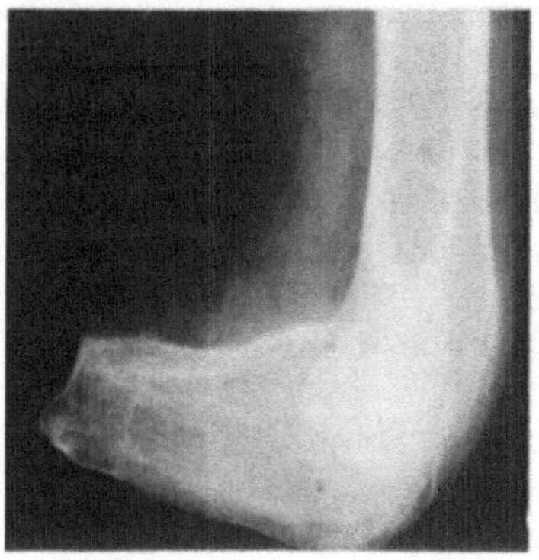

Abb. 78 a.

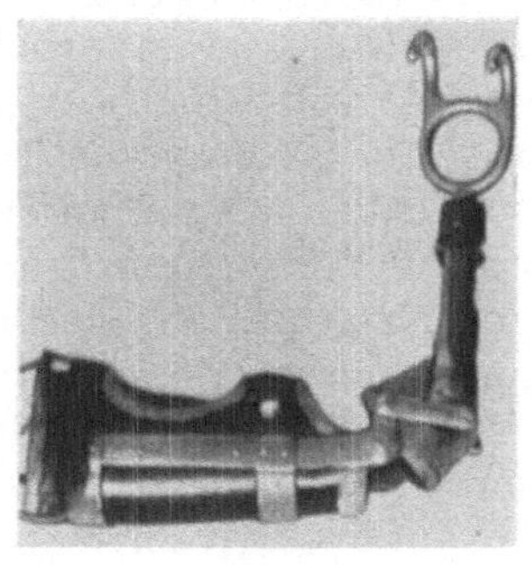

Abb. 78 b.

Vorderarm-Prothesen mit Schelle für kurzen, beschränkt beweglichen Stumpf. a. Röntgenbild des Stumpfes; b. Arbeitsprothese mit Scherengelenk; c. Schmuckarm mit Zahnradgelenk. Vgl. Text.

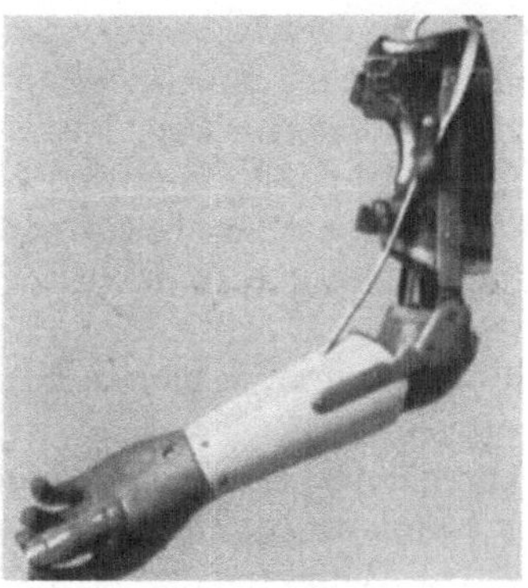

Abb. 78 c.

d) Kurze und beschränkt bewegliche Vorderarm-Stümpfe können nach ZEIBIG mit einer Pelotte oder Schelle gefaßt werden; eine Übersetzung übermittelt die vom Stumpf erzeugten Bewegungen der Pelotte auf das Vorderarmstück, so daß dieses beispielsweise über einen doppelt oder dreimal so großen Winkel wandert als die Stumpfhülse (Abb. 78).

Am Oberarm sind ebenfalls mehrere Kraftquellen ausnützbar; sie werden aber heute, wenigstens in unserem Lande, nur noch wenig verwendet. Es sind dies Zugwirkungen durch Abduktion im Schultergelenk, Beugung, Streckung und Rotation. Viel häufiger werden Bewegungen im Schultergelenk bloß dazu gebraucht, um Kraftquellen im Bereich der Schultern oder des Stamms in ihrer Wirkung zu unterstützen.

Als wirksame Kräfte außerhalb des Stumpfes kommen in Frage:

a) Der Schulterzug. Durch Wegverlängerung bei gegebener Distanz wird an einem Riemen, welcher dorsal von der Scapula der nicht amputierten Seite entspringt, über die gegenüberliegende Schulter nach vorn verläuft und an einer Rolle innerhalb der Prothese ansetzt, ein kräftiger Zug ausgeübt. In dieser ursprünglichen Form, wie ihn BEAUFORT zum Strecken der Finger verwendete, wird der Schulterzug heute kaum mehr gebraucht. Dagegen verwenden wir noch Kombinationen wie beispielsweise diejenige mit der Vorwärtsbewegung des Oberarms nach VAN PETERSEN. Von der Gegend dorsal über der Scapula der gesunden Seite verläuft ein Zügel zur Dorsalseite des Oberarm-Trichters, tritt in diesen ein, läuft in Höhe des Ellbogengelenks um eine Kugel herum und inseriert schließlich auf der Streckseite der Vorderarmhülse. Bei Beugung des Oberarms wird der Riemen angespannt und damit der künstliche Vorderarm gebeugt (Abb. 79). Der Zug kann auch zum Öffnen der durch Federkräfte geschlossenen Finger verwendet werden.

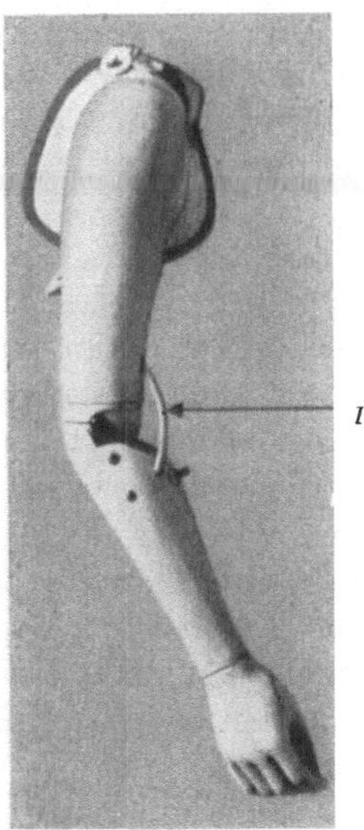

Abb. 79. Oberarm-Schmuckprothese mit VAN PETERSEN-Zug (P), welcher die aktive Beugung im Ellbogengelenk ermöglicht.

b) Der Schulterstoß. Darunter versteht man die Erhebung des Oberarmstumpfes im Schultergelenk nach ventral und lateral bei gleichzeitiger Senkung der Schulter und mäßiger Wölbung des Rückens. Diese Bewegungen geschickt und dosiert auszuführen, fällt dem Amputierten anfangs recht schwer. Der Schulterstoß wird gerne zur aktiven Bewegung insbesondere zur Beugung der Finger herangezogen. Als Aufhängevorrichtung eignet sich dazu am besten die brustfreie Bandage.

c) Der Schulterhub. Das Heben der Schulter kann auf einen zur Prothese laufenden Riemen einen kräftigen Zug ausüben. Die Zwischenschaltung eines Flaschenzuges vermag die Kraft noch erheblich zu vermehren. Diese Kraftquelle wird bei uns wenig ausgenützt.

d) Der Brustzug. Diese von FISCHER angegebene Einrichtung hat sich bei uns ebenfalls nicht eingelebt. Durch Erweiterung des Thorax wird ein um diesen gelegter Gurt gedehnt und damit über einen zur künstlichen Hand verlaufenden Riemen ein Zug ausgeübt.

In der neuesten Zeit sind eine ganze Anzahl ähnlicher Erfindungen angepriesen worden; die Verwendung der Neigung des Rumpfes nach irgend einer Seite, der Senkung des Beckens und der Bewegung der Bauchwand nach KOENNECKE als Kraftquelle sind einige wenige Beispiele.

Die Kanalisierung der Stumpf-Muskulatur oder das kineplastische Verfahren nach SAUERBRUCH zur Beschaffung von Kraftquellen für den willkürlich beweglichen Kunstarm, auf das wir schon an anderer Stelle hingewiesen haben, bedarf keiner besondern Besprechung. SAUERBRUCH selbst hat die Technik eingehend beschrieben, und seither hat sich nicht sehr viel geändert. Bei richtiger Vorbereitung der später zu verwendenden Muskeln und bei guter Anlage der Kanäle kann diese unzweifelhaft geniale Methode Gutes leisten. Sowohl Schließung als Öffnung der Finger der künstlichen Hand werden aktiv bewerkstelligt; fingerstreckende oder -beugende Federn sollen also in die Kunsthand — neuerdings werden fast ausschließlich Hüfner-Hände benützt — nicht eingebaut werden.

Bei der Vorderarm-Prothese (Abb. 80) dienen die im Beuge- und Streckkanal liegenden Elfenbeinstifte nicht bloß der Bewegung der Finger, sondern gleichzeitig der Fixation der Prothese; eine besondere Aufhängevorrichtung ist also nicht notwendig. Der Oberarm-Amputierte kann mit den durch die Kanäle der Biceps- und Triceps-Muskulatur verlaufenden Elfenbeinstiften Öffnung und Schließung der Finger vollziehen. Für die Beugung im Ellbogengelenk bedient man sich am besten eines Zuges nach VAN PETERSEN; Supinationsbewegungen der Hand können durch den Schulterstoß bewerkstelligt werden. Für den im Schultergelenk Exartikulierten bedarf man neben der Kanäle durch den M. pectoralis und den M. latissimus dorsi so vieler Züge, daß man sich fragen muß, ob sich in einem derartigen Falle die Herstellung eines willkürlich beweglichen Arms nach SAUERBRUCH noch rechtfertigt.

Man mag sich wundern, daß wir unter den von uns beobachteten 193 Arm-Amputierten keinen einzigen Versehrten haben, dessen Stumpfmuskeln kanalisiert worden sind. Viele Stümpfe eigneten sich schon wegen ihrer Form nicht; meist lud die zukünftige Betätigung nicht zu einem kineplastischen Verfahren ein; oft ließen auch die psychischen Qualitäten der Versehrten das Vorgehen nach Sauerbruch nicht als indiziert erscheinen. Dagegen haben wir Nicht-Versicherte gesehen, welche mit Kineplastik und Prothese erfreuliche, ja erstaunliche Leistungen vollbrachten. Seit 1918 hat Sauerbruch über 7000 kineplastische Operationen ausgeführt; seine eigenen Resultate können also nicht schlecht sein, sonst hätte er diesen Eingriff wohl nicht mehr weiter oder höchstens in ganz seltenen Fällen vorgenommen. In andern Händen scheinen die Er-

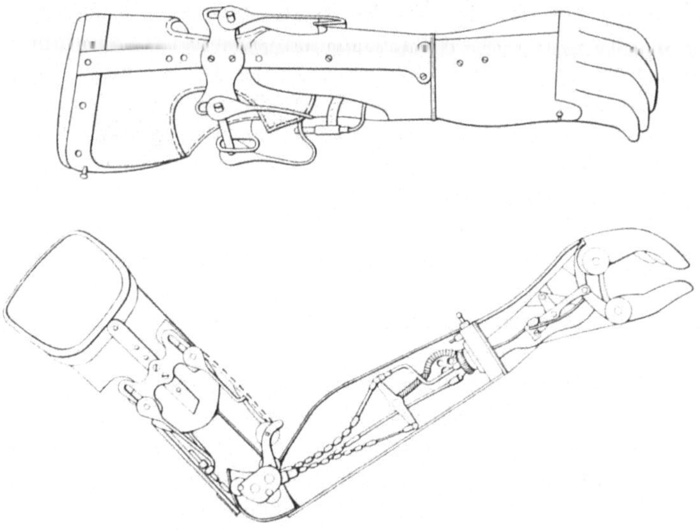

Abb. 80. Prothesen für Vorderarm- und Oberarm-Amputationsstümpfe, welche für das kineplastische Verfahren nach Sauerbruch hergestellt worden sind (schematisch).

folge, nach den Angaben der Literatur zu schließen, nicht so groß zu sein; so trugen von den von Martin kontrollierten 24 Amputierten nur deren 12 die Sauerbruch-Prothese; 9 Patienten hatten unbrauchbare oder häufig entzündlich veränderte Kanäle.

Als künstliche Energiequelle wurden schon früh Versuche mit Druckluft und mit elektrischem Strom gemacht. Weder die mit Preßluft noch die elektrisch gesteuerte Hand vermochten sich aber durchzusetzen. Die Druckluft wirkte auf einen eigentlichen Motor im weitesten Sinne des Wortes ein; bei der elektrischen Hand wurde die Bewegung durch einen Elektromagneten ausgeführt. Beide Konstruktionen sind heute vollständig in Vergessenheit geraten.

Nur über wenige eigene Erfahrungen verfügen wir bis heute mit der von Wilms demonstrierten aus der letzten Zeit stammenden willkürlich beweglichen, elektrischen Arm-Prothese. Wir wissen, daß Amputierte über ein sehr gut ausgebildetes Phantomgefühl verfügen; sie können beispielsweise ihre verlorene Hand vermeintlich bewegen. Bewegungs- und Haltungsempfinden bleiben aber Illusion. Was bei Bewegungen in Wirklichkeit geschieht, ist die Kontraktion einzelner Muskeln oder Muskelgruppen. Die dabei auftretenden Volumenschwankungen der Muskeln werden zur Bewegung der Hand herangezogen. Diese Schwankungen werden über eine Pelotte auf eine fein ausgebaute Schaltstation übergeleitet. Je nach der Intensität des Druckes auf die Pelotte wird von der Schaltzentrale die Tätigkeit eines in eine willkürlich bewegliche Hand eingebauten Elektromotors (Spielzeugmotor) reguliert. Bei kräftiger Kontraktion der Beugemuskeln wird die Hand zur Faust geschlossen; wird die Muskulatur entspannt, öffnen sich die Finger wieder. Der Versehrte hat dabei das Empfinden, er öffne und schließe die Hand, welche ihm amputiert worden ist.

Wahrscheinlich ist die elektrische Prothese weiter ausbaufähig; wir meinen aber, man sollte sich wenigstens für den Anfang mit etwas begnügen, das einfach, aber dafür um so zuverlässiger funktioniert. Mit Oberarm-Amputierten scheinen bis jetzt nur wenige Versuche gemacht worden zu sein. Es ist nicht einzusehen, warum elektrische Prothesen nicht auch für diese Amputierten verwendet werden können; die Bewegung der Kunsthand stimmt dann allerdings nicht mehr mit derjenigen des Phantomglieds überein.

Die Stumpfhülse für die elektrische Prothese wird am besten aus Holz gebaut. Als Stromquelle wird eine Taschenlampen-Batterie oder noch besser ein kleiner Stromspeicher, der bei Bedarf über Nacht nachgeladen werden kann, verwendet. Die Prothese eignet sich u. E. nicht für Schwerarbeit; dagegen können wir uns denken, daß das Kunstglied für leichte manuelle Tätigkeit und feine Arbeit, wie sie beispielsweise der Uhrmacher, der Radio- und Feinmechaniker verrichten, gute Dienste leisten könnte. Wie beim Hafttrichter, in welchem die Muskulatur dauernd funktionell beansprucht wird, so soll es auch bei der elektrischen Prothese nicht zu einer Muskelatrophie des Stumpfes kommen.

Die willkürlich bewegliche Prothese dient nicht nur als Schmuck-, sondern auch als Arbeitsarm für feine Verrichtungen besonders geschickter Versehrter. Nicht immer wird eine Hand am Kunstglied befestigt, sondern oft auch eine den besondern Verhältnissen angepaßte willkürlich zu bewegende Zange. In der Regel erfüllt aber eine willkürlich bewegliche Hand den Zweck insofern besser als sie die Kombination der Arbeits- mit der Schmuckprothese erlaubt.

Im täglichen Leben funktioniert die menschliche Hand zur Hauptsache als Greif- und Haltewerkzeug. Die künstliche Hand kann diese Tätigkeit bis zu einem gewissen Grade übernehmen, wenn sie eine Zange und einen Haken zu bilden vermag. Zur Bewerkstelligung der Bewegung der Finger und der Sperrung in jeder beliebigen Lage stehen dem Orthopädie-Mechaniker drei im Prinzip verschiedene Möglichkeiten zur Verfügung:

1. Sperrad und Sperrklinke. Diese Konstruktion ist bereits beim Bau der Hand des Götz von Berlichingen verwendet worden. Jeder einzelne Finger enthält Scheiben mit Sperrzähnen; in das unter Federspannung stehende Zahnrad greift eine Klinke ein. Eine zweite Feder bewerkstelligt das zuverlässige Einschnappen der Klinke. Durch Druck auf einen Knopf kann diese gelöst werden, so daß der vorher gegen federnden Widerstand gebeugte Finger in Streckstellung schnappt.

2. Eine weitere Methode ist die Sicherung einer bestimmten Stellung der Finger durch einen Keil; dieser wird gegen zwei mit Daumen einerseits und Langfinger andrerseits verbundene Hebel mehr oder weniger stark vorgeschoben. Das System hat sich aber aus technischen Gründen nicht bewährt und wird deshalb heute kaum mehr angewendet.

3. Zentraler Schneckenantrieb. Diese Konstruktion scheint bis heute das beste und vollkommenste zu sein. Jede Beugestellung der Finger kann damit eingenommen und auch beibehalten werden.

Abb. 81 zeigt schematisch die verschiedenen Bautypen der wichtigsten Kunsthände. Es kann nicht unsere Aufgabe sein, die technischen Einzelheiten der verschiedenen Hände zu beschreiben; wir beschränken uns deshalb auf kurze Angaben über einige wenige Typen.

Über die aus dem Jahre 1509 stammende Hand des Götz von Berlichingen haben wir uns bereits geäußert. Sperräder und Klinken sperren und lösen jeden Finger einzeln. Mit dieser Hand wurde die Bildung einer Faust und damit das Fassen verschiedenster Gegenstände je nach deren Form recht gut gelöst; es handelt sich aber nicht um eine aktiv zu bewegende Hand. Die Finger müssen mit der gegenüberliegenden Hand gebeugt und gestreckt werden.

In der von Balliff (1818) gebauten Hand werden die Finger durch Züge geöffnet und durch Federn geschlossen. Hier handelt es sich bereits um eine aktiv bewegliche Konstruktion, wobei die Streckung der Finger durch Abduktion des Armes im Schultergelenk bewerkstelligt wird.

Die Eichler-Hand (1835) ist so gebaut, daß jeder einzelne Finger mit einer Schnur verbunden ist und durch Zug an dieser gebeugt wird; Federn besorgen die Streckung.

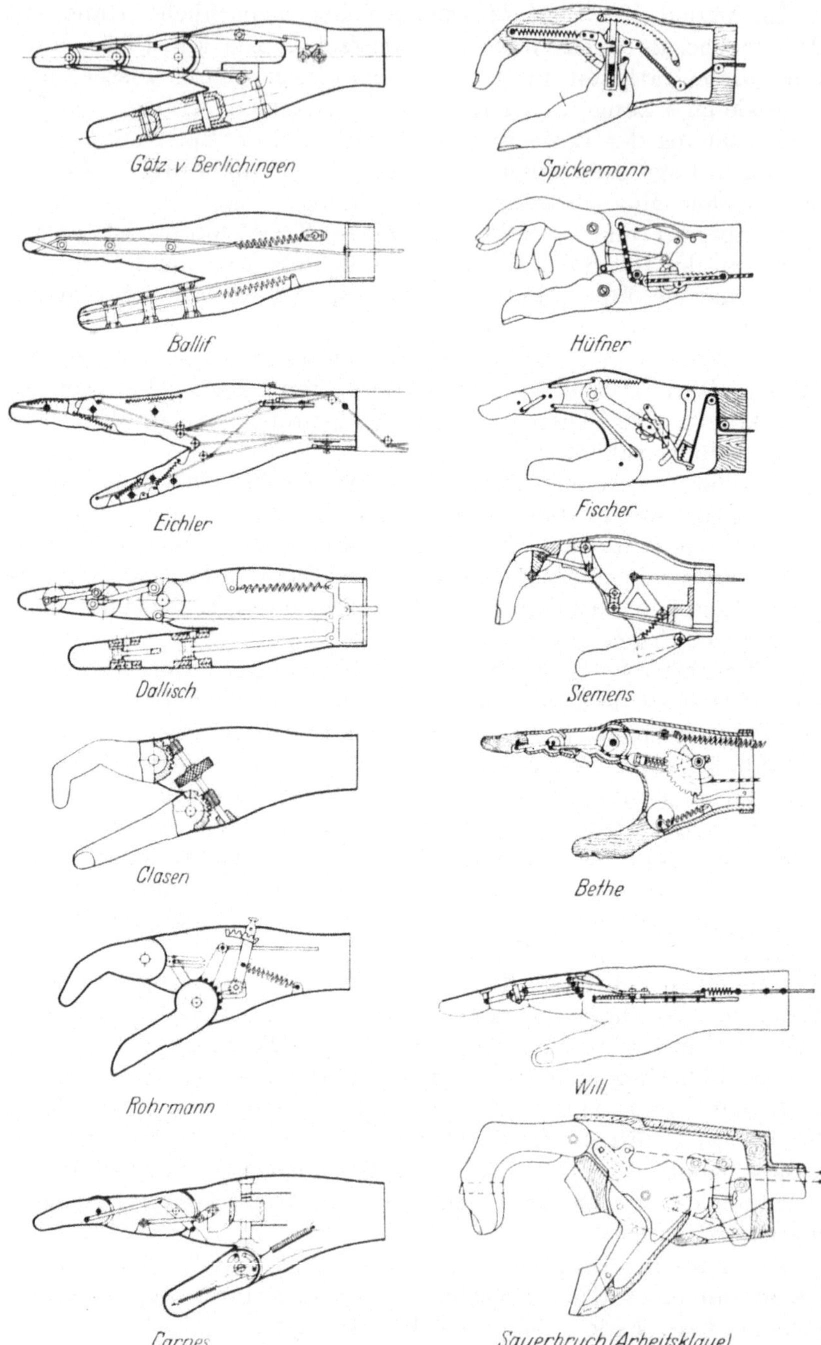

Abb. 81. Die verschiedenen Bautypen der wichtigsten Kunsthände.

Die künstliche Hand von Dallisch (1877) benutzt zu den Fingerbewegungen starre Gestänge; Beugen erfolgt durch Armzug, Strecken durch Federn. Die Verwendung von Stangen bedeutet einen großen Vorteil. Eine aktive Arretierung der Hand in Greifstellung fehlt.

1886 verwendete Clasen zum ersten Mal einen durch die gesunde Hand zu betätigenden Schneckentrieb mit Selbsthemmung. Diese Konstruktion ist also eine aktiv bewegliche Hand im eigentlichen Sinne des Worts. Das andauernd bestehende Eingreifen der Zahnräder in die Schnecken bedingt eine zuverlässige Sperrung in allen Stellungen.

Die schon recht modern gebaute Rohrmann-Hand (1914) benutzt zweiarmige Hebel, die durch Muskelkraft geschlossen und durch Federn geöffnet werden. Die Finger zeigen wie diejenigen der Clasen-Hand nur an der Basis ein Gelenk. Das erlaubt der für Spitzgreifstellung eingerichteten Hand ein sicheres und kräftiges Zugreifen. Leider wirkt der Zug zum Schluß der Finger nicht gleichzeitig selbstsperrend.

Wesentlich komplizierter ist die von Carnes (1906) aus Metall gebaute Hand konstruiert. Sie enthält Schneckengetriebe und Steuergestänge. Die Endglieder der Finger sind weggelassen. Öffnen und Schließen der Finger erfolgen aktiv durch Züge. Das vorhandene Schneckengetriebe erlaubt Sperrung in jeder Stellung ohne zusätzliche Arretiervorrichtung. Mit der Carnes-Hand ist ein zuverlässiges und festes Zugreifen sehr wohl möglich.

Die Spitzgreifhand nach Spickermann (1915) ist wie diejenigen von Hüfner (1917) und Fischer (1917) mit einem Sperrwerk versehen. Aktiv erfolgen Schluß und Sperrung der Hand; durch einen noch stärkeren Zug wird die Sperrung behoben und die Hand geöffnet.

Die Hüfner-Hand ist heute eine der bei uns am häufigsten gebrauchten willkürlich beweglichen Hände. Nach Erfassen eines Gegenstandes erfolgt bei Beibehaltung des Zuges die Sperrung. Wird hernach nochmals ein Zug ausgeübt, so löst sich die Arretierung und die Finger öffnen sich unter Einfluß des Federzuges.

Neben dieser ursprünglichen Konstruktion existieren heute verschiedene etwas abgeänderte Typen der Hüfner-Hand. Außer der üblichen einachsigen Hand, bei welcher sämtliche Langfinger gemeinsam im Grundgelenk — dem einzigen vorhandenen Fingergelenk — bewegt werden, gibt es eine zweiachsige Hand; bei dieser können Zeige- und Mittelfinger und dann wieder Ring- und Kleinfinger zusammen gebeugt und gestreckt werden; es sind also nicht alle vier sondern nur zwei und zwei Langfinger zusammengekoppelt und mit einem Zug verbunden.

Anstelle der streckenden Feder kann der von der Kraftquelle ausgeübte Zug auch zur Öffnung der Finger gebraucht werden, wenn in der Hand ein Umschaltmechanismus eingebaut ist. Eine mit der noch erhaltenen Hand zu bedienende Sperrvorrichtung (passive Sperre) arretiert die Finger in der vom Versehrten gewünschten Stellung.

Neben den nur mit einem Zug versehenen Konstruktionen werden auch Zweizug-Hände hergestellt. Ein Zug bewerkstelligt die Beugung, der andere die Streckung; es ist dies eine ideal gebaute Hand für das kineplastische Verfahren nach SAUERBRUCH.

Etwas einfachere, aber deshalb nicht weniger wertvolle Konstruktionen stellen die Lange- und Germania-Hand dar. Der Lange-Hand fehlt ein Daumengelenk. Die Streckung der Langfinger, welche ein Grundgelenk besitzen, erfolgt passiv durch eine Feder, die Beugung geschieht aktiv durch einen von einer äußern Muskelquelle am Arm verursachten Zug. Bei der Germania-Hand sind die Langfinger steif; der Daumen besitzt ein Grundgelenk, in welchem er aktiv gestreckt und bzw. abduziert, passiv durch Feder gebeugt und damit zur Sitzgreifhand geschlossen werden kann.

Die Langfinger der Fischer-Hand sind im Gegensatz zu denjenigen der Hüfnerschen Konstruktion in End- und Mittelgelenk, nicht aber im Grundgelenk beweglich. Auch hier erfolgt Sperrung durch verstärkten Zug; Entsperrung wird durch den sogenannten voreilenden Umschalter vorgenommen.

Die Konstruktion von SIEMENS (1916) ermöglicht den zum Fassen von Werkzeuggriffen meist ganz ungeeigneten Faustschluß oder Breitgriff. Eine aktiv in Funktion zu setzende Arretiervorrichtung besitzt die Hand nicht. Sie ist wie diejenige von ROHRMANN nach dem Prinzip der Hebelsteuerung aufgebaut.

Die von BETHE (1917) angegebene Hand soll eine Art Universalhand darstellen; sie will Faust- und Spitzgreifschluß ermöglichen; jeder einzelne Finger soll sich dem angefaßten Gegenstand anpassen; Arretierung und Entsperrung werden aktiv ausgeführt. Das Ganze ist sehr schön ausgedacht, aber so fein gebaut, daß es den gestellten Ansprüchen beim Gebrauch der Hand u. E. kaum lange standhalten kann.

Die Hand von WILL (1915) versucht ebenfalls ein sicheres Greifen von Gegenständen durch Anpassen der einzelnen Fingerglieder an diese zu erreichen. Die Kleinheit der einzelnen Teile wirkt sich ebenso nachteilig aus wie bei der Bethe-Hand. Hände für Faustschluß liegen bis heute nicht in brauchbarer Form vor.

Bei der von Sauerbruch angegebenen Spitzgreifhand erfolgt die Schließung der Hand und deren Sperrung durch Muskelzug, die Öffnung durch Feder- oder ebenfalls durch Muskelzug.

In den USA. werden heute häufig Leichtmetall-Hände verwendet, welche ähnlich funktionieren wie die Hüfner-, Lange- oder Germania-Hand. Die Finger sind mit einer ziemlich dicken Schicht eines eher weichen Kautschuks überzogen. Über die Haltbarkeit dieser Kunsthände besitzen wir noch keine genügenden Erfahrungen.

Literatur.

Alldredge, R. H.: J. Bone Surg. 30 A 359 (1948). — Ansprenger, A.: Künstliche Arme. In zur Verth: Kunstglieder und orthopädische Hilfsmittel. Berlin: Springer 110—132 (1941). — Editorial: The Lancet **6434**, 911 (1946). — Eyre-Brook, A. L.: Graduate Med. J. **2**, 5, 13 (1947). — Hofmann, W.: Med. Technik **3**, 2, 36 (1949). — Iselin, H.: Helv. med. Acta **6**, 711 (1939 bis 40). — Jorns, G.: Dtsch. med. Wschr. **67**, 59 (1942). — Kessler, H. H.: Surg. etc. **68**, 554 (1939). — Ders. Mil. Surgeon **93**, 281 (1943). — Ders.: Cineplasty. Springfield, III: Ch. C. Thomas 1947. — Ders.: J. Bone Surg. 30 A 236 (1948). — Lange, M.: Unfallorthopädie. Stuttgart: F. Enke 1949. — Martin, J. J.: Wie viele Amputierten tragen ihre Prothese? Diss. Leipzig 1935. — Nissen, R. und E. Bergmann: Cineplastic Operations. New York: Grune and Stratton 1942. — Pfau, H. und O. Engelke: Kunstglieder und Stützapparate. In Lehrbuch für Bandagisten und Orthopädiemechaniker. Berlin: O. Elsner 302 (1943). — Rook, W.: Med. Technik **1**, 38 (1947). — Sauerbruch, F.: Die willkürlich bewegbare künstliche Hand. Berlin: Springer 1916. — Schlesinger, G.: Der mechanische Aufbau der künstlichen Glieder. In: Ersatzglieder und Arbeitshilfen von M. Borchardt, K. Hartmann u. a. Berlin: Springer 321 (1919). — Thomas, A. and Ch. C. Haddan: Amputation and prosthesis. Philadelphia: J. B. Lippincott 1945. — zur Verth, M.: Kunstglieder und orthopädische Hilfsmittel. Berlin: Springer 1941.

IV. Die Amputiertenschule.

Die körperliche Schulung des Amputierten ist eine zwingende Notwendigkeit. Damit der Versehrte später sein Kunstglied sinngemäß zu verwenden vermag, muß er lernen, die noch erhaltene Muskulatur des Körpers zu beherrschen und nach Möglichkeit auszunützen. Gelingt es außerdem, psychische Störungen zu beseitigen oder in Schranken zu halten und ruhende seelische Kräfte zu wecken, so ist schon sehr viel erreicht.

Wie der Amputierte auf die prothetische Versorgung vorbereitet wird, haben wir bereits in einem frühern Kapitel beschrieben. Ist der Amputierte einmal im Besitz seines Kunstgliedes, so beginnt für ihn die Schulung von neuem.

Der Bein-Amputierte muß bei Durchführung seiner ersten Schritte einige Grundregeln beachten (zur Verth):

1. Der erste Schritt vorwärts wird stets vom gesunden Bein ausgeführt.

2. Das gesunde Bein soll einen eher langen, das Kunstbein einen kurzen Schritt machen; der Amputierte neigt dazu, das Gegenteil zu tun. Den Gang nach rückwärts soll das Kunstbein mit langen Schritten ausführen.

3. Die Körperhaltung soll beim Gehen aufrecht und nicht verkrampft sein. Hohlkreuz und Herausstrecken des Gesäßes sind zu vermeiden.

4. Der Blick des Versehrten soll geradeaus schweifen und nicht auf die Fußspitzen geheftet werden.

5. In den ersten Tagen besteht die Gefahr der Überanstrengung; es müssen deshalb lange Ruhepausen eingeschaltet werden.

In der von ZOLLINGER gegründeten Amputiertenschule der Schweiz. Unfallversicherungsanstalt in der Bäderheilstätte zum Schiff in Baden hat sich der ursprünglich von ZUR VERTH aufgestellte, seither etwas abgeänderte Lehrplan sehr gut bewährt:

1. Übung: Einige Schritte auf ebenem, nicht glattem Boden nach vorwärts, seitwärts und rückwärts unter Führung und Mithilfe des Turnlehrers.

2. Übung: Dieselben Bewegungen ohne Hilfe des Turnlehrers, aber unter Verwendung eines Stockes, im Turnsaal und draußen auf ebenem Terrain.

3. Übung: Gehen ohne Stock im Turnsaal. Gang vor dem Spiegel mit abgedrehtem Kopf, mit geschlossenen Augen, auf dem geraden Strich, im Kreis, unter Kreuzung der Beine usw.

4. Übung: Gehen mit Lasten in den Händen (Stab, Keulen, Ball), auf Kopf und Schultern (Ball).

5. Übung: Treppauf- und Abwärtsgehen. Gang auf seitwärts abfallender Straße. Überwindung kleiner Hindernisse wie Gräben, Stufen, usw. Laufschritt an Ort und vorwärts. Gang auf dem schmalen Balken, Übungen an der Sprossenwand.

Die am meisten anstrengende Bewegung des Oberschenkel-Amputierten ist ohne Zweifel die Ablösung des Kunstbeines vom Boden. Im Gegensatz zum Unversehrten ist der Amputierte nicht ohne weiteres imstande, die schwingende Prothese im Knie aktiv zu beugen. Dieser Gangfehler kann durch die von SELL entwickelte Sitzdruck-Methode behoben werden. SELL verwendet als Vorbild für die Gehschulung nicht den Wanderschritt, wie wir es bisher getan haben, sondern den antiken Tanzschritt. Daraus ergeben sich die folgenden 4 Bewegungsphasen:

1. Kniebeuge durch Sitzdruck aus dem Stand. Die Schwerkraftlinie wird aus der vertikalen in Richtung von hinten-oben nach

vorn-unten verschoben. Bis der Amputierte diese Manipulation — Ausübung eines Druckes auf den Tubersitz — selbst durchzuführen versteht, überläßt er sie dem Turnlehrer.

2. Das im Knie gebeugte Kunstbein wird nun langsam nach vorwärts gebracht. Wegen der bestehenden Beugung in Hüft- und Kniegelenk berührt der Fuß beim Auftreten den Boden mit der ganzen Sohle.

3. Durch Vor- und Hochführen des Oberkörpers werden Hüft- und Kniegelenk der nunmehr belasteten Prothese aktiv gestreckt.

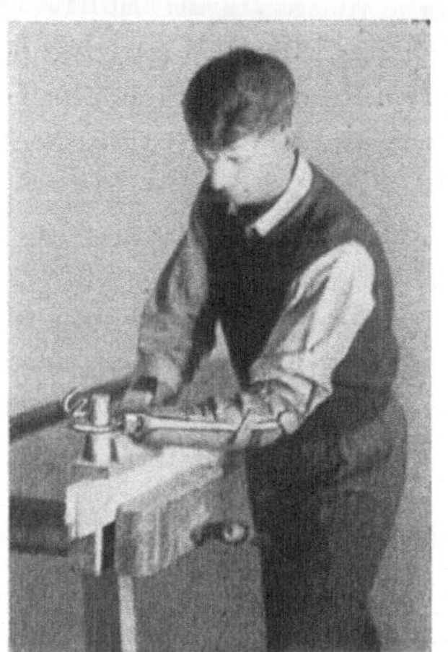

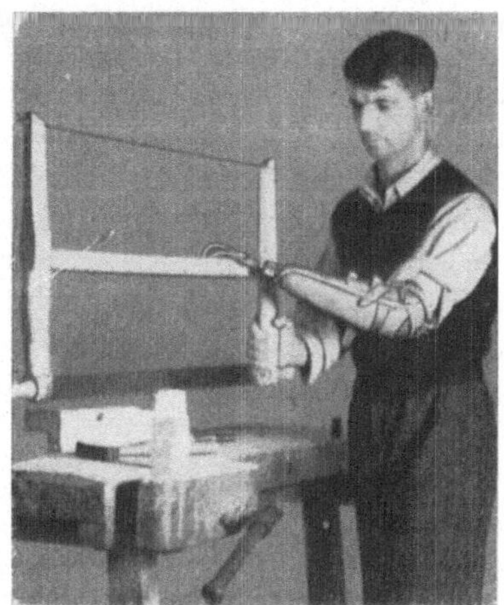

Abb. 82. Vorderarm-Amputierter in der Werkstatt.

4. Durch Adduktion des Standbeins erzielen wir eine ,,balancegerechte Standsicherheit auf dem belasteten Kunstbein" (SELL). Das Lot aus dem Gesamtschwerpunkt des Körpers wandert dabei über den lateralen Rand der Unterstützungsfläche des Kunstfußes hinaus. Zur Verstärkung der Standsicherheit kann der M. glutaeus maximus als Streckmuskel des Hüftgelenks gute Dienste leisten (Streckmuskelgang).

Ein solcher Gang erfordert allerdings gewisse Änderungen im Aufbau des Oberschenkel-Holztrichters. Der Sitzring zeigt einen etwas geringeren Umfang als gewöhnlich; handbreit distal von diesem ist der Schaft gegenüber dem obern Köcherrand etwas erweitert. Die Ausbildung des einzelnen Amputierten dauert 2 bis 4 Wochen.

Von THOMSEN wird die Sellsche Gehschule als nicht vorteilhaft abgelehnt. Die Pendelschwingung des Kunstbeins stellt nach THOMSEN nach wie vor das wesentliche Moment der Fortbewegung dar. Da wir mit der Sitzdruck-Methode nach SELL keine persönliche Erfahrung haben, können wir uns zu den bestehenden Meinungsverschiedenheiten nicht äußern.

Der Arm-Amputierte empfindet die Beeinträchtigung seiner körperlichen Integrität meist ungleich schwerer als der Bein-Amputierte. Wir dürfen ihn aber nicht dem dumpfen Fatalismus überlassen, in dem er leicht stecken bleibt. Dies erreichen wir dadurch, daß wir dem Versehrten zum Bewußtsein bringen, daß er wirklich noch zu etwas taugt und mit gutem Willen auch mit nur einem normalen Arm und einer Prothese manche Verrichtung ausführen kann. Turnerische Leistungen genügen dazu noch nicht. Vertrauen in sich und die Zukunft faßt der Amputierte nur, wenn er sieht, daß er seine frühere oder eine ähnliche Arbeit wieder verrichten kann. Die beste Nachbehandlung gewähren wir dem prothetisch versorgten Arm-Amputierten, wenn wir ihm bereits im Rahmen der Amputiertenschule ermöglichen, manche Arbeit in Garten, Feld oder Werkstatt (Abb. 82) wieder ausführen zu lernen. Gerade in diesem speziellen Teil der Bemühungen um die Wiedereinsetzung in das tägliche Leben können wir noch sehr viel tun. Deutsche und Angelsachsen geben uns dazu manche Anregung.

Literatur.

DESOUTTER, E. R.: Back to activity. London 1938. — KESSLER, H. H.: Surg. Clin. N. Amer. **24**, 382 (1945). — Ders.: U. S. Nav. Med. Bull. **44**, 1196 (1945). — SCHULZ, F.: Arch. orthop. Chir. **41**, 119 (1941). — SELL, K.: Med. Technik 2, 35 (1948). — TRENDEL: Arch. orthop. Chir. **34**, 249 (1934). — THOMAS A. and CH. C. HADDAN: Amputation and Prosthesis. Philadelphia: J. B. Lippincott 1945. — THOMSEN, W.: Med. Technik **3**, 2, 29 (1949). — ZUR VERTH, M.: Z. orthop. Chir. **71**, 107 (1940). — WARNER, F.: Arch. orthop. Chir. **34**, 315 (1934). — WATSON-JONES, R.: Rehabilitation after amputation. In Fractures and joint injuries. Vol. 2, p. 872. Edinburgh: E. & S. Livingstone 1946. — ZOLLINGER, F.: Helv. med. Acta **6**, 818 (1939—40).